U0324909

MRI in Practice
Fourth Edition

实用磁共振成像技术
（第 4 版）

〔英〕凯瑟琳·韦斯特布鲁克

编　著　〔美〕卡罗琳·考特·罗斯

〔英〕约翰·塔尔伯特

主　译　赵　斌　王翠艳

天津出版传媒集团

天津科技翻译出版有限公司

著作权合同登记号：图字 02－2014－327

图书在版编目(CIP)数据

实用磁共振成像技术/(英)凯瑟琳·韦斯特布鲁克
(Catherine Westbrook),(美)卡罗琳·考特·罗斯
(Carolyn Kaut Roth),(英)约翰·塔尔伯特
(John Talbot)编著;赵斌,王翠艳主译.—天津:天津科技
翻译出版有限公司,2018.6
　书名原文:MRI in Practice
　ISBN 978－7－5433－3810－4

　Ⅰ.①实… Ⅱ.①凯… ②卡… ③约… ④赵… ⑤王… Ⅲ.
①核磁共振成像 Ⅳ.①R445.2
中国版本图书馆 CIP 数据核字(2018)第 044280 号

Title：MRI in Practice by Catherine Westbrook, Carolyn Kaut
Roth, John Talbot
ISBN：9781444337433
Copyright © 2011 by Blackwell Publishing Ltd.

授权单位:John Wiley & Sons Limited.
出　　版:天津科技翻译出版有限公司
出 版 人:刘 庆
地　　址:天津市南开区白堤路 244 号
邮政编码:300192
电　　话:(022)87894896
传　　真:(022)87895650
网　　址:www.tsttpc.com
印　　刷:高教社(天津)印务有限公司
发　　行:全国新华书店
版本记录:787×1092　16 开本　24 印张　460 千字
　　　　　2018 年 6 月第 1 版　2018 年 6 月第 1 次印刷
　　　　　定价:180.00 元

(如发现印装问题,可与出版社调换)

主译简介

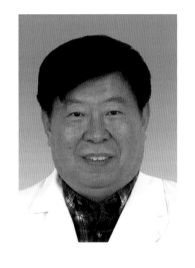

赵斌,医学博士,主任医师,山东大学教授,博士生导师,山东省医学影像学研究所前任所长兼山东省立医院副院长。山东省有突出贡献中青年专家,"泰山学者"特聘专家,美国 UCLA 和哈佛大学访问学者,哈佛大学放射学副研究员。山东省十佳医师、全国优秀科技工作者、全国"五一"劳动奖章获得者。

中华医学会放射学分会委员,北美放射学会会员,国际磁共振学会会员,山东省科协常委,山东省医学影像学研究会会长,山东省放射医师协会主任委员,山东省医学会放射学会副主任委员,中华医学会放射学分会磁共振学组组长,中国解剖学会断层影像解剖学分会副主任委员。《医学影像学杂志》主编,《中华放射学杂志》等 11 家杂志编委。全国卫生技术资格考试委员会、卫生部人才中心卫生人才评价领域专家。

承担及参与省部级及国家级课题 30 余项,其中获山东省科技进步奖二等奖 3 项、三等奖 6 项,行业奖励 5 项;发表文章 170 余篇,其中 SCI 收录 20 余篇;主编或副主编论著 25 部,主译 3 部。

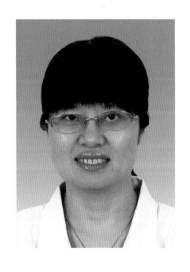

王翠艳,医学博士,主任医师,山东大学硕士生导师。美国得克萨斯大学 MD 安德森癌症中心访问学者。荣获"山东省十佳青年医师"。中华医学会放射学分会磁共振专业委员会心胸学组委员,中国研究型医院学会放射学分会青年委员,山东省医学会放射学分会乳腺学组副组长、青年委员会委员,山东省医学影像学研究会神经放射专业委员会委员兼秘书。主持省级课题 2 项,参与国家及省级课题 10 余项,获山东省医学科技进步奖三等奖 1 项。发表论文 20 余篇,其中 SCI 收录 6 篇。参编著作 5 部,参译著作 4 部,其中主译、副主译各 1 部。

译者名单

主　译　赵　斌　王翠艳

副主译　彭洪娟　任福欣　冯鑫至

译　者　(按照姓氏汉语拼音排序)

白　雪　山东大学齐鲁医院

陈　欣　山东省医学影像学研究所

冯鑫至　山东省医学影像学研究所

郭小琴　山东大学齐鲁医院

郝　雯　山东省医学影像学研究所

贾海鹏　山东大学齐鲁医院

李玉超　山东省立医院

刘　波　山东大学齐鲁医院

卢忠飞　山东省烟台市毓璜顶医院

毛　宁　山东省烟台市毓璜顶医院

彭洪娟　山东省医学影像学研究所

任福欣　山东省医学影像学研究所

沈业隆　山东省医学影像学研究所

史宏璐　山东省医学影像学研究所

王　宝　山东省医学影像学研究所

王　倩　首都医科大学在读博士

王翠艳　山东省医学影像学研究所

王光彬　山东省医学影像学研究所

王海鹏　山东省立医院

王海燕　山东省医学影像学研究所

王姗姗　山东省医学影像学研究所

王铁铮　山东省医学影像学研究所

吴　超　天津医科大学总医院

杨　欢　山东省立医院

杨　双　山东省千佛山医院

姚　彬　南昌大学附属第二医院

赵　斌　山东省医学影像学研究所

中文版前言

随着各项科学技术的发展,磁共振成像技术也是日新月异,不断推出新的扫描序列和技术,突破了很多影像检查的原有瓶颈,在现代医学影像学的发展中处于领先地位,也成为所有影像医学生和影像医师必须掌握的技术,甚至很多临床医师也想要了解这一技术。学习磁共振技术离不开成像原理,而磁共振成像原理既抽象、深奥,又错综复杂,是块"硬骨头"。很多专业书籍泛泛地讲述原理和技术,既枯燥乏味,又难以理解和记忆,经常出现"啃不动嚼不烂"的情况,或者看着书懂了,合上书就忘掉的情况。不经过三五遍的反复学习,很难把这块"硬骨头"拿下。

而初读 *MRI in Practice* 这本书,我们就被深深地吸引住了。书中浅显易懂的文字、恰当易记的类比、精美清晰的图示,加上在线视频,将复杂深奥、难以理解记忆的磁共振成像原理及技术清晰明了地展现出来,为业界少有的一本好书。该书内容全面、讲解通俗易懂,是作者用真材实料、慢火巧功煲出的一锅既营养丰盛又味道鲜美、易于吸收的"骨头汤"。对于初学磁共振技术的影像医学生、影像医师以及想了解磁共振成像技术的其他医师,都是一本难得的可以事半功倍的参考书!于是迫不及待要把这本精品之作推荐给大家,愿更多同行像我们一样喜爱它,并从中获益。

非常感谢参与翻译的各位同事,为了如实反映原著的精髓,大家都全力以赴,字斟句酌,花费了大量的时间和精力,但美中总有不足,难免会有一些瑕疵,敬请大家批评指正!

序 言

凯瑟琳·韦斯特布鲁克、约翰·塔尔伯特和卡罗琳·考特·罗斯从事 MRI 技术教学工作已经 20 多年了。其中两人曾为 MRI 技师协会授课,且两人在世界各地讲授自己的 MRI 技术课程。他们都被认为是 MRI 领域内极为出色的教授。对于 MRI 技师来说,《实用磁共振成像技术》起初看起来像是一本通俗地讲解成像原理的书,但是这种初始感觉与真相是有出入的。这是一本有关 MRI 技术的优秀的教科书,已是第 4 版,该书不仅对 MRI 技师很有帮助,而且对放射科医师以及试图专门从事 MRI 工作的主治医师也是极有帮助的。同时,这本书也为那些研究生和非放射学专业医师进行 MRI 研究提供了良好的理论框架。

本书的魅力在于它对 MRI 技术初学者做了简单的引导,之后又阐述了足够多的细节以满足高级技师和专门从事 MRI 的放射科医师的要求,并指导住院医师。举个例子,书中为 MRI 技术初学者给出了 T1 和 T2 加权序列的 TR 和 TE 的范围,然后迅速进入到梯度回波、传统的自旋回波、快速自旋回波的脉冲图解的讨论中。书中在快速自旋回波的讨论中,通过抽屉的类比很自然地引入到 K 空间的讨论,避免它有时干扰傅里叶变换的起源。关于 K 空间的讨论对于理解并行成像、半激励成像(局部相位傅里叶)、分数回波(局部频率傅里叶)以及平面回波成像及其应用(如灌注加权、扩散加权和扩散张量)是非常有必要的。同时,理解运动伪影抑制技术,如快速填充 K 空间的螺旋桨或刀锋技术而不是通常的直角坐标和整流线性方式也是非常有必要的。

另一个例子就是书中对接收带宽的解释,这是影响信噪比的一个主要决定因素。书中首先给出了典型的数值,然后继续讨论奈奎斯特定理和奈奎斯特频率,以及带宽对于化学位移伪影、视野和回波采样时间的影响。

本书配有高清图片和动态视频链接来进一步帮助理解复杂的 MRI 原理。尽管我从事 MRI 技术的教学和工作已经 30 多年了,我依然觉得作者在书中有大量的举例比我之前所用的要好太多,而且现在我已经打算开始引用了。总之,这是一本优秀的、易懂的、对读者有益的 MRI 技术类书籍。我衷心推荐这本书给大家!

加利福尼亚大学放射系主任,教授

William G. Bradley

第4版前言

《实用磁共振成像技术》已经成为该领域中的畅销书之一。该书首次于1993年出版,具有开创性的是,它是由MRI技师而不是放射科医师或物理学家编写的,并且试图为临床方面提供最基本的有关MRI技术的知识。这些MRI医师对复杂的数学公式并不感兴趣,他们只想知道它必要的工作原理以及如何调整参数以获得最佳的图像。当《实用磁共振成像技术》首次问世时,可以说因为太简单而招致了一些批评。然而,它很快成为畅销书,并且很多读者向我反映都把这本书视为救星。有些人说读完《实用磁共振成像技术》之后,很多当年的困惑突然就理解了,有种茅塞顿开的感觉。

多年来,《实用磁共振成像技术》不断成长壮大。尽管有其他书籍不断面世,这本书的销量反而增加了。它已经被翻译成多种语言并在全世界拥有数以千万计的读者。同时《实用磁共振成像技术》的课程也有18个年头了。约翰·塔尔伯特和我以这本书为基础进行课程教授。我们每年在14个国家进行20次授课,并遇见了成千上万的MRI医师,他们中的很多人已经加入了我们的《实用磁共振成像技术》队伍中。

上一版《实用磁共振成像技术》反响不错,这一版则更进了一步。根据读者的反馈,对第3章和第5章进行了恰当的修改,更加清晰地讲解了采样、数据采集和新序列等内容。我们完善了一些图表,并对词汇进行了更新,而本版最大的变化是它的在线资源,其提供了一些《实用磁共振成像技术》课程中的动态视频,并配有文字说明,使本书更加生动。在线资源同时也提供了一些问答题,以帮助读者检验所学习的内容。我希望本书在线资源方面将来有更长远的发展,这样可以有助于MRI医师随时学习。

我衷心希望全世界的《实用磁共振成像技术》读者能继续从中获益。感谢你们始终如一的支持与厚爱。

凯瑟琳·韦斯特布鲁克

致 谢

非常感谢约翰·塔尔伯特为本版图书提供精彩的图表和视频等在线资源！

非常感谢我的家人，Toni、Adam、Ben 和 Maddie，以及我在美国的母亲和姐姐！感谢他们一直以来对我的关爱和支持！

目 录

第 **1** 章　**基本原理**

引言

磁共振成像(MRI)基本原理是深入理解这门学科的基础。在学习其他更加复杂的知识之前,这些知识一定要掌握。MRI 原理可以用两种方式解释:经典原理和量子物理学原理。这两个原理贯穿全书,所以我们尽量将这两个原理进行整合。本章将讨论原子的特性及其与磁场的相互作用、激励和弛豫。

原子的结构

所有物体都是由原子构成的,包括人体。原子非常小,500 000 个原子聚集在一起还不如人的一根头发粗。两个及以上原子构成分子。人体内含量最多的原子是氢原子,最常见于水分子和脂肪分子中。水分子由两个氢原子和一个氧原子构成(H_2O);脂肪分子由碳原子、氢原子和氧原子构成,不同类型的脂肪分子中三者的比例不同。

原子由中心的原子核和沿轨道运动的电子构成(图 1.1)。原子核非常小,只有整个原子体积的千万亿分之一,但却集中了整个原子的质量。原子核又分为质子和中子。原子的特性用两种方式来表示。原子序数等于原子核中质子的总数,代表着原子的化学特性。质量数是原子中质子数与中子数的总和。通常原子核中质子数与中子数相等,所以质量数为偶数。而在一些原子中,中子数略多或略少于质子数。质子数相同而中子数不同的原子称为同位素。在 MRI 中,质量数为奇数(即质子数与中子数不同)的原子核有重要的意义(见后文)。

电子围绕原子核做旋转运动。通常认为这一运动类似于行星围绕太阳运动。实际上,电子存在于原子核周围的电子云中,电子云的最外层是原子的边界。某一时刻电子的能量不同,其在电子云中的位置也不同。因此,电子在电子云中的位置难以预测。物理学家将这一原理称为 Heisenberg 不确定原理。而电子的数目通常与原子核中的质子数是一致的。

质子带正电,中子不带电,电子带负电。所以,当带负电的电子与带正电的质子数量相同时,原子就处于电稳定状态。当外部能量激励电子脱离原子时,这种平衡将会被打破。电子数少于质子数,原子处于不稳定状态,这种原子称为离子。

原子的运动

原子的运动包括 3 种类型(图 1.1):

- 电子自旋
- 电子绕原子核旋转
- 原子核自旋

MRI 依据生物组织内特定核团的自旋运动进行成像。这种旋转来源于原子核内质子和中子的自旋。同时亚原子粒子以相反的方向、相同的速率自旋。在质量数为偶数的原子中,即质子数等于中子数,一半的质量数以一种方式自旋,另一半以另一种方式自旋。原子核本身并不自旋。而在质量数为奇数的原子中,即中子数略多或略少于质子数,旋转方向并不完全相同或相反,因此,原子核本身自旋或有角动量。这称为 MR 活性原子。

MR 活性原子

MR 活性原子绕自身轴不断旋转,并产生一个磁场。这是由于 MR 活性原子自旋或有角动量,并且含有带正电的质子,从而带有电荷。电磁感应定律(由迈克尔·法拉第于 1833 年提出)的产生包含 3 个基本因素:运动、磁场、电荷。如存在其中两个因素,则会感应生成第 3 个因素。MR 活性原子带有净电荷且自旋,就会产生一个磁场,这一磁场将和外磁场的方向一致。

重要的 MR 活性原子及其质量数如下:

氢原子	1
碳原子	13
氮原子	15
氧原子	17
氟原子	19
钠原子	23
磷原子	31

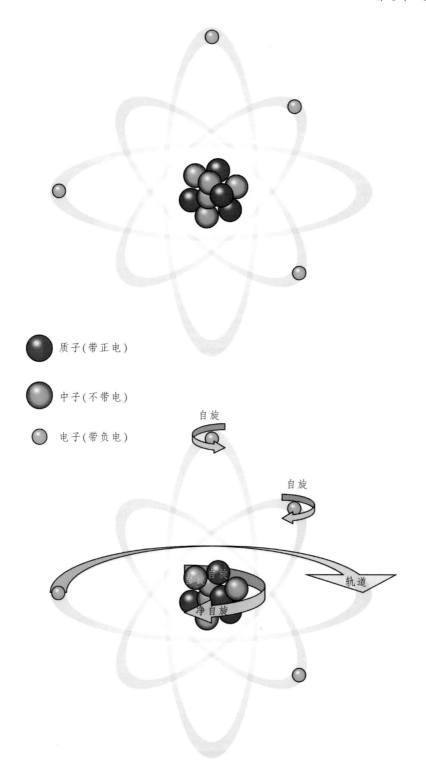

图 1.1　原子。

虽然中子不带电,但亚原子结构并不是平衡地分布于中子表面。一旦质量数增加,这种不平衡将使中子所在的原子具有 MR 活性。核磁矩的总和决定磁场方向,用磁场矢量来表示。每个原子核的磁矩不同,其对磁共振的敏感性也不同。

氢原子核

氢原子核的同位素叫作氕,是临床 MRI 常用的 MR 活性原子。它只包含一个质子(原子核数和质量数都是 1)。人体内氢含量最多,其只含有一个质子,使其具有相当强的磁性。这些特性使人体内最大量的磁化作用得以利用。在本书中,所有的氢原子核、原子核或氢原子都是指这种氢的同位素。

氢原子核是一个磁体

电磁感应定律指出带电粒子运动可产生磁场。氢原子核包括一个带正电荷的自旋的质子。因此氢原子周围形成感应磁场,相当于一个小磁体。每个氢原子核形成的磁场都有一个南极和一个北极,并且南极和北极的磁场强度相同。原子核的南北轴用磁矩来表示,MRI 基本原理中传统理论就是这样解释的。每个原子核磁矩都用矢量来表示,即有大小和方向的量(用箭头来表示)。矢量的方向代表磁场的方向,矢量的长度代表磁矩的大小(图 1.2)。

磁矩排列

没有外加磁场时,氢原子核磁矩自由排列。而当有较强的静态外加磁场时(图 1.3 中白色箭头及 B_0 所示),氢原子核的磁矩按磁场方向排列。大部分氢原子核磁矩与磁场方向平行(即方向相同),少数氢原子核磁矩与磁场方向反平行(即方向相反),如图 1.3 所示。

量子理论(由马克斯·普朗克于 1900 年首次提出)描述了离散能量的数量关系,即量子的电磁辐射。将量子理论应用于 MRI,氢原子核有两个不连续的能量级,即低能级和高能级(图 1.4)。低能级原子核磁矩方向与外磁场平行(图 1.4 中白箭头所示),称为自旋向上原子核 (图 1.4 中蓝色所

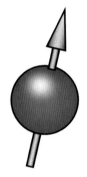

磁矩

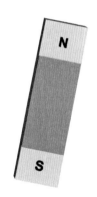

条形磁铁

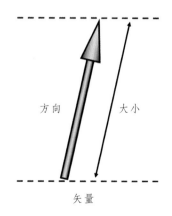

图 1.2　氢原子核磁矩。

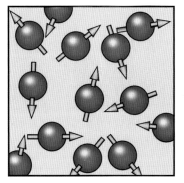 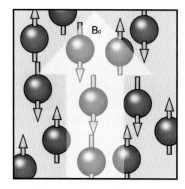

无外磁场时磁矩随机排列

有外磁场时磁矩有序排列

图 1.3 磁矩排列——经典理论。

示)。高能级原子核磁矩方向与外磁场方向反平行,称为自旋向下原子核(图 1.4 中红色所示)。

低能级自旋向上原子核

低能级自旋向上原子数量

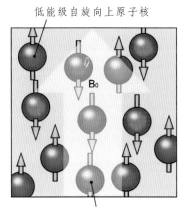 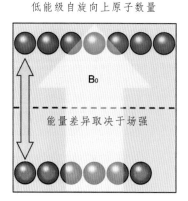

能量差异取决于场强

图 1.4 磁场方向——量子理论。

高能级自旋向下原子核

高能级自旋向下原子数量

知识点:磁矩

它是指氢原子核在外磁场 B_0 作用下的磁矩,并不是氢原子核本身的磁矩。此外,这些氢原子只能以下两种方向之一进行排列:与 B_0 平行或反平行。这是由于它们代表了氢原子仅有的两种能量状态。氢原子核本身并不能改变方向,仅围绕其轴线自旋。

外磁场的强度及氢原子核的热能级决定了氢原子核平行或反平行排列。处于低热能级原子核没有足够的能量对抗外磁场能量呈反平行排列。而处于高热能级原子核有足够的能量对抗外磁场,随着磁场场强增强,越来越少的原子核有足够的能量。原子核的热能主要是由患者的体温决定的。在临床应用中热能变化不大,因此并不重要,这叫作热平衡。这种情况下,外磁场的强度决定了自旋向上和自旋向下原子核的数量比。

在热平衡状态下,处于高能级原子核要比处于低能级原子核少,因此,平行于磁场方向的磁矩可以抵消小数量的反平行的磁矩。更多平行方向的磁矩将产生一个净磁矩(图 1.5)。其他的 MR 活性原子也在磁场中发生偏转,各自产生小的磁化矢量。

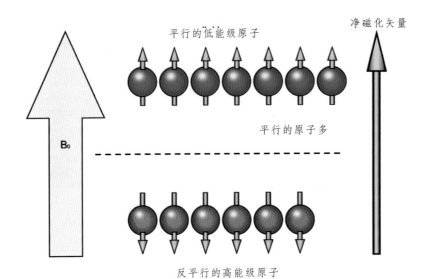

图 1.5　净磁化矢量。

这些磁化矢量并不适用于临床,因为它们在人体内的含量太少,产生的净磁化矢量太小,不足以产生图像。而氢质子数量足够多,可以产生足够的磁化矢量应用于临床。这叫作净磁化矢量(NMV),反映了自旋向上和自旋向下原子核之间的平衡状态。

知识点:净磁化矢量与场强

当患者处于磁体中心时,患者体内的氢原子核磁矩平行或反平行于 B_0。多出的平行于 B_0 的磁矩构成了患者的净磁化矢量(图 1.5)。当 B_0 增加时,方向相反的两组原子之间的能量差增大。高场强中,很少有原子核有足够的能量形成与高磁场相反方向的磁矩。这就意味着高场强比低场强的净磁化矢量要大,即信号更强。我们将在第 4 章详细讨论。

小　结

● 患者净磁矩称为净磁化矢量(NMV)。
● 静态外加磁场称 B_0。
● 净磁化矢量与 B_0 的相互作用是 MRI 的基础。
● B_0 的单位是特斯拉(T)或高斯(G),1T=10 000G。

进动

每个氢原子核都以轴为中心进行自旋,如图 1.6 所示。B_0 使其绕 B_0 方向进行额外的旋转或磁矩摆动。这种继发的旋转称为进动,即磁矩绕 B_0 进行旋转。这个轨道称为进动轨道,绕 B_0 旋转的速度称作进动频率。进动频率的单位是兆赫兹(MHz),1Hz 是指每秒旋转 1 转,1MHz 是指每秒旋转 1 000 000 转。

根据量子物理知识,可以将氢原子核分为两类:一些高能级、自旋向下的原子核和更多的低能级、自旋向上的原子核(图 1.6)。所有的氢原子核磁矩都以圆形进动轨道围绕 B_0 进动(图 1.7)。

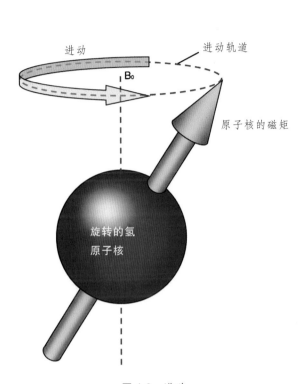

图 1.6 进动。

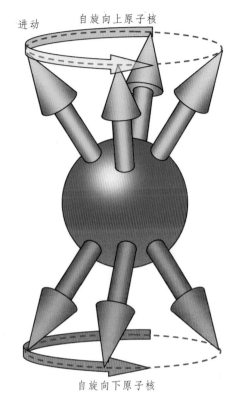

图 1.7 自旋向上和自旋向下原子核的进动分布。

拉莫尔方程

进动频率大小可由拉莫尔方程确定。拉莫尔方程公式为:

$$\omega_0 = B_0 \times \lambda$$

其中,ω_0 指进动频率,B_0 指磁场强度,λ 指旋磁比。

旋磁比代表每个 MR 活性原子角动量与磁矩的关系。旋磁比是常数,表示 1T 磁场中特定 MR 活性原子核的进动频率。旋磁比的单位是 MHz/T。

氢原子的旋磁比是 42.57MHz/T。其他 MR 活性原子核都有不同的旋磁比,因此在同一磁场中有不同的进动频率。另外,不同的磁场强度中氢原子的进动频率不同。例如:

- 在 1.5T 磁场中,氢原子的进动频率为 63.86MHz(42.57MHz×1.5T)
- 在 1.0T 磁场中,氢原子的进动频率为 42.57MHz(42.57MHz×1.0T)
- 在 0.5T 磁场中,氢原子的进动频率为 21.28MHz(42.57MHz×0.5T)

进动频率也常称为拉莫尔频率,因为它遵守拉莫尔定律。

知识点：拉莫尔方程

拉莫尔方程告诉我们两个重要的事实。

1. 所有的 MR 活性原子核都有自己的旋磁比，因此当它们处于同一磁场强度的磁场中时，它们的进动频率不同，例如，氢原子与氟原子和碳原子同为 MR 活性原子，但它们的进动频率不同。这使我们能够特定地对氢原子进行成像，忽略人体内其他 MR 活性原子。这种方式将会在以后章节中详细讨论。

2. 由于旋磁比是一个比值常数，B_0 与拉莫尔频率呈正例。因此，如果 B_0 增大，拉莫尔频率就会增大，反之亦然。

共振

共振是一种物理现象，当物质处于与其固有频率相同的振动环境中时就会发生共振。当原子核处于与其固有频率相同的外部振动中时，原子核就会从外界吸收能量。如果能量与进动频率相同，原子核将会吸收能量而发生共振。如果能量与拉莫尔频率不同，就不会发生共振。

在 MRI 临床应用中，所有强度的磁场中，氢原子进动频率的能量都与电磁波产生的射频脉冲有关（图 1.8）。施加与氢原子的拉莫尔频率相同的射频脉冲，氢原子就会发生共振。其他磁矩方向与 B_0 相同的 MR 活性原子不会发生共振，因为它们的进动频率与氢原子不同。另外，它们的旋磁比与氢原子也不同。

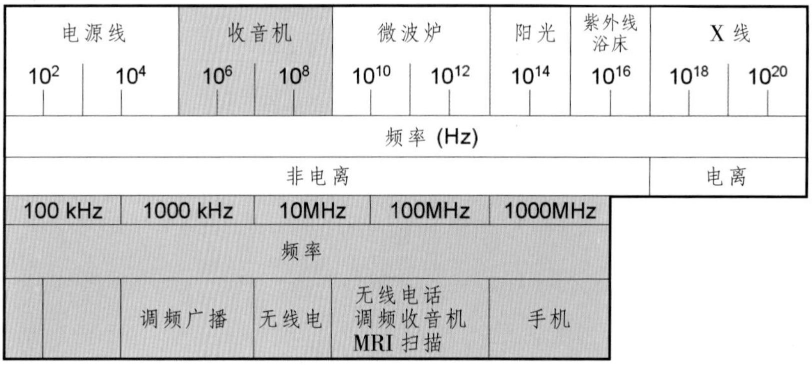

图 1.8　电磁波谱。

使用射频脉冲产生共振的过程称为激励。自旋向上的低能级原子核（图 1.9 中蓝色所示）经共振吸收能量后变成自旋向下的高能级原子核（图 1.9 中红色所示），高能级原子核数量增多。高能级原子核与低能级原子核之间的能量差与激励共振产生的能量相关。磁场强度增加时，两个能级之间的能量差也增大，因此引起共振需要更多的能量（更高的频率）。

共振的结果

共振的结果之一是净磁化矢量偏离 B_0 方向。这是由于一些低能级原子核经共振后变成高能级状态。由于净磁化矢量反映了低能级原子核和高能级原子核之间的平衡，共振使净磁化矢量不

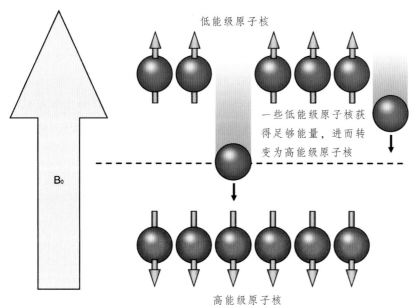

低能级原子核

一些低能级原子核获得足够能量，进而转变为高能级原子核

图 1.9　激励过程中的能级转换。

高能级原子核

再与 B_0 平行，而是与其成角。净磁化矢量偏离 B_0 的角度称为翻转角(FA，图 1.10)。翻转角的大小由射频脉冲的振幅和持续时间决定。通常翻转角是 90°，例如，净磁化矢量通过射频脉冲施加的足够能量偏移至相对 B_0 90°的位置。尽管如此，净磁化矢量作为向量，即使翻转角不是 90°，垂直于 B_0 的平面总会有磁场。

- B_0 现在定义为纵向平面。
- 与 B_0 成 90°的平面定义为横向平面。

通过 90°的翻转角给予原子核足够的能量以致纵向净磁化矢量完全偏转到横向平面。这个横向净磁化矢量以拉莫尔频率在水平面旋转。当翻转角小于 90°时，仅有一部分净磁化矢量偏移至横向平面。这代表一小部分低能级的自旋在激励下变成高能级自旋。净磁化矢量仅仅代表自旋向上和自旋向下原子核数量的平衡。

共振的其他结果是氢原子核磁矩彼此进入相位。相位是每个磁矩在 B_0 进动轨道上的位置。同相位(相干)指在任一给定时间磁矩在 B_0 进动轨道上的位置相同，失相位(非相干)则是指位置不同。当共振发生时，所有磁矩移到进动轨道上的同一位置，然后处于同相位(图 1.11)。

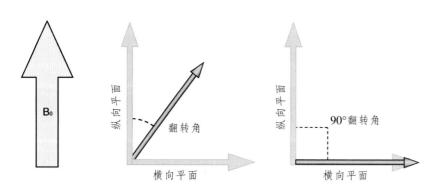

图 1.10　翻转角。

知识点：手表类比

　　频率和相位这两个术语在本书中多次出现，理解两者之间的差别和联系很重要。最简单的比喻是表盘中的时针。频率是时针绕表盘转 1 周的时间，例如 12 小时。频率的单位是 Hz，1Hz 是每秒旋转 1 周或 1 圈。用表来打比方，时针绕表盘转动 1 圈是 12 小时，那么时针的频率是 1/43 200 s=0.000 023 1Hz。当你看时间，时针的相位就是表上的时间（用度或弧度表示），如 10 点、2 点，与在表盘上的位置相关（图 1.12）。

　　时针的相位取决于它的频率。如果频率是准确的，那么时针指示的时间总是准确的。如果表快或慢，即频率增大或减小，那么表指示的时间则不准。1 圈是 360°，因此有 360 个可能的相位位置。尽管如此，仍有许多无限多的频率。

　　假设一间屋子里的人手表都走时准确，同时要求他们将表调到中午 12 点。1 个小时后，所有的表显示的都是 1 点，因为表走时准确。所有的表是同相位，相位一致，因为它们显示的是同一时间，它们的时针在同一时间位于表盘中同一位置。尽管如此，如果同时将戴在左手上的表调快 1 刻钟，戴在右手上的表调慢 1 刻钟，那么在 1 点时左手上和右手上的表显示的时间不同。左手上的表将显示 1 点多，如 1 点 15，右手上的表显示不到 1 点，如 12 点 45。因此，表是失相位，相位不一致，因为左手和右手上的表显示的时间不同，同一时间它们的时针在表盘上的位置不同。它们失相位的多少决定于各自中午 12 点和 10 点之间的频率。

　　如果频率差异较大，其相位差异就较大。因此，相位和频率是有联系的。这种情况下时针的频率与其相位随时间的改变有关。本书后面章节会出现，频率是相位随着距离改变。我们在本书中多次谈及手表类比。注意图中表的特征。

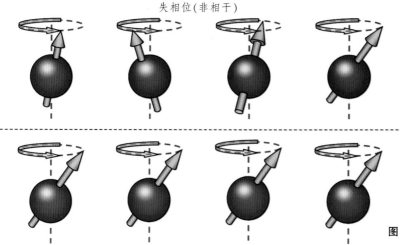

失相位(非相干)

同相位(相干)

图 1.11　同相位(相干)和失相位(非相干)。

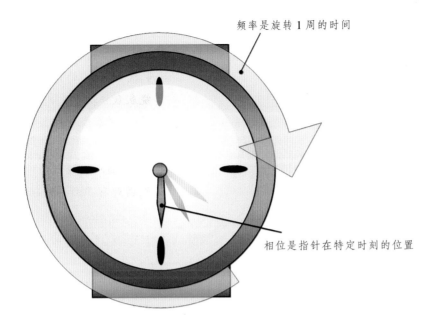

频率是旋转 1 周的时间

相位是指针在特定时刻的位置

图 1.12 相位和频率。

小 结

- 氢原子要发生共振,必须施加与氢原子的拉莫尔频率相同的射频脉冲。
- 共振的结果是横向平面磁化同相位或相干。
- 这种同相位或相干性横向磁化以拉莫尔频率进动。

MR 信号

作为共振的结果,同相位或相干性磁化在横向平面以拉莫尔频率进动。法拉第电磁感应定律指出,如果一个接收线圈或任何导体圈放于移动磁场区,如横向平面进动的磁化,这个接收线圈中就会产生感应电流。当相干性(同相位)磁化切割线圈时产生 MR 信号。因此,同相位运动的横向磁化引起线圈中磁场变化,进而产生感应电流。这个电流构成 MR 信号。信号的频率与拉莫尔频率相同,信号的强度取决于横向平面的磁化量(图 1.13)。

 见视频 1.1 和 1.2：www.wiley.com/go/mriinpractice

自由感应衰减信号

当射频脉冲停止时,净磁化矢量再次受 B_0 的影响,尝试重新排列。这样氢原子核将释放从射频脉冲中吸收的能量。氢原子核释放能量的过程称为弛豫。当弛豫发生时,净磁化矢量恢复到

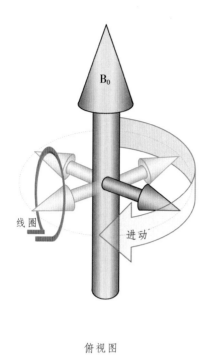

俯视图

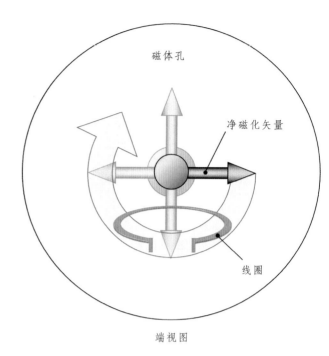

端视图

图 1.13 信号的产生。

B_0 方向排列,因为一些高能级原子核变为低能级原子核,同时磁矩自旋向上排列。

- 纵向平面磁化量逐渐增加叫作恢复。
- 同时,横向平面磁化量逐渐下降叫作衰减(独立的过程)。

因为横向平面磁化量下降,因此接收线圈产生的感应电流强度也减小。衰减信号的感应生成称为自由衰减信号(FID)。

弛豫

弛豫中氢原子核释放吸收的射频脉冲的能量,净磁化矢量恢复到 B_0 方向。同时,但为独立的过程,氢原子磁矩失相位而失去相干性。弛豫导致纵向平面磁化恢复和横向平面磁化衰减。

- 通过进动引起纵向磁化恢复,称为 T1 恢复。
- 通过进动引起横向磁化衰减,称为 T2 衰减。

T1 恢复

T1 恢复是由于原子核释放能量到周围环境中或晶格中引起的,称为自旋-晶格弛豫。能量释放到周围晶格引起原子核磁矩恢复纵向磁化(纵向平面磁化)。恢复速率呈指数关系,恢复时间常数称为 T1 弛豫时间,指组织纵向磁化恢复到原来的 63% 所需的时间(图 1.14)。

T2 衰减

T2 衰减是邻近原子核的磁场相互作用的结果,称为自旋–自旋弛豫,导致相干性横向磁化衰减或失去相位(横向平面磁化)。衰减速率也是指数过程,故组织 T2 弛豫时间是衰减时间常数,指横向磁化衰减 63%(衰减至 37%)所需的时间(图 1.15)。

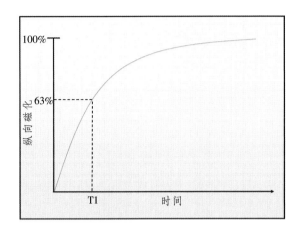

图 1.14　T1 恢复曲线。

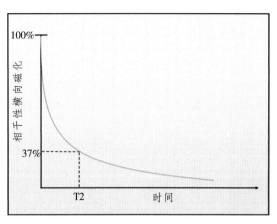

图 1.15　T2 衰减曲线。

小　结

T1 弛豫导致纵向磁化恢复,由于能量分配到周围晶格中。

T2 弛豫导致相干性横向磁化丢失,由于邻近原子核磁场间的相互作用。

只有横向平面存在相干性磁化(同相位)时,接收线圈中才产生感应信号或电流(图 1.16)。

知识点:矢量

净磁化矢量是一个矢量,由彼此呈 90° 的纵向磁化矢量和横向磁化矢量构成(图 1.17)。共振之前,整个纵向磁化矢量平行于 B_0。应用射频脉冲后,如果翻转角为 90°,净磁化矢量完全翻转到横向平面。现在完全是横向磁化矢量,而纵向磁化矢量为零。

一旦停止射频脉冲,净磁化矢量将恢复。此时,纵向磁化矢量将逐渐增大,同时横向磁化矢量将衰减(见图 2.1)。因为接收信号强度与相干性横向磁化强度相关,当弛豫发生时,线圈中的信号将衰减。

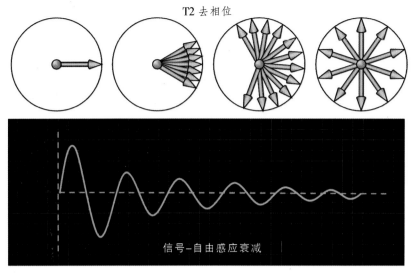

图 1.16 去相位和自由感应衰减。

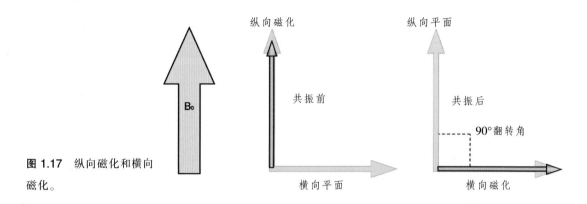

图 1.17 纵向磁化和横向磁化。

射频脉冲的幅度和时序构成脉冲序列,这是 MRI 对比产生的基础。

脉冲时间参数

一个非常简单的脉冲序列是由射频脉冲、信号和恢复间期构成的(图 1.18)。需要注意,图 1.18 中所示的脉冲序列,仅仅是简单的时间参数,这些参数用于更复杂的序列中,如 TR 和 TE。

一个脉冲序列由许多时间周期组成,具体如下。

● 重复时间(TR)。两个相邻射频脉冲之间的时间间隔,单位是 ms。TR 决定纵向弛豫量,其在上一个脉冲末和下一个脉冲施加前的时间内发生。因此,TR 决定接收信号时已经发生的 T1 弛豫量。

● 回波时间(TE)。从应用射频脉冲到线圈产生峰值感应信号的时间,单位也是 ms。TE 决定横向磁化的衰减。因此,TE 控制接收信号时已经发生的 T2 弛豫量。

信号产生基本原理现在已经阐述完了。

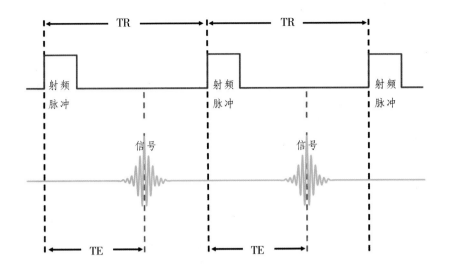

图 1.18 基本脉冲序列。

 有关本章内容的问题和答案，请访问本书配套网站 : www.wiley.com/go/ mriinpractice

应用特定重复时间的射频脉冲和在预定义的回波时间接收信号从而产生 MR 图像对比。这个概念将在下章详细讨论。

（史宏璐 李玉超 王光彬 译）

第 **2** 章　图像加权和对比度

引言

所有的临床诊断图像必须显示正常组织的特征及正常组织与病变组织之间的对比。如果没有对比度差异,不可能发现体内异常。与其他影像学方法比较,MRI 最主要的优势之一是软组织分辨率极佳。每幅图像的对比度取决于许多因素,因此,有必要了解影响 MRI 图像对比度的机制。

图像对比度

在诊断影像中影响图像对比度的因素通常分为两类。

- 内源性对比参数是那些人体组织固有的且不能改变的参数。
- 外源性对比参数是那些可以改变的参数。

例如,X 线成像中内源性对比参数包括 X 线束通过的结构密度和 X 线束衰减,而外源性对比参数包括 X 线技术员设置的曝光条件。两者共同决定 X 线图像的对比度。

内源性对比参数包括:

- T1 恢复时间
- T2 衰减时间
- 质子密度
- 流动
- 表观扩散系数(ADC)

这些都是人体组织固有的和不能改变的参数。T1 恢复时间、T2 衰减时间和质子密度在本章进行讨论。流动现象和表观扩散系将在第 6 章和第 12 章中讨论。

外源性对比参数包括：

- TR
- TE
- 翻转角
- TI
- 加速因子/回波链长度
- b 值

所有这些参数都在操作台上进行选择。所选的参数取决于使用的脉冲序列。TR 和 TE 已在第 1 章中讨论过。其他的参数将在第 5 章和第 12 章中讨论。

对比机制

如果 MR 图像上有高信号区(图像上是白色的)和低信号区(图像上是黑色的)，那么这幅图像就产生了对比度。一些区域有中等信号(黑白之间的灰色影)。净磁化矢量能在患者中分离成各个组织的矢量，例如脂肪、脑脊液和肌肉。

组织在 TE 时间内相位一致的横向磁化矢量越多，则线圈接收的信号强度越大，从而形成图像上亮的区域。组织在 TE 时间内相位一致的横向磁化矢量越少，则线圈接收的信号强度越小，从而形成图像上暗的区域。

图像产生对比的机制主要为 T1 恢复、T2 衰减和质子或自旋密度。T1 恢复和 T2 衰减已在第 1 章中讨论过。组织的质子密度是该组织每单位体积中移动的氢质子数。组织的质子密度越大，产生的信号也越强。T1 和 T2 弛豫取决于以下 3 个因素。

- 组织的固有能量。如果固有能量较低，那么分子晶格更可能吸收氢原子核的能量。低固有能量的组织像海绵一样，在弛豫过程中容易吸收氢原子核的能量。反之，固有能量较高的组织不容易吸收氢原子核的能量。这些组织像油纸，在弛豫过程较少吸收能量。这在 T1 弛豫过程中尤为重要，取决于氢原子核和分子晶格(自旋–晶格)之间的能量交换。
- 分子排列的紧密度。在分子排列紧密的组织中，相邻的氢原子核的磁场之间能更有效地相互作用。分子排列松的组织则相反。这在 T2 衰减中尤为重要，取决于相邻氢原子核(自旋–自旋)磁场之间的有效的相互作用。
- 分子运动速率与氢原子核拉莫尔频率匹配度。如果两者匹配度较好，氢原子核分子晶格能进行有效的能量交换。(这类似于共振，当施加的能量与氢原子核拉莫尔频率相同时，能量交换是最有效的)。当匹配较差时，能量交换是无效的。

不同组织的弛豫

第 1 章中已讨论过，T1 弛豫和 T2 衰减与时间常数 T1 和 T2 呈指数关系，T1 和 T2 分别代表通过自旋晶格能量交换使纵向磁化恢复63%所需的时间(T1),或者通过自旋-自旋使横向磁化衰减63%所需的时间(T2)。这部分与组织中弛豫过程的指数曲线相关。

通常,MRI中两种极端的对比组织是水和脂肪(图2.1)。本书中脂肪矢量是黄色的,水的矢量是蓝色的。

脂肪和水

脂肪分子包含很多排列在一起的氢原子、碳原子和氧原子。这些原子构成的大分子称为脂质,紧密排列且分子运动速率相对低。水分子包含一个氧原子和两个氢原子,水分子排列松散,其分子运动速率相对快。水中的氧倾向于吸引氢原子核周围的电子。这使得水更容易受主磁场的影响。

脂肪中,碳不吸引氢原子核周围的电子。它们仍处于电子云中,保护核不受主磁场的影响。水中氢原子的拉莫尔频率比脂肪中氢原子的拉莫尔频率高。与水中的氢原子相比,脂肪中的氢原子纵向磁化恢复得更快,横向磁化衰减得更快。因此,脂肪和水在MR图像上表现不同。

脂肪的 T1 恢复

T1恢复是由于原子核将能量释放到周围环境中。脂肪的固有能量较低,容易将氢原子核的能量吸收到自己的晶格中。脂肪内的分子运动较慢,使得反转恢复过程相对快速,由于分子运动速率与拉莫尔频率相匹配,使氢原子核与周围分子晶格进行有效的能量交换。这意味着脂核的磁矩能进行弛豫并快速恢复纵向磁化。脂肪的净磁化矢量快速恢复到 B_0 方向,因此,脂肪的 T1

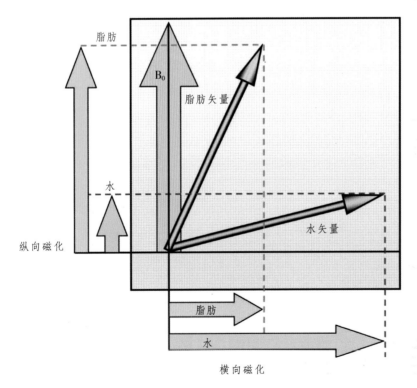

图 2.1　横向磁化的大小与信号幅度。

时间较短(图 2.2)。

水的 T1 恢复

T1 恢复是由于原子核将吸收 RF 激励脉冲的能量快速释放到周围晶格中。水有较高的固有能量,较难从氢原子核中吸收能量到自己的晶格中。水中分子运动率很高,导致有效的 T1 恢复减少(因为分子运动速率与拉莫尔频率不匹配,不能在氢原子核与周围晶格之间进行能量交换)。水的磁矩弛豫时间长,并且恢复纵向磁化需要较长时间。水的净磁化矢量需要更长的时间恢复到 B_0 方向,所以水的 T1 时间较长(图 2.3)。

脂肪的 T2 衰减

原子核的磁场之间相互作用导致 T2 衰减。由于脂肪分子间排列紧密,使得自旋-自旋相互作用更容易发生,因此在脂肪的氢原子核中 T2 衰减亦有效。结果,自旋去相位迅速,横向磁化衰减亦快速。脂肪的 T2 时间较短(图 2.4)。

水的 T2 衰减

由于分子间隙大、自旋-自旋相互作用不易发生,使得水的 T2 衰减效率弱于脂肪。因此,自旋去相位变慢,并且横向磁化逐渐衰减。所以水的 T2 时间较长(图 2.5)。

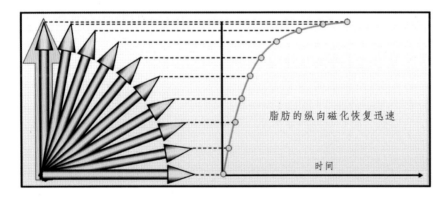

图 2.2 脂肪的 T1 恢复。

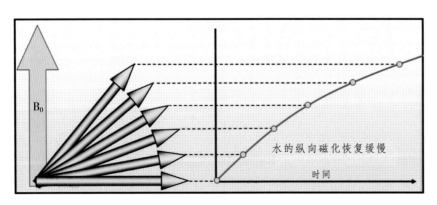

图 2.3 水的 T1 恢复。

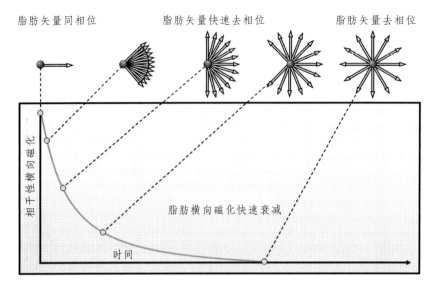

图 2.4　脂肪的 T2 衰减。

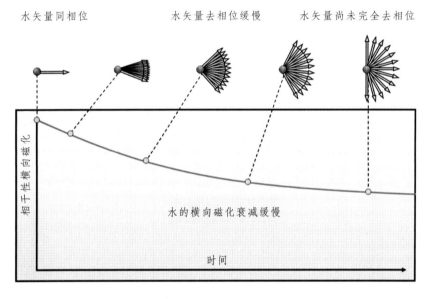

图 2.5　水的 T2 衰减。

T1 对比度

　　由于脂肪的 T1 比水短,在 B_0 下脂肪矢量重聚则比水更快。脂肪的纵向磁化比水大。经过比组织的总弛豫时间稍短的特定 TR 后,再施加下一个 RF 激励脉冲。RF 激励脉冲将水和脂肪的纵向磁化成分翻转到横向平面(假定应用 90°脉冲),如图 2.6 所示。施加 RF 脉冲前脂肪的纵向磁化更大,施加 RF 脉冲后脂肪的横向磁化更大。因此脂肪信号更强,在 T1 图像上表现为亮信号。施加 RF 脉冲前水的纵向磁化小,因此 RF 脉冲后水的横向磁化更小。因此水的信号低,在 T1 图像上表现为暗信号。这类图像称为 T1 加权图像(见图 2.23 和图 2.26)。

T2 对比度

脂肪的 T2 比水短,因此脂肪的横向磁化衰减更快。水的横向磁化较大。因此,水呈高信号,在 T2 图像上表现为亮的信号。然而,脂肪的横向磁化较小,因此,脂肪的信号较低,在 T2 图像上表现为低信号(图 2.7)。这类图像称为 T2 加权图像(见图 2.25)。

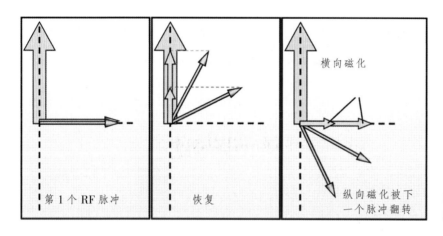

图 2.6　T1 对比的形成过程。

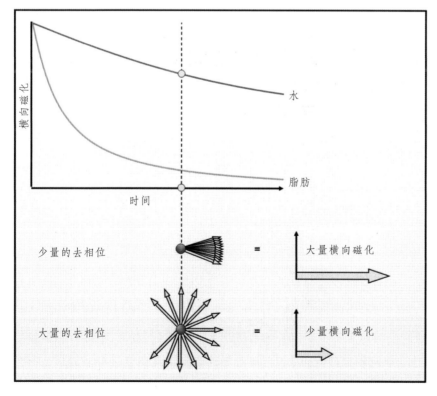

图 2.7　T2 对比的形成过程。

质子密度对比度

质子密度对比度即组织的信号差异,与单位体积内氢质子的数量有关。不同组织的质子密度信号差异由横向磁化成分的差异来体现。高质子密度的组织(如脑组织)横向磁化成分较大(因此信号较高),在质子密度图像上表现为亮的信号。低质子密度的组织(如骨皮质)横向磁化成分较小(因此信号较低),在质子密度图像上表现为暗的信号(见图 2.24)。质子密度对比度显示情况依赖于患者和检查部位。质子密度对比度是基本的 MRI 图像对比度,这类图像称为质子密度加权。

小 结

- 脂肪的 T1、T2 短。
- 水的 T1、T2 长。
- 要产生高信号,横向平面相位一致的磁化成分必须足够大,以在线圈内感应生成较强的信号。
- 要产生低信号,横向平面相位一致的磁化成分必须足够小,以在线圈内感应生成较小的信号。
- T1 加权成像的特征为脂肪呈亮信号、水呈暗信号。
- T2 加权成像的特征为水呈亮信号、脂肪呈暗信号。
- 质子密度加权图像的特征为高质子密度区呈亮信号、低质子密度区呈暗信号。
- 组织的 T1 和 T2 弛豫时间虽然为组织所固有,但也有赖于磁场强度。当磁场强度增强时,组织需要更长时间来弛豫。表 2.1 显示脑组织在 1T 磁场中的 T1 和 T2 弛豫时间。

表2.1   脑组织在 1T 磁场中的 T1 和 T2 弛豫时间

组织	T1(ms)	T2(ms)
水	2500	2500
脂肪	200	100
脑脊液	2000	300
脑白质	500	100

加权

本章开始时所列出的所有内源性对比参数同时影响图像对比度,导致图像产生混合对比。这意味着在阅读图像时会很难区分出是哪一种参数产生了对比度,导致图像诊断较困难。这需要我们侧重一种参数来加权图像对比度,以与其他参数产生的对比度区分。通过运用外源性对比参数如何影响每个内源性对比参数来实现这一诊断。流动现象和表观扩散系数将在后面的章节探讨,并且以特殊的方法调控。其他类型的加权机制(T1、T2 和质子密度)在本章中讨论。

为了证实是 T1、质子密度或 T2 对比,特定的脉冲序列选择特定的 TR 和 TE 值。选择适当的 TR 和 TE 值来加权一个图像,使得其中一种对比机制优于另外两种。

T1 加权

T1 加权图像的对比度主要取决于脂肪和水(以及所有呈中等信号的组织)的 T1 差异。由于 TR 控制着下一个 RF 脉冲激励体层前每个矢量恢复的远近,因此进行 T1 加权,TR 必须足够短,以致脂肪和水没有足够的时间完全恢复到 B_0。如果 TR 足够长,脂肪和水恢复到 B_0,它们的纵向磁化也完全恢复。这时 T1 在所有组织中完全弛豫,并且它们的 T1 差异不明显(图 2.8)。

- TR 决定 T1 加权。
- T1 加权的 TR 必须短。

 见视频 2.1:www.wiley.com/go/mriinpractice

T2 加权

T2 加权图像的对比度主要取决于脂肪和水(以及所有呈中等信号的组织)的 T2 差异。TE 决定 T2 衰减的量,且在接收到信号之前产生。进行 T2 加权时,TE 必须足够长以使水和脂肪进行衰减。如果 TE 太短,脂肪和水没有时间衰减,因此它们的 T2 差异不明显(图 2.9)。

- TE 决定 T2 加权。
- T2 加权的 TE 必须长。

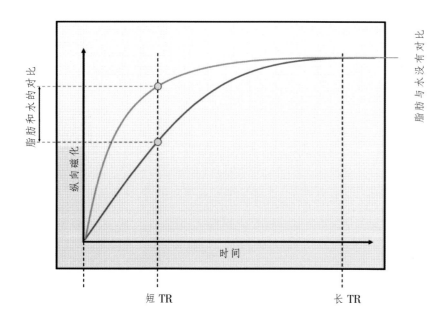

图 2.8　脂肪与水的 T1 差异。

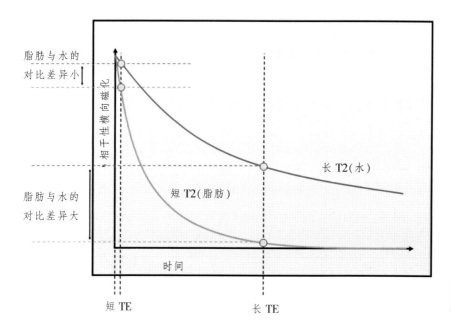

图 2.9　脂肪与水的 T2 差异。

质子密度加权

　　质子密度加权图像的对比度差异取决于单位体积内运动的氢质子的数量,是图像对比度的主要影响因素。质子密度加权图像在一定范围可显示。进行质子加权时,必须消除 T1 和 T2 对比度的影响才能产生质子密度加权。长 TR 可使脂肪和水完全恢复纵向磁化,因此抑制了 T1 加权。短 TE 使得脂肪和水没有足够的时间衰减,因此抑制了 T2 加权。

　　对任一图像,对比度由固有质子密度和 T1、T2 机制同时产生,共同产生图像对比度。加权图像时,其中一个机制起主导作用,其他机制必须尽量被抑制。

知识点:热量类比

　　加权机制可以用煤气炉来类比,煤气炉有两个按钮——TR、TE。TR 键控制 T1 对比;TE 键控制 T2 对比。在 T1 对比,TR 键使温度升高或降低。在 T2 对比,TE 键使温度升高或降低。

　　将 TR 调小,T1 对比温度上升,如 T1 对比增强。调高 TE,T2 对比温度上升,如 T2 对比增强。对于特定方向上的加权图像,我们必须将内源性对比参数的温度调高,而将其他方向上的温度调低。

　　例如,T1 加权时,T1 温度调高,T2 温度调低,这样图像加权产生的是 T1 对比而不是 T2 对比(质子密度取决于质子的相对数量,给定区域无法改变)。

- 短 TR 使得 T1 对比调高温度(TR 键调低)。
- 短 TE 使得 T1 对比调低温度(TE 键调低)(图 2.10)。

　　T2 加权时,T2 温度调高,T1 温度调低,这样图像加权产生的是 T2 对比而不是 T1 对比(质子密度取决于质子的相对数量,给定区域无法改变)。

- 长 TE 使得 T2 对比调高温度(TE 键调高)。
- 长 TR 使得 T1 对比调低温度(TR 键调高)(图 2.11)。

对于质子密度加权,T1、T2 温度调低。因此质子密度对比度占主导作用。

- 长 TR 使 T1 对比温度调低(TR 键调高)。
- 短 TE 使 T2 对比温度调低(TE 键调低)(图 2.12)。

热量类比也用于此书中的其他地方。注意看页边空白地方的热符号。

T2* 衰减

当 RF 激励脉冲停止时,弛豫和衰减过程立即开始。T2* 衰减是 RF 激励脉冲后的 FID 衰减。T2* 衰减快于 T2 衰减,因为它综合了两种作用机制。

- T2 自身衰减。
- 磁场不均匀导致的去相位。

磁场不均匀性指磁场内部有的区域磁场强度与外部磁场强度不同。有些区域的磁场强度略低于主磁场(图 2.15 中蓝色部分),有些区域的磁场强度略高于主磁场(图 2.15 中红色部分)。

如拉莫尔方程所述,原子核的拉莫尔频率与所处的磁场强度成正比。例如,如果原子核处于强度高于主磁场的区域,则原子核的进动频率增大,表现为加速。然而,如果原子核处于强度低于

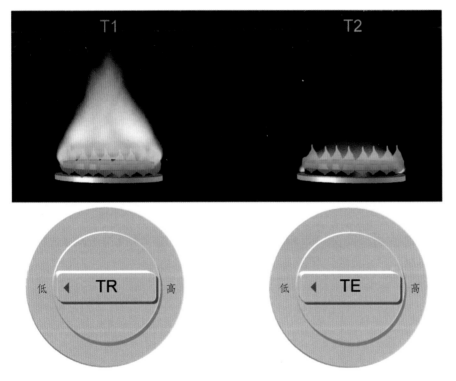

图 2.10 T1 加权和热量类比。

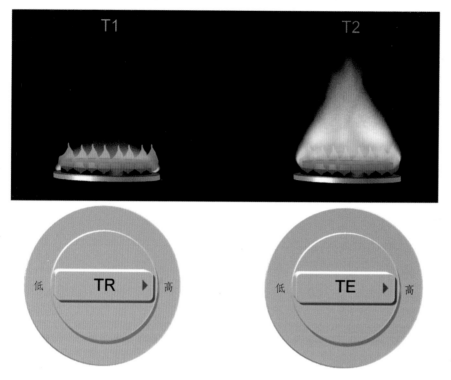

图 2.11 T2 加权和
热量类比。

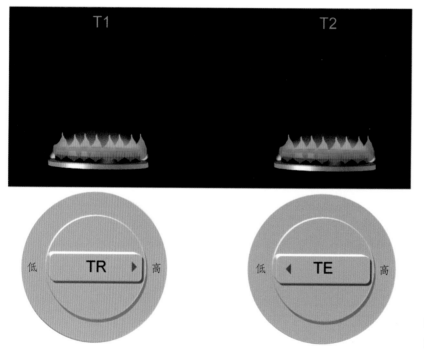

图 2.12 质子密度加权和
热量类比。

知识点：饱和

当净磁化矢量超过 90°，即为部分饱和。当净磁化矢量翻转 180° 时，即为全饱和。如果脂肪和水矢量部分饱和，则产生 T1 加权。如果脂肪和水矢量未出现饱和，则产生质子密度加权。要理解这些，需要回顾 T1 恢复过程。

如图 2.13，在施加第一个 RF 脉冲之前，水和脂肪矢量与 B₀ 方向一致。当施加第一个 90° RF 脉冲时，脂肪和水矢量翻转到横向平面。当 RF 脉冲停止时，矢量开始弛豫并恢复到 B₀。脂肪的 T1 比水短，因而恢复到 B₀ 快于水。如果 TR 短于组织的 T1，下一个（所有接下来的）RF 脉冲使矢量翻转超过 90°，由于恢复不完全而形成部分饱和。脂肪和水矢量由于在 90° 翻转角激励前处于不同的位置而有不同程度的饱和。每个矢量的横向磁化成分也不同。

因为脂肪的纵向磁化在下一个 RF 脉冲前大部分都能恢复，因此，脂肪的横向磁化大于水，有更多的纵向磁化可以被翻转到横向平面。因此，脂肪矢量产生的信号比水高——脂肪呈高信号，水呈低信号。由此产生 T1 加权图像。

现在看图 2.14。如果 TR 比组织的 T1 长，脂肪和水在施加下一个（所有接下来的）RF 脉冲前完全恢复。所有矢量被翻转到横向平面并且不被饱和。脂肪和水的横向磁矩只取决于各自的质子密度，而不是它们的纵向磁化的恢复速率。高质子密度的组织呈高信号，低质子密度的组织呈低信号。由此质子密度加权图像产生。由此可见，翻转角（RF 激励脉冲通过共振将矢量翻转多远）对饱和效应有很重要的影响。后面将进行详细的讨论。

主磁场的区域，则原子核的进动频率减小，表现为减速。见图 2.15。这种相对加速和减速是由于磁场不均匀性和特定组织的进动频率的差异所致，导致自旋的立即去相位，产生 FID，见图 2.15。这种去相位是 T2* 衰减的主要原因。这种由磁场不均匀性导致的去相位速率是一个指数过程。

知识点：不均匀性

还记得第 1 章中钟表类比么？由于磁场不均匀性导致的磁矩的相位改变也同理于钟表时针的频率不同而显示不同的时间。

脉冲序列简介

磁场不均匀性导致的去相位使相位一致的横向磁化快速衰减，因此信号在大部分组织的 T1 和 T2 弛豫时间之内即达到零值。为了测量弛豫时间和获得高对比图像，我们需要重新产生这些信号。现有两种方法可行：运用一个额外的 180° RF 脉冲，或者运用梯度脉冲。采用 180° 脉冲的序列称为自旋回波脉冲序列；采用梯度脉冲的序列称为梯度回波脉冲序列。下面将进行详细的讨论。

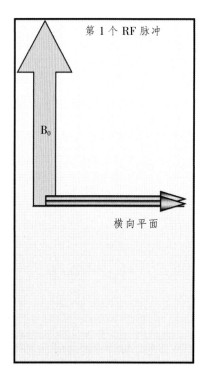

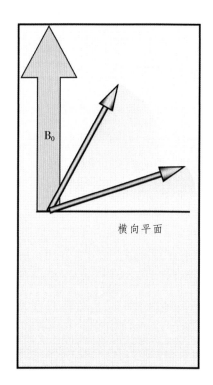

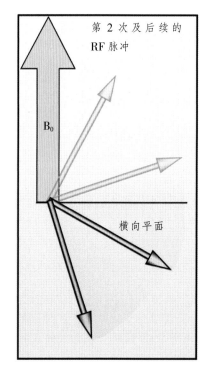

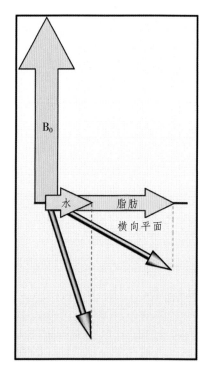

图 2.13　短 TR 饱和。

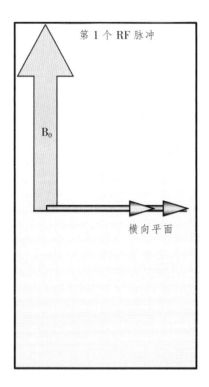

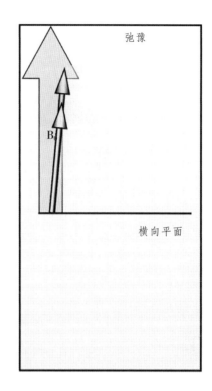

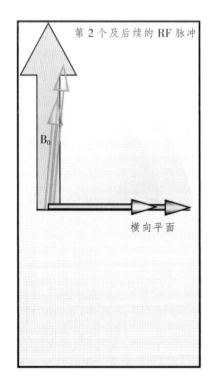

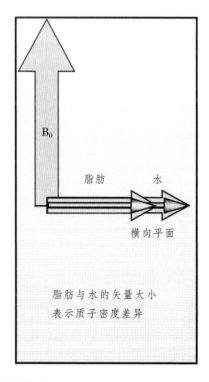

图 2.14　长 TR 不饱和。

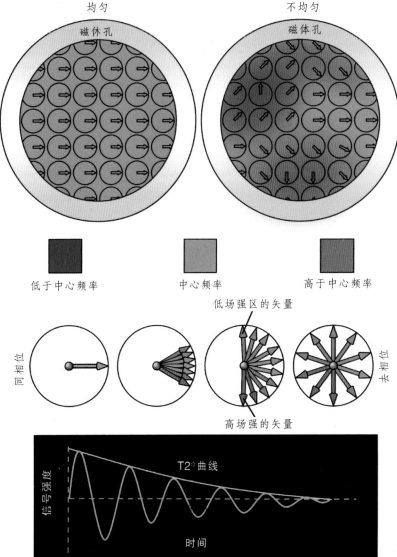

图 2.15　T2* 衰减和磁场不均匀性。

自旋回波脉冲序列

自旋回波脉冲序列通常用一个 90°的激励脉冲将净磁化矢量翻转到横向平面。净磁化矢量在横向平面进动,在接收线圈产生一个感应电压。原子核磁矩的进动路径转化为横向平面。当 90° RF 脉冲停止后,自由感应衰减信号就产生了。T2* 去相位和信号衰减几乎立即发生。180° RF 脉冲用于补偿其去相位(图 2.16)。

 见视频 2.2:www.wiley.com/go/mriinpractice

180° RF 脉冲具有充足的能量可使净磁化矢量翻转 180°。该 T2* 去相位导致磁矩在横向平面去相位或者"分散"。磁矩相互失相位,如任一时刻在进动路径上的位置不同。减慢的磁矩构成风扇扇翼的后缘(图 2.17 蓝色所示)。加速的磁矩构成其前缘(图 2.17 红色所示)。180° RF 脉冲将这些单个的磁矩翻转 180°(有点儿像抛饼)。它们仍在横向平面中,但是 180°脉冲前构成扇翼后缘的磁矩现在构成前缘。相反,180°脉冲前构成前缘的磁矩现在构成后缘了(图 2.17 底部)。180°脉冲前同相位构成前缘的红色现在构成了后缘,构成后缘的蓝色现在构成了前缘。

进动的方向保持不变,所以扇翼后缘开始追赶前缘。经过一定时间,前后缘重叠在一起。此时,磁矩暂时同相位,因为它们暂时处于进动路径上的相同位置。这一瞬间形成一种同相位的横向磁化,同时线圈内感应生成的信号最强,称为自旋回波。T2* 去相位减少,组织有更多的时间到达 T1、T2 弛豫时间,自旋回波就包括了 T1、T2 的信息(图 2.18)。

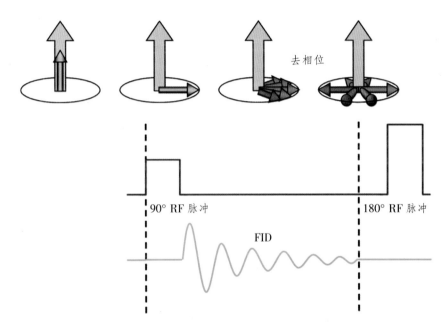

图 2.16　T2* 去相位。

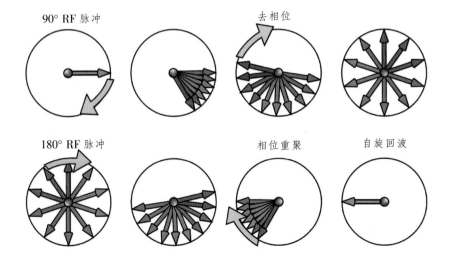

图 2.17　180°相位重聚。

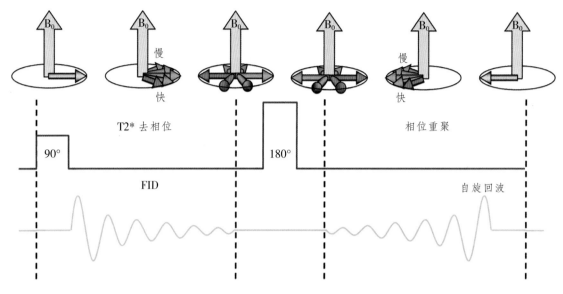

图 2.18   基本相位重聚序列。

知识点：拉莫尔大奖赛

一个简单的方法来了解 180°相位重聚，就是想象有 3 辆汽车在一个圆形跑道上。3 辆汽车相当于 3 个磁矩，圆形跑道相当于磁矩的进动路径。3 辆汽车的速度不同：一辆是赛车，一辆是家用轿车，一辆是拖拉机(图 2.19)。

发令枪响起后，3 辆汽车围着跑道飞驰。很快，赛车独占鳌头，领先于家用轿车，而家用轿车领先于拖拉机。在同一时间，它们在跑道上的位置不同，相当于失相位。比赛时间越长它们的相位差异越大。

发令枪声再次响起。此时发令枪相当于 180°射频脉冲。一听到枪声，3 辆车调头 180°，调头向起跑线冲刺。赛车现是在最后面，因为它跑得最快，离起点最远。拖拉机是在最前面，因为它跑得最慢，离起点最近。家用轿车还是在中间。假设汽车回到起跑线时的速度与比赛开始时的速度完全相同，赛车和家用轿车追上拖拉机时，它们同时回到起跑线。此时，它们达到同相位。如果它们是磁矩，则会在这一点产生一个自旋回波。汽车完成整场比赛(从起跑线开始到调头再次回到起跑线)所需的时间即为 TE。

自旋回波时间参数

TR 是每一层面相邻两个 90°激励脉冲之间的时间间隔。TE 是 90°激励脉冲与自旋回波峰值之间的时间(图 2.20)。施加 180°射频脉冲后相位重聚所需的时间等于停止 90°射频脉冲时去相位的时间。这个时间称为 TAU 时间。因此，TE 等于 2 倍的 TAU。见图 2.20，并且注意自旋回波的对称性。自旋回波逐渐达到同相位，TE 时刻当所有自旋回波均达到同相位时，信

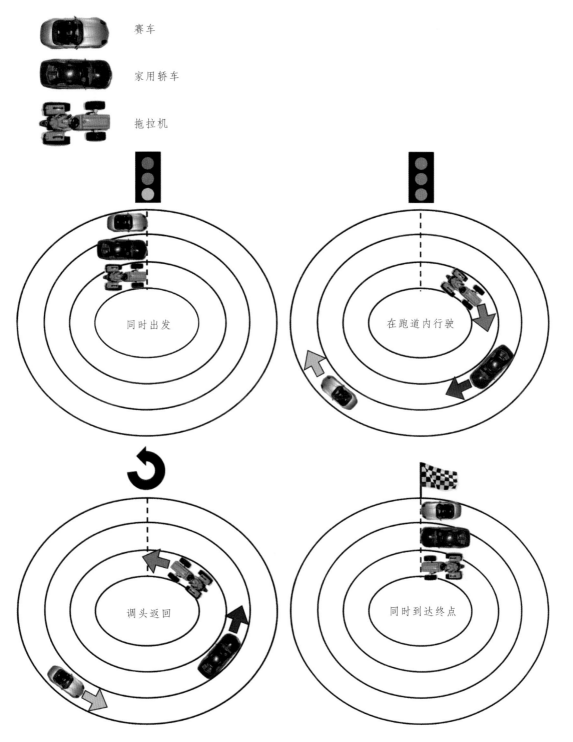

图 2.19　拉莫尔大奖赛。

 见视频 2.3：www.wiley.com/go/mriinpractice

号强度达到峰值。然而,自旋快的粒子很快超过自旋慢的粒子,再次发生失相位。这导致信号逐渐丢失,反映了回波的峰值之前信号逐渐增大的趋势。这表明了它的对称性。

在多数自旋回波脉冲序列中,90°激励脉冲之后可以施加多个180°射频脉冲。每个180°脉冲生成一个独立的自旋回波,并可以由线圈接收用于生成图像。虽然可以产生任意数量的回波,但自旋回波序列通常用于产生一个或两个回波。

应用一个回波的自旋回波

应用短 TR 和短 TE 的脉冲序列可以产生 T1 加权图像(图 2.21)。在 90°激励脉冲之后施加一个 180°射频脉冲。单个 180°射频脉冲产生一个自旋回波。选择时间参数用来生成 T1 加权图像。短 TE 保证了 180°射频脉冲和随后回波尽早出现,因此 T2 仅有微量衰减。各组织的 T2 差异性并不主导回波及其对比度。短 TR 保证了脂肪和水矢量并未完全恢复,因此它们的 T1 差异性主导回波及其对比度(见图 2.23)。

应用两个回波的自旋回波

这可用于 TR 间期产生质子密度和 T2 加权图像(图 2.22)。第一个自旋回波由一个短 TE 产生。仅有微量的 T2 衰减,因此各组织的 T2 差异性被最小化。选择长 TE 产生第二个自旋回波,

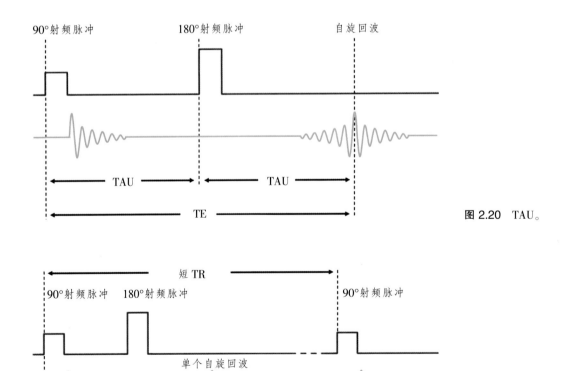

图 2.20　TAU。

图 2.21　一个回波的自旋回波。

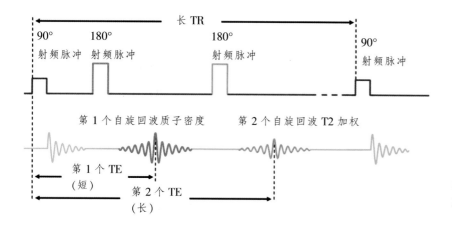

图 2.22　两个回波的自旋回波。

这个回波生成得较晚。大量的 T2 衰减已经发生了,各组织的 T2 差异性在这一回波中达到最大化。选择的 TR 很长,所以各组织的 T1 差异性最小。因此第一个自旋回波有一个短 TE 和一个长 TR,是质子密度加权。第二个自旋回波有一个长 TE 和一个长 TR,是 T2 加权。图 2.23 显示的是 T1 加权图像,图 2.24 显示的是质子密度加权图像,图 2.25 显示的是 T2 加权图像。

小　结

- 自旋回波脉冲序列产生 T1、T2 或质子密度加权图像。
- TR 控制 T1 加权(见热量类比)。
- 短 TR 使 T1 加权最大化。
- 长 TR 使质子密度加权最大化。
- TE 控制 T2 加权。
- 短 TE 使 T2 加权最小化。
- 长 TE 使 T2 加权最大化。

TR 和 TE 的常见值

长 TR　　2000ms

短 TR　　300~700ms

长 TE　　60ms+

短 TE　　10~25ms

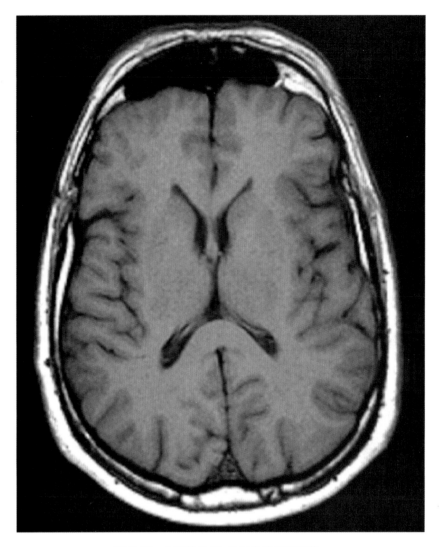

图 2.23　大脑轴位 T1 加权自旋回波图像。

知识点：理解加权成像

　　理解加权成像是学习 MRI 的一项基本技能。其中一项基本原则是观察图像中水的信号，如果图像中水呈高信号，那么就很可能是 T2 加权、使用的长 TE。如果水呈低信号，那么可能就是 T1 加权、使用的短 TR，但是还取决于身体的成像部位，一些质子密度图像中水呈低信号。脂肪并不是可靠的指标，因为它可以在很多加权图像上呈高信号，而这主要取决于所使用的脉冲序列。

　　为了说明影响图像对比度的因素，请看图 2.26。图 2.26 使用的是标准的自旋回波序列生成的 T1 加权图像，因此其对比度主要取决于各组织 T1 恢复时间的差异。图像对比度如同短 TR 和 TE 所获得的图像，例如，头皮脂肪和斜坡中的骨髓呈高信号，而脑脊液中的水呈

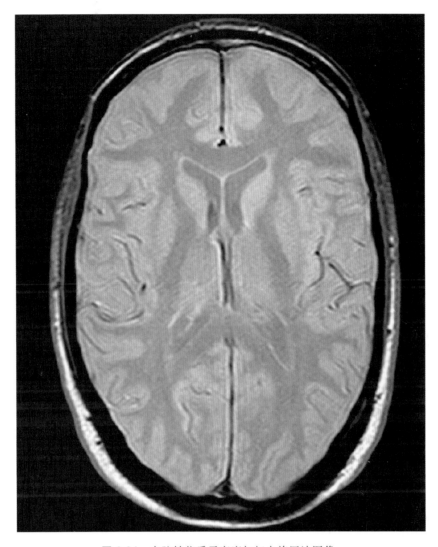

图 2.24　大脑轴位质子密度加权自旋回波图像。

低信号。然而,再仔细观察会发现,并不是所有高信号的区域都是脂肪,并不是所有低信号的区域都是水。例如,A 标记的区域呈高信号,它并不是脂肪,而是上矢状窦中缓慢流动的血液。B 标记的区域呈低信号,它不是水而是蝶窦中的空气。虽然这幅图像以 T1 加权为主,但是其中血流和质子密度也影响图像对比度。现在再来看看图 2.24 和图 2.25,看看你能否识别出加权图像上对比不典型的区域。

梯度回波脉冲序列

梯度回波脉冲序列使用的射频激励脉冲多样,因此可以将净磁化矢量翻转到任一角度(而不仅仅是 90°)。当所有纵向磁化都翻转到横向平面时,产生横向磁化,其幅度小于自旋回波中

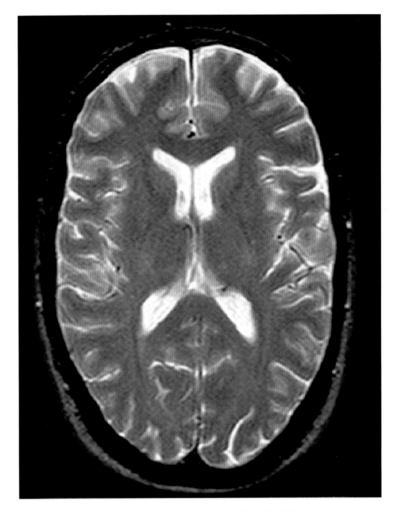

图 2.25 大脑轴位 T2 加权自旋回波图像。

的幅度。当翻转角大于 90°时,仅部分纵向磁化翻转成横向磁化,其在横向平面进动,并在接收线圈中生成感应信号(图 2.27)。

　　射频脉冲停止后,由于磁场的不均匀性立即生成 FID 信号,继而发生去相位。横向磁化部分磁矩去相位,然后通过梯度恢复相位。梯度导致磁场强度的改变,随后将详细讨论。梯度使磁矩相位重聚,因此接收线圈接收到信号,其中包括 T1 和 T2 的信息。这个信号称作梯度回波。

梯度

　　梯度有很多作用,这将在第 3 章深入讨论。磁场梯度由磁体孔中的线圈产生。电磁感应的原理告诉我们,当电流通过梯度线圈时,其周围将由感应磁场(或者梯度场)产生。这种梯度场与主磁场相互作用,因此沿着梯度线圈轴线的场强呈直线改变。梯度轴线的中心仍然在主磁场的场强中。这叫作磁场等中心点。

　　磁场强度在梯度轴线的一个方向上相对于等中心点增加,因为梯度产生的磁场叠加到主磁

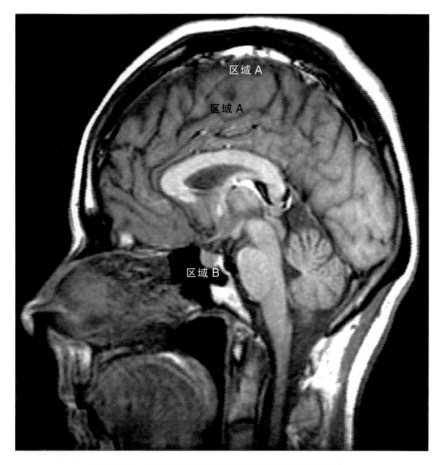

图 2.26　大脑正中矢状位 T1 加权自旋回波图像。

场上(图 2.28 红色所示)。磁场强度在梯度轴线的另一个方向上相对于等中心点减小,因为梯度产生的磁场从主磁场中减去(图 2.28 蓝色所示)。主磁场加上还是减去梯度场取决于通过梯度线圈的电流方向。这称作梯度的极性。

当梯度被接通时,沿磁场轴线的磁场强度倾斜或者分级。拉莫尔方程说明磁矩的进动频率加快或减慢取决于沿梯度的不同点的磁场强度(图 2.28)。

进动频率随着磁场的增强而加快,随磁场的减弱而减小。磁场场强随梯度增大而增强,磁矩增大,进动频率也随之增加。磁场强度随梯度降低而减小,磁矩减小,进动频率也降低。梯度使内核加速或减慢,它们可用于磁矩去相位或复相位。

梯度如何去相位

如图 2.29 所示,没有应用梯度时,由于处在相同的磁场强度中,所有自旋核进动频率相同(实际上不是,因为磁场的不均匀性,但是这些改变相较于那些梯度施加引起的变化相对要小)。梯度用于相干(同相位)磁化矢量(在同一时间所有磁矩在相同位置),梯度通过相干磁化改变磁场强度。一些磁矩加速,一些减速,取决于它们沿着梯度轴线的位置。因此磁矩分散或去相位,

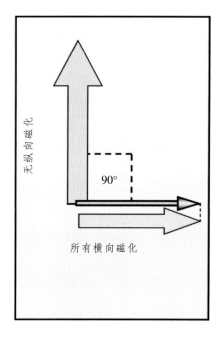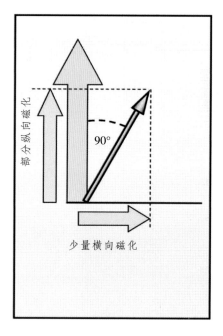

图 2.27　翻转角如何控制信号幅度。

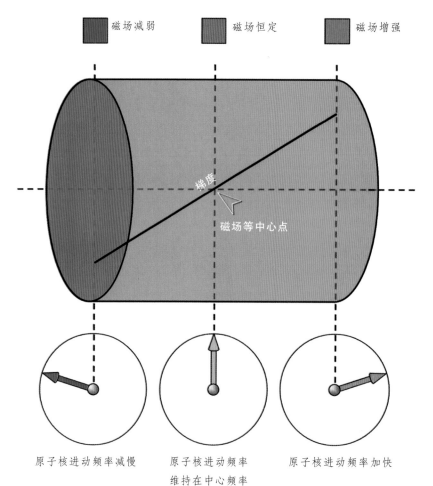

图 2.28　梯度。

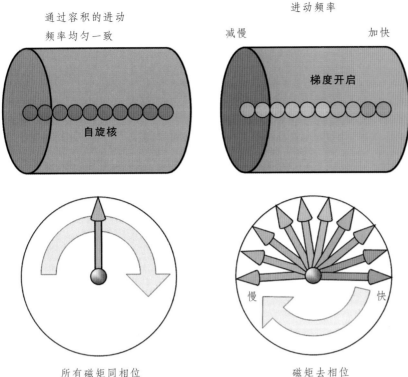

图 2.29 梯度如何去相位。

因为它们的频率已被梯度改变了(见第 1 章"手表类比")。

扇形的后缘(蓝色所示)由减速的原子核组成,由于它们位于相对于等中心点较低的磁场强度的磁场轴上。扇形的前缘(红色所示)由加速的原子核组成,由于它们位于相对于等中心点较高的磁场强度的磁场轴上。因此同一时刻原子核的磁矩就不在同一位置了,所以磁化矢量被梯度去相位。去相位梯度被称为扰相。

梯度如何复相位

如图 2.30 所示,梯度用于非相干(失相位)磁化矢量。由于 T2* 去相位作用磁矩已经分散,扇形有一个慢核组成的后缘(蓝色所示)和快核组成的前缘(红色所示)。当应用梯度时,磁场强度以线性方式沿着梯度轴线的方向改变。这种改变的磁场强度的方向即是在扇形后缘的慢核处于增高的磁场强度且加速。

在图 2.30 中,蓝色自旋核处于红色梯度的高端。在扇形前缘的快核处于降低的磁场强度且减速。图 2.30 红色自旋核处于蓝色梯度的低端。经过较短时间慢核充分加速,与减速的快核相遇。当两者相遇时,在同一时间所有的磁矩处于相同的位置,通过梯度复相位。因此在接收线圈感应出最大信号,这个信号叫作梯度回波。复相位梯度叫作相位重绕梯度。

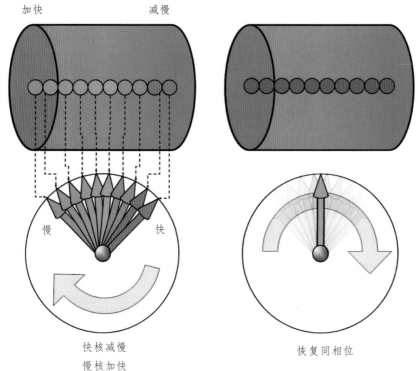

图 2.30   梯度如何复相位。

梯度回波脉冲序列的优点

因为梯度复相位比 180°射频脉冲快，所以其最小的 TE 值比自旋回波脉冲序列的 TE 值短很多，故 TR 值也会相应减小。因为翻转角不是 90°，TR 值也会相应减小。小翻转角的纵向磁化完全恢复比大翻转角快。因此，TR 值在未饱和时即被缩短。TR 值在扫描时间上起着很重要的作用（见第 3 章），因为 TR 减小了，扫描时间也缩短了。因此梯度回波脉冲序列通常比自旋回波脉冲序列的扫描时间短。

梯度回波脉冲序列的缺点

最大的缺点是没有对磁场的不均匀性进行校正。因此梯度回波脉冲序列对磁场的不均匀性非常敏感。梯度回波脉冲序列包含磁敏感伪影（见第 7 章）。因为 T2* 效应没有消除，在梯度回波 T2 加权成像被称为 T2* 加权，T2 衰减称为 T2* 衰减。

梯度回波时间参数

在自旋回波中，TR 是每个射频激励脉冲之间的时间间隔，而 TE 是从激励脉冲到梯度回波峰值之间的时间。在梯度回波序列中，翻转角不是一个时间参数，而是外源性对比参数，但其改变也影响图像的对比度。翻转角和 TR 决定 T1 效应是最大化还是最小化。

梯度回波的加权和对比

TR、TE 和翻转角影响图像的加权和对比,TR(扫描时间也是这样)比自旋回波脉冲序列要短很多。因为 TR 控制下一个 RF 脉冲施加之前 T1 的弛豫量,短 TR 通常产生 T1 加权图像,无法得到 T2 加权图像或质子加权成像。为了提高梯度回波序列的灵活性,翻转角通常减少到小于 90°。如果翻转角小于 90°,净磁化矢量不需要较大翻转角那样长的时间来完全恢复纵向磁化,因此,TR 可以变短以减少扫描时间而不会产生饱和。

在梯度回波脉冲序列中,TR 和翻转角控制下一个 RF 脉冲施加之前 T1 的弛豫量。TE 控制 T2* 衰减,T2* 衰减发生在线圈接收梯度回波信号之前。除了翻转角可变外,梯度回波的加权方法与自旋回波完全相同(见第 1 章"手表类比")。

梯度回波的 T1 加权

为了获得 T1 加权图像,组织 T1 差异被最大化,T2 差异被最小化。为了使 T1 差异最大化,必须使脂肪或水矢量在下一个 RF 脉冲施加之前完全没有纵向磁化。为了避免完全恢复,翻转角要大,TR 要短,这样才能在下一个 RF 脉冲施加时水和脂肪矢量还在弛豫过程中。为了使 T2* 差异最大,TE 要短,以使脂肪和水都没有时间衰减(图 2.31)。

梯度回波的 T2* 加权

为了获得 T2* 加权图像,组织的 T2* 差异被最大化,T1 差异被最小化。为了使 T2* 衰减最大化,TE 要长,以使脂肪和水矢量有足够的时间来衰减,显示其衰减的差异。为了使 T1 恢复最小化,翻转角要小,TR 要足够长,使脂肪和水矢量能完全恢复。这样,T1 差异就不显示。实际上,小翻转角产生的横向磁化小,TR 可以相对较短,而有时间完全恢复(图2.32)。

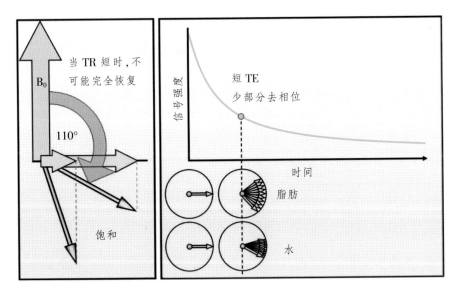

图 2.31 梯度回波的 T1 加权。

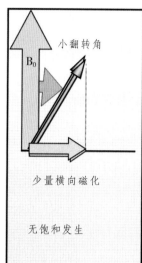 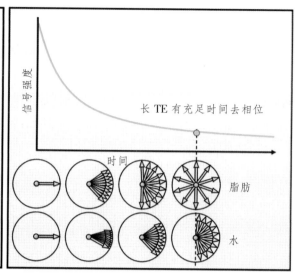

图 2.32　梯度回波的 T2* 加权。

梯度回波的质子加权

　　为了获得质子加权成像,T1 和 T2* 进动被最小化,以显示组织间质子密度的差异。为了使 T2* 衰减最小化,TE 要短,这样脂肪和水矢量就没有时间衰减。为了使 T1 恢复最小化,翻转角要小,TR 要足够长,使纵向磁化完全恢复。

知识点:加权和梯度回波的热量类比

　　对于 T1 加权,增大 T1 对比,减小 T2* 对比。翻转角和 TR 控制 T1 对比,TE 控制 T2* 对比(质子密度取决于质子的相对数量,给定区域不可改变)。

- 增加 T1 对比,使用短 TR(TR 键调低),大翻转角。
- 减小 T2* 对比,使用短 TE(TE 键调低)(图 2.33)。

　　对于 T2* 加权,增大 T2* 对比,减小 T1 对比。翻转角和 TR 控制 T1 对比,TE 控制 T2* 对比(质子密度取决于质子的相对数量,给定区域不可改变)。

- 增加 T2* 对比,使用长 TE(TE 键调高)。
- 减小 T1 对比,使用长 TR(TR 键调高),小翻转角(图 2.34)。

　　对于质子密度加权,减小 T1 和 T2* 对比。这种方法质子密度对比起主导作用。

- 减小 T1 对比,使用长 TR(TR 键调高),小翻转角。
- 减小 T2* 对比,使用短 TE(TE 键调低)(图 2.35)。

　　见图 2.36 和图 2.37。两幅图都使用梯度回波序列和相同的 TR。为了改变加权,需要改变另一个参数。是翻转角还是 TE?

　　为了回答这个问题,首先要决定它们的加权。图 2.36 显然是 T2* 加权,因为脑脊液呈高信号。图 2.37 较难解释。尽管脑脊液比图 2.36 暗,可能被认为是 T1 加权,但椎间盘呈高信号,这不应出现在 T1 加权图像上。因此这幅图像是质子密度加权成像。因为这既不是 T1 加权图像也不是通过大的翻转角获得的图像。两幅图都使用小的翻转角,TR 相同,因此,改变的参数是 TE。

图 2.37 中小的翻转角将饱和最小化,因此 T1 对比和短 TE 使 T2* 对比最小化,结果形成质子密度加权图像。图 2.36 也是通过最小化 T1 对比的小翻转角获取的,但采用长 TE 使 T2* 对比最大化,产生 T2* 加权图像。因此,改变的参数是 TE。

小　结

- 梯度回波脉冲序列用梯度使磁矩复相位。
- 应用不同的翻转角。
- TE 比自旋回波成像中短得多。
- 梯度没有消除来自磁场不均匀性的影响。

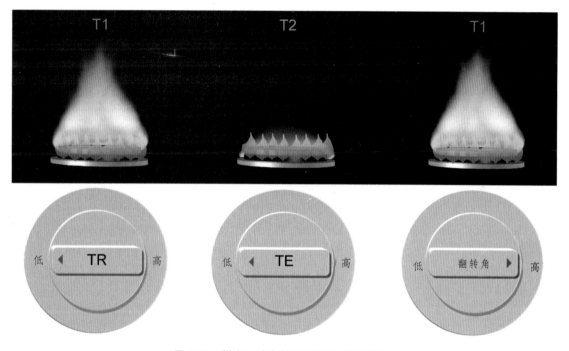

图 2.33　梯度回波中的 T1 对比及热量类比。

梯度回波成像的常见值

长 TR　100ms+

短 TR　少于 50ms

短 TE　　1~5ms

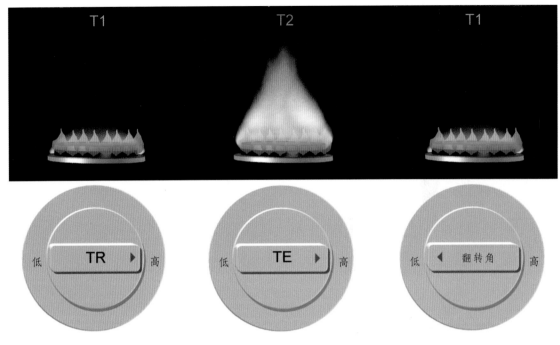

图 2.34　梯度回波中的 T2* 对比及热量类比。

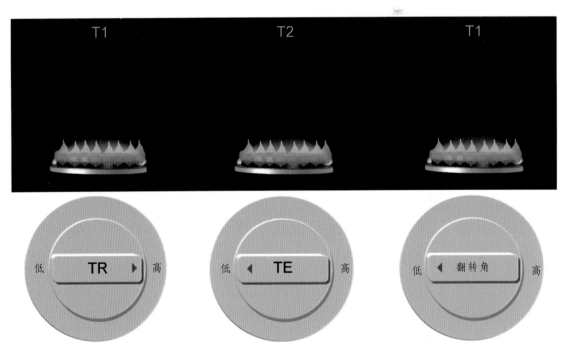

图 2.35　梯度回波中的质子密度对比及热量类比。

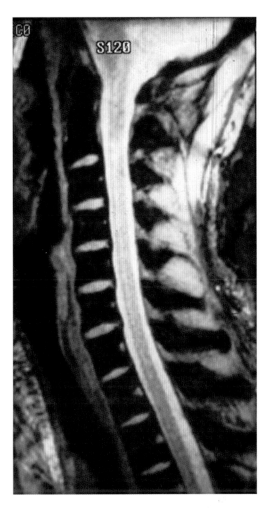

图 2.36 颈椎正中矢状位 T2* 加权梯度回波。

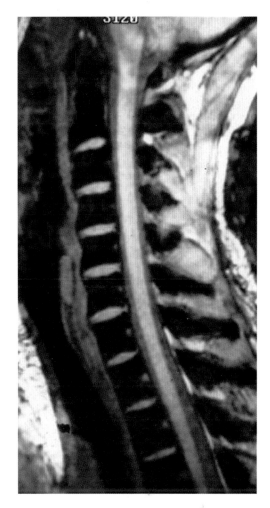

图 2.37 颈椎正中矢状位质子密度加权梯度回波。

长 TE　　15~25ms

小翻转角　5°~20°

大翻转角　70°+

表 2.2 总结了自旋回波与梯度回波的不同。表 2.3 列出了梯度回波应用的参数。前面讨论了信号的产生及如何控制信号来产生图像对比。在下一章中,将阐述图像形成的过程。

表 2.2　自旋回波与梯度回波参数的不同

序列	TR	TE	翻转角
自旋回波	长 2000ms+	长 70ms+	90°
	短 300~700ms+	短 10~30ms+	90°
梯度回波	长 100ms+	长 15~25ms	小 5°~20°
	短 <50ms	短 <5ms	中等 30°~45°
			大 70°+

表 2.3　梯度回波参数

加权	TR	TE	翻转角
T1	短	短	大
T2	长	长	小
质子密度	长	短	小

 **有关本章内容的问题和答案，请访问本书配套网站 :www.wiley.com/go/
mriinpractice**

（白雪　王姗姗　姚彬　译）

第 3 章　编码和图像形成

编码

引言

　　如前所述,为产生共振,施加的射频脉冲必须与氢原子的进动频率相同并与 B_0 呈 90°。射频脉冲给氢原子核能量以产生横向磁化。射频脉冲也能将单个的磁矩置于相位中。由此产生的相干横向磁化在横向平面以拉莫尔频率进动。因此放置在横向平面的接收线圈就会产生感应电压或信号。信号的频率与拉莫尔频率相等,与患者的信号来源无关。

　　系统必须能在 3D 空间定位信号,这样才能在图像中正确定位每个信号。要做到这点,首先需要选定一个层面。一旦层面选定了,信号就沿着图像的两个轴定位或编码。这些任务是由梯度变化形成的。

梯度

　　梯度产生的机制已在第 2 章介绍过,另外在第 9 章会详细讨论。简而言之,梯度的改变与主磁场有关,是由位于磁孔中的通电线圈产生的。电流通过梯度线圈时在其周围产生梯度场,结果使静磁场 B_0 减小或增大。因梯度线圈而改变的 B_0 呈线性变化,因此可预测磁场强度和位于梯度场轴线上原子核的进动频率(图 3.1)。这叫作空间编码。

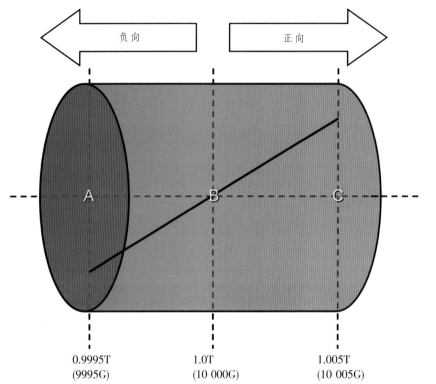

图 3.1　梯度随着场强的变化。

0.9995T　　　1.0T　　　1.005T
(9995G)　　　(10 000G)　　　(10 005G)

如图 3.1 所示,梯度的应用使右侧磁体的磁场强度增大(红色),左侧磁体的磁场强度减小(蓝色)。磁场强度的变化是线性的,并且振幅固定。A 点原子核的磁场是 0.9995T,B 点(等中心点)原子核的磁场强度是 1.0T,C 点原子核的磁场强度是 1.005T。在本书的所有梯度图中,比等中心点高的磁场强度用红色表示,低的用蓝色表示。

由于梯度加速,原子核的磁场强度增大,进动频率就增大。而由于梯度减速,原子核磁场强度就减弱,同时进动频率减小。因此,原子核在梯度场中的位置可根据其进动频率确定。

表 3.1 给出了随着线性梯度场变化的频率(1G/cm)改变了主磁场强度(1.0T)。

有 3 种梯度线圈位于磁体孔中,根据施加时各自作用的轴而命名。图 3.2 显示了一个典型超导磁体中 3 个轴的方向。然而,不同的制造商使用的系统会不同。

● 梯度场 Z 沿着磁体的 Z 轴(长轴)改变磁场强度。

● 梯度场 Y 沿着磁体的 Y 轴(垂直轴)改变磁场强度。

● 梯度场 X 沿着磁体的 X 轴(水平轴)改变磁场强度。

磁场的等中心点是 3 个梯度场的中心,位于磁体孔中。即使开启梯度,等中心点的磁场强度和进动频率也保持不变。

永磁体(见第 9 章)有不同的轴。Z 轴是垂直轴而不是水平轴(图 3.2)。等中心点的磁场强度始终与 B_0 相等(如 1.5T、1.0T、0.5T),即时施加梯度也是如此。当施加梯度线圈时,磁场强度相对

表 3.1 频率随着梯度场的线性变化

梯度场的位置	场强	拉莫尔频率
等中心点	10 000G	42.5700MHz
等中心点反向 1cm	9999G	42.5657MHz
等中心点反向 2cm	9998G	42.5614MHz
等中心点正向 1cm	10 001G	42.5742MHz
等中心点正向 2cm	10 002G	42.5785MHz
等中心点正向 10cm	9990G	42.5274MHz

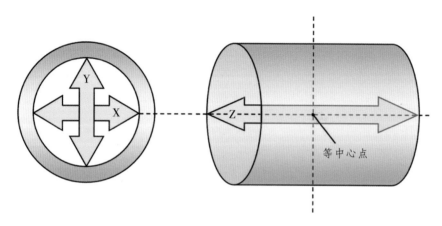

图 3.2 典型超导系统中的梯度轴。

于等中心点 B_0 增加或减小。梯度场的斜率是磁场梯度的振幅,并且决定了梯度轴磁场强度的变化率。较大的梯度斜率也较大,对两点之间的磁场强度改变大于较小的斜率。因此,与较小的梯度斜率相比,较大的梯度斜率对两点之间核的进动频率改变更多一些(图 3.3)。

现在用高斯(G)来表示磁场强度比特斯拉(T)更方便(1T=10 000G)。高斯(G)用于显示两点之间相对磁场强度的变化(图 3.3)。

在一个脉冲序列中梯度有很多重要的作用(见第 2 章)。你还记得有哪些吗? 梯度可以用于原子核磁矩的去相位或复相位。梯度在编码中还有如下 3 种作用。

- 层面选择——在选取的扫描平面定位层。
- 沿解剖的长轴空间定位——频率编码。
- 沿解剖的短轴空间定位——相位编码。

层面选择

当施加梯度线圈时,磁场强度和位于轴上的原子核的进动频率成线性变化,因此,梯度轴上的特点具有特定的进动频率(见图 3.3),并且位于某一层的原子核也有特定的进动频率。故可以选择性地激励某一层面,在符合梯度层面选择的特定层面发射一个同自旋核的拉莫尔频率相同

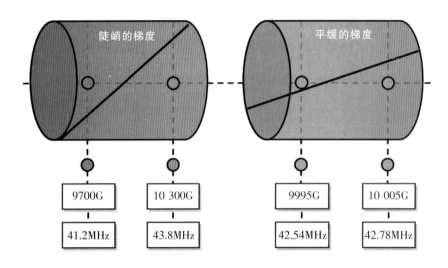

图 3.3 陡峭的和平缓的梯度。

的射频脉冲。当在层面内恰当位置施加 RF 时,层面内的核即发生共振。沿着梯度的另一些层面内核没有发生共振,因为梯度导致它们的进动频率由于梯度出现不同(图 3.4)。

知识点:选择层面和音叉类比

如图 3.4 所示,音叉用来解释如何选择层面。在图的顶部,施加梯度使磁场强度逐渐增强:由低(蓝色)到高(红色)。假设我们选择层面 A,当施加特定振幅的梯度时,层面内的自旋核进动频率为 41.20MHz。而这一层另一面的自旋核则有不同的进动频率,因为穿过磁体孔的梯度改变了磁场强度。如果没有施加梯度,所有的自旋核都以相同的频率进动,因此无法区分它们。当施加梯度时,穿过磁体孔的进动频率发生变化,因此在 Z 轴不同层面的自旋核以不同的频率进动。

这相当于将不同频率的音叉沿 Z 轴放置。为了产生共振和在 A 层激发自旋,则必须施加与 A 层自旋核进动频率相匹配的 RF 激励脉冲,如 41.20MHz,这样就只有 A 层自旋核发生共振;在其他层的自旋核不发生共振,因为它们的进动频率不同。为了在 B 层(图的底部)产生相同的效应,必须在 B 层施加 43.80MHz 的射频脉冲以发生共振。本例中,在施加激励脉冲时应用层面选择梯度来激励轴向层面(假设患者在扫描台上是仰卧位或俯卧位)。

在激励脉冲中扫描层面的选择决定 3 种梯度中哪些用于层面选择(图 3.5)。通常如下(虽然不同制造商会有所不同)。

- Z 梯度沿磁体 Z 轴改变磁场强度和进动频率,选择轴向层面。
- X 梯度沿磁体 X 轴改变磁场强度和进动频率,选择矢状位层面。
- Y 梯度沿磁体 Y 轴改变磁场强度和进动频率,选择冠状位层面。
- 斜位层面的选择由两个梯度联合产生。

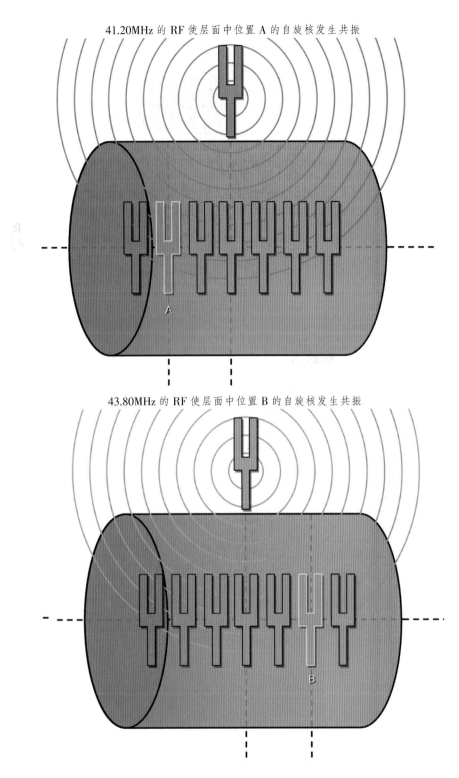

图 3.4　层面选择。

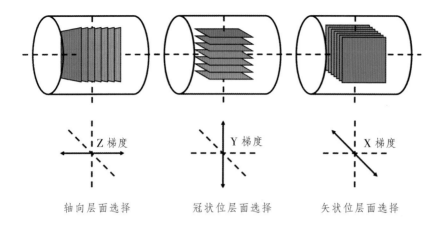

轴向层面选择　　　　冠状位层面选择　　　　矢状位层面选择

图 3.5　X、Y 和 Z 轴层面选择器。

层厚

为了使每一层有层厚,则原子核的一定频率范围必须受激励脉冲激励。层面选择梯度的斜率决定了梯度上两点间进动频率的差异。梯度斜率大则梯度上两点间的进动频率差异大,梯度斜率小则梯度上相同两点间的进动频率差异小。一旦确定梯度的斜率,用来激励层面的 RF 脉冲必须包含一定范围的频率,频率范围与两点间进动频率的差异相匹配。这个频率范围叫作带宽,由于射频脉冲在这个位置发射,所以又称为发射带宽(图 3.6)。

- 为了获得薄的层面,要选择一个陡峭的层面选择梯度和(或)窄的发射带宽。
- 为了获得厚的层面,要选择一个平缓的层面选择梯度和(或)宽的发射带宽。

实际上,系统根据需要的层厚自动选择合适的梯度斜率和发射带宽。层面由 RF 激励,RF 的中心频率与层面中心原子核的进动频率一致,带宽和梯度斜率决定了层面中心另一侧发生共振的原子核数量。

层间距由梯度斜率和层厚决定。层间距的大小对减小图像伪影很重要(见第 7 章)。在自旋回波脉冲序列中,在施加 90° 激励脉冲和 180° 相位重聚脉冲的同时施加层面选择梯度,以便有选择性地对每一层面进行激励或相位重聚(图 3.7)。在梯度回波脉冲序列中,仅在施加激励脉冲时施加层面选择梯度,其重要性将在第 6 章讨论。

频率编码

一旦选定层面,其产生的信号必须位于图像的两个轴上。信号通常沿着解剖长轴分布,这个过程称为频率编码。当施加频率编码时,磁场强度和沿着梯度轴的进动频率呈线性改变。因此,梯度产生频率差异或信号沿着轴发生变化。此时,信号即根据其频率沿着梯度轴分布(图 3.8)。

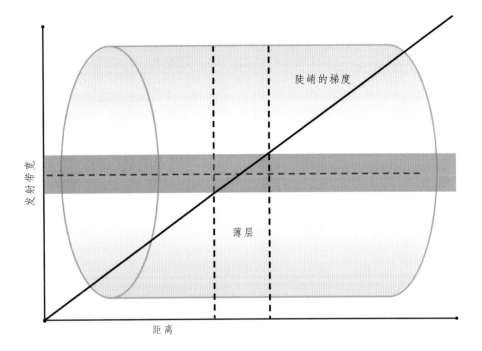

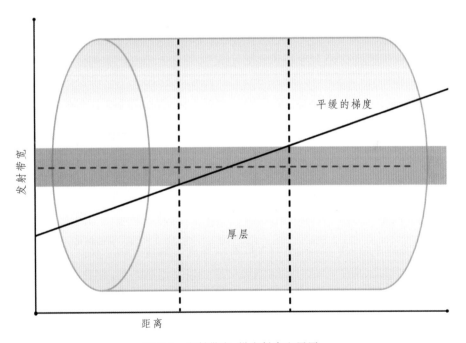

图 3.6 发射带宽、梯度斜率和层厚。

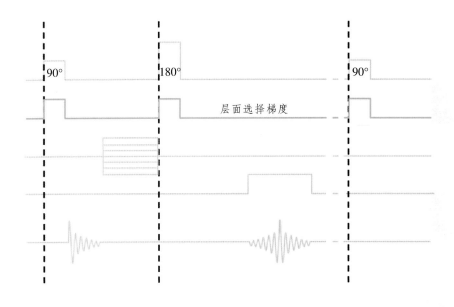

图 3.7 一个脉冲序列中的层面选择时间。

知识点：键盘类比

回波内可出现不同的频率。这是因为每一层面内一定频率范围内的自旋核首先被激励和复相位。这就形成了层厚。此外，当梯度关闭时，相位编码梯度产生的相位差异仍然存在。最终，频率编码梯度在层面内的其他轴产生频率差异。这个频率的变化取决于其空间位置。

某种程度上这个结果同钢琴键盘类似。每一个键在按下的时候会产生一个特定的音符。不同音符特征不同是因为它们使钢琴线在不同的频率发生共振，例如音符 A 与 B 频率不同。每一个音符在键盘上的位置不同。有经验的钢琴家听到一个特定的音符，就知道按下的是哪个键及其在键盘上的位置。换句话说，钢琴家是根据琴键的频率对其进行空间定位的。这是空间编码的基础。

操作者可选择频率编码的方向，从而可沿着人体解剖长轴编码信号。它可以帮助理解第 2 章的图像，识别哪个梯度用于对应的空间编码功能。需要记住的是，患者总是沿着 Z 轴仰卧在检查床上的(超导系统)。利用这一标准，就很容易辨别人体的解剖长轴和短轴。

●在冠状位和矢状位图像中，解剖长轴与磁场 Z 轴平行，因此 Z 梯度代表频率编码。

●在轴位图像中，解剖长轴通常与磁场横轴平行，因此，X 梯度代表频率编码。然而，头部成像时，解剖长轴通常与磁场前后轴平行，这时 Y 梯度代表频率编码。

当接收到信号时，会启用频率编码梯度，称为读出梯度。回波经常位于频率编码的中心，因此经常在复相位和失相位时启用梯度(图 3.9)。通常开启频率编码梯度 8ms，其中 4ms 用于复相位，4ms 用于失相位。频率编码梯度的斜率决定了扫描过程中频率编码轴覆盖的解剖部位的大小。这叫作频率视野(FOV)。

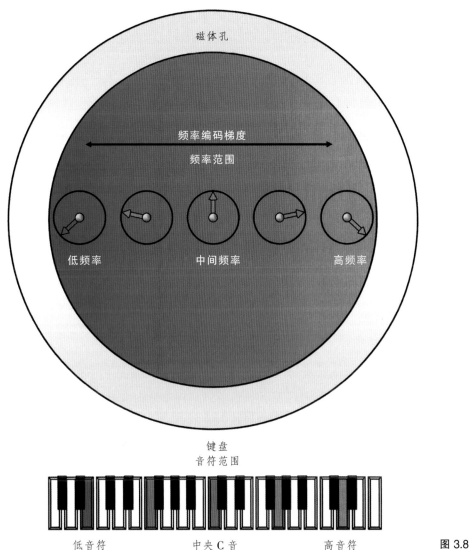

图 3.8 频率编码。

相位编码

信号还必须定位于图像的短轴上，这个信号定位称为相位编码。当开启相位编码梯度时，磁场强度和沿梯度轴的核的进动频率都发生改变。当核的进动频率改变时，进动路径上磁矩的累积相位也发生改变。施加梯度后，自旋加速的核子会在进动路径上前进一步；而自旋减速的核子会在进动路径上后退一步。

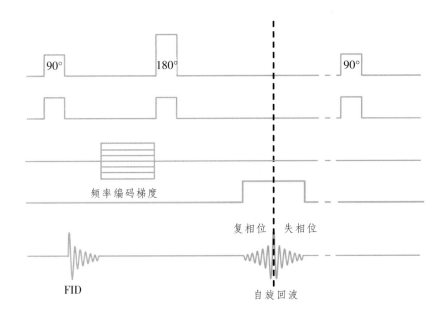

频率编码梯度

复相位　失相位

FID

自旋回波

图 3.9　一个脉冲序列中的频率编码时间。

知识点：相位编码和手表类比

第 1 章中的手表类比是一种很容易理解相位编码原理的方法。设想手表的时间是 12 点。时针和分针都位于 12 的位置。假设时针的位置等同于 B_0 磁场中原子核的磁矩相位。当施加相位编码梯度时，磁场强度、进动频率、原子核磁矩相位根据它们沿着梯度场的位置发生变化。核磁矩有更高的磁场强度而获得了相位，例如，移动到更远的 4 点位置，因为当梯度施加时它们走得更快。再来看 8 点位置，由于施加梯度时它们走得更慢，磁矩磁场强度低而失相位。等中心点的原子核磁矩磁场强度没有变化，它们的相位不变，仍在 12 点位置（图 3.10）。

梯度轴上不同位置的核磁矩间相位不同或发生偏移。当施加相位编码梯度时，磁场强度恢复到主磁场强度 B_0，所有原子核的进动频率恢复为拉莫尔频率。然而，核之间的相位差异仍存在。沿着它们进动的路径，核以同样的速度（频率）运动，但是由于之前施加的梯度它们的相位或位置会有所不同。这种原子核间相位的差异用来确定它们沿着相位编码梯度的位置。

通常相位编码梯度在激励脉冲后施加（图 3.11）。相位编码梯度的斜率决定了梯度上两点间的相位偏移的程度（图 3.12）。

相位编码梯度的斜率大，则梯度上两点间的相位偏移大，例如 8 点和 4 点位置。相位编码梯度斜率小，则同样两点间产生的相位偏移小，例如 10 点和 2 点位置（图 3.12）。

图 3.13 和表 3.2 以及如下几点总结了空间编码的要点。

- 相位编码梯度改变图像其他轴的相位，通常是解剖短轴。
- 在冠状位图像，解剖短轴通常位于磁体的水平轴，因此 X 梯度代表相位编码。
- 在矢状位图像，解剖短轴通常位于磁体的垂直轴，因此 Y 梯度代表相位编码。

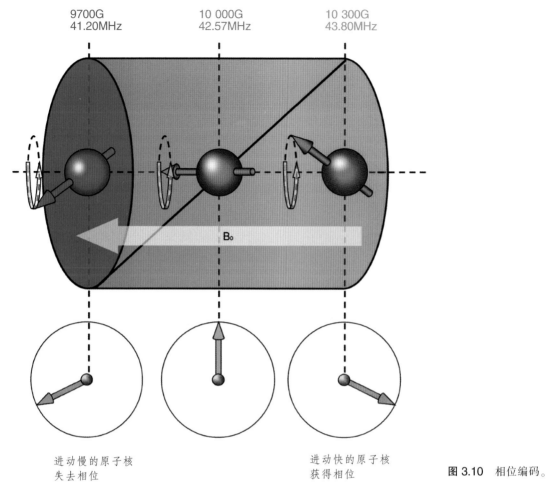

进动慢的原子核
失去相位

进动快的原子核
获得相位

图 3.10　相位编码。

在轴位图像,解剖短轴通常位于磁体的垂直轴,因此 Y 梯度代表相位编码。但是头部成像时,解剖短轴通常位于磁体的水平轴,因此 X 梯度代表相位编码。

小　结

● 在自旋回波脉冲序列中,在施加 90°和 180°脉冲时开启层面选择梯度,只有在梯度回波脉冲序列中有激励脉冲。

● 层面选择梯度的斜率决定层厚和层间距(与发射带宽共同决定)。

● 激励脉冲后施加相位编码梯度。

● 相位编码梯度的斜率决定相位编码轴上相位的偏移量,进而决定相位矩阵(见下文)。

● 在信号(回波)收集时,开启频率编码梯度。

● 频率编码梯度的振幅决定频率视野范围。

● 图 3.14 展示了一个脉冲序列中所有梯度开启的时间。

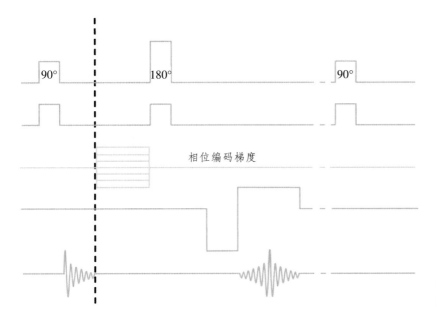

图 3.11 一个脉冲序列中的相位编码时间。

知识点：用手表类比的办法理解空间编码

手表类比是记住空间编码原理的好办法。想象一下，两个人的手表是同步的而且非常精准。他们在 MRI 扫描间待 15 分钟。因为机器的磁场磁化了手表的表针，也就影响了表的精准度。离机器近的地方磁场更强，所以离机器近的人的手表受影响较大。离机器较远的人受影响较小。

当他们走出 MRI 扫描间时，不再受磁场干扰，第三个人看过他们的手表之后就能判断出谁刚才离机器最近。这是因为离机器近的人的手表比离机器远的更偏离准确时间。也就是说，第三个人通过表针的频率和相位转变，来空间编码两个人在扫描间的相对位置。

表 3.2　正交图像的梯度轴（一些制造商的数据）

平面	选择层面	相位编码	频率编码
矢状位	X	Y	Z
轴位(身体)	Z	Y	X
轴位(头部)	Z	X	Y
冠状位	Y	X	Z

采样

这是一个较难理解的题目，掌握它可能需要一段时间。但是掌握这个概念非常重要，因为它

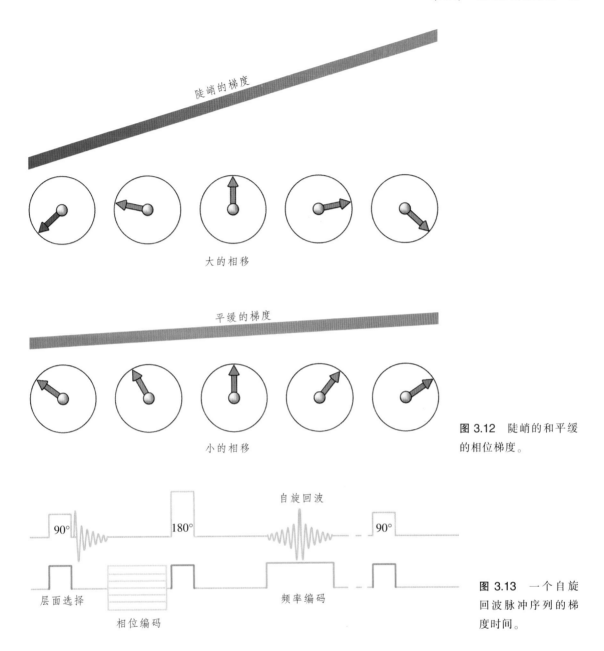

图 3.12　陡峭的和平缓的相位梯度。

图 3.13　一个自旋回波脉冲序列的梯度时间。

影响操作台的很多参数。

 见视频 3.1：www.wiley.com/go/mriinpractice

　　系统读取信号和样本的频率时或将它们数字化时，开启频率编码梯度。因此，有时被称为读出梯度。读出梯度的时间段被称为采样时间或采集窗(后面简称采集窗)。每个样本被采集时，都被存为一个数据点。在采集窗，系统采样或频率数字化高达 2048 个不同时间点(当前技术)，因此可获得多达 2048 个数据点。采样率或采样频率(后面简称采样频率)是指在采集窗内每秒频

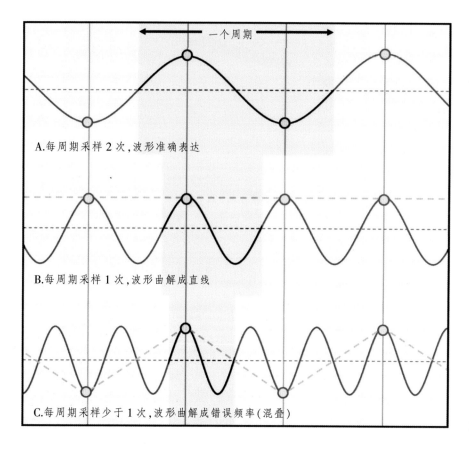

A.每周期采样 2 次,波形准确表达

B.每周期采样 1 次,波形曲解成直线

C.每周期采样少于 1 次,波形曲解成错误频率(混叠)

图 3.14　奈奎斯特定理。

率被采集或数字化的速率。也就是,每秒采集的样本或数据点的数量。因此,该参数的单位是 Hz。即,如果每秒获取一个数据点,那么采样频率就是 1Hz。采集窗数据点的数量取决于频率矩阵,因此如果频率矩阵是 256,那么在采集窗就必须采集 256 个数据点。因此,采样频率、频率矩阵和采集窗的持续时间彼此相关。

知识点:用短跑运动员类比

这个概念用以下类比更容易理解。想象你要为正在参加比赛的短跑运动员拍一些照片。在此之前你必须先搞清以下几个问题:

- 你总共需要拍几张?
- 你的照相机每秒能拍几张?
- 这个比赛的赛程有多远?

每张照片等同于一个数据点,因为它有效地显示了比赛中某个时间点运动员上下肢的位置。

- 比赛结束时所拍的照片总数等同于频率矩阵(见后文)。
- 你拍照的时间段取决于比赛时间的长短。这就等同于采集窗。

● 每秒拍多少照片等同于采样频率。

例如,如果采样频率是每秒拍一张照片,比赛时间是 10s,那么能拍 10 张照片,则:

● 采样频率是 1Hz

● 采集样本是 10

● 采集窗是 10s

采样频率决定采集窗内能获得多少个数据点,因此,就可以得到频率矩阵。故操作者恰当地选择这 3 个参数(采样频率、频率矩阵和采集窗)很重要。频率矩阵是一个操作者可以改变的参数,但是采样频率和采集窗呢? 我们怎样去改变这两个参数,并且把这两个参数设为多少呢?

采样频率

首先让我们进一步探讨采样频率。我们已经知道该参数决定每秒采集的样本数或数据点。因此,它也决定每个样本之间的时间间隔。这称为采样间隔,用以下公式计算:

$$采样间隔=1/采样频率$$

用短跑运动员类比:

$$采样间隔=1/1 张照片每秒=1s$$

即每张照片的采样时间间隔是 1s。

如果采样频率增加,从以上方程可以看出采样间隔减少,即每张照片之间的时间间隔变短,我们必须在更短的时间内拍 10 张照片。比如,如果我们用的照相机每秒能拍两张照片,那么时间间隔就是 0.5s,我们照 10 张照片就只有 5s 而不是 10s。

在 MRI 中,奈奎斯特定理决定采样频率。它告诉我们如何快速采样一个或多个频率,进而准确数字化。一个回波包括许多不同频率,其中有些是信号频率,有些是噪声(见第 4 章)。根据奈奎斯特定理,当数字化一系列模拟频率的信号时,最高频率必须尽快被采集至少两次,这样才能快速准确数字化。换句话说,采样频率至少是信号最高频率的两倍。

见图 3.14。每周期采集一次或在同一频率下采集,因为我们要数字化的频率代表一条直线或数据中缺失的频率(中图)。每周期至少采集一次代表一个完全错误的频率,该错误频率将导致混叠假象(最下面的图)(见第 7 章)。每周期采集两次,我们打算数字化的频率将代表数据中正确的频率(最上面的图)。只要最高频率被采集两次,那么它就能在数据中被正确表达。较低频率应该以相同的采样频率采集更多次,这样才能在数据中被正确表达。

因此采样频率越高越好,因为这样数据才能更精确地代表原始模拟频率。但是因为时间限制,采样频率必须受到限制。因此,最合适的采样频率定为回波最高频率的两倍。这样在大部分有效扫描时间内,就能避免混叠假象。因此,采样频率决定采样的最大频率。这个最大频率称为奈奎斯特频率。因此,奈奎斯特定理即为:

$$采样频率=2×奈奎斯特频率$$

我们不能在 MR 操作台直接改动采样频率,但是我们可以改动另一个参数,也能起到同样的作用,它就是接收带宽。接收带宽是在读出时我们要采集或数字化的频率。用在频率编码梯度的过滤器将决定该带宽。通过选择中心频率和定义频率的上下限就能获得该带宽。因此,接收带宽为 32KHz 代表 16KHz 高于中心频率,16KHz 低于中心频率。故根据奈奎斯特定理:

$$接收带宽 = 2 \times 最高频率(奈奎斯特频率)$$

如果每周期采集两次(即遵守奈奎斯特频率),接收带宽和采样频率都等于 2×奈奎斯特频率。因此,尽管采样频率和接收带宽名字不同,但它们的数值是一样的,因为接收带宽是操作台可调参数,它可以用来调动采样频率。

例如,如果接收带宽是 32KHz,奈奎斯特频率就是 16KHz。根据奈奎斯特定理,采样频率是 32KHz(16KHz×2)。采样频率是 32KHz 表示每秒采集 32 000 个样本或数据点。即每 0.000 031 25s 采集一个数据点(采样间隔)。

当接收带宽增加时,回波中的最高频率也增加。为了准确采集这个高频率,采样频率必须增加(如果不增加,可能是混叠导致的)。如果接收带宽增加到 64KHz,这代表奈奎斯特频率是 32KHz,采样频率是此值的两倍,即 64KHz。采样频率是 64KHz 表示每秒采集 64 000 个数据点,采样间隔将更短(减半,0.000 015 625s)。因此我们用原来时间的一半就能获得数据点,即采集窗将减半。反之亦然。

采集窗

MR 操作台不能直接调控采集窗。但是因为回波常位于该窗的中间(即回波峰值与频率编码梯度的中间值相对应),采集窗间接影响 TE(可在操作台调节)。比如,如果频率编码梯度设为 8ms(即采集窗是 8ms),那么回波峰值将在 4ms 后出现。如果采集窗增加,频率编码梯度将延长。因此回波峰值将推迟出现,增加了从回波峰值到 RF 激励脉冲的时间(即 TE 增加)。反之亦然。

知识点:TE、接收带宽和频率矩阵之间的关系

接收带宽、频率矩阵和最小 TE 彼此相关,对数据采集有重要影响。为了进一步理解,我们在此扼要重述。

- 接收带宽决定在采集窗我们想要数字化的频率,运用奈奎斯特原理,它和采样频率的数值相同。
- 采样频率决定每秒采集数据点的个数。
- 频率矩阵决定我们在采集窗采集的数据点的个数。
- 因为回波常在采集窗的中央,所以采集窗的长短影响最小 TE。

假设我们要为短跑运动员拍 10 张照片,但我们的照相机每两秒才能拍一张,而不是一秒拍一张。我们仍要拍 10 张照片来记录运动员比赛过程中的状态。一种办法就是让比赛时间延长两倍,即让原本 10 秒完成的比赛推迟到 20 秒。同样,如果我们要拍 20 张照片,而不是 10 张,假如照相机仍然是每秒拍一张,我们就必须使比赛时间加倍。

现在让我们用一些真实的 MR 参数。比如,如果我们想要 256 的频率矩阵,那么我们要在采集窗采集 256 个数据点并存储下来。如果我们选用 32KHz 的接收带宽,那么采样频率就是 32KHz。这就意味着每秒采样 32 000 个数据点。因为采样间隔是 1/采样频率,因此每 0.000 031 25s 采集一个数据点。因此采集 256 个数据点,采集窗就是 256×0.000 031 25s 或 8ms。因此,频率编码梯度必须设到 8ms 才能有足够的时间去采集 256 个数据点。

如果接收带宽被缩减到 16KHz,那么采样频率也缩减为 16KHz,每秒只能获得 16 000 个数据点。如果采集窗仍是 8ms,那么只能够采集 128 个数据点。在此带宽下,要采集足够的数据点,采集窗必须增加到 16ms,最小 TE 增加 4ms,即回波峰值也推迟出现。

如果最小 TE 是 10ms,带宽是 32KHz,频率是 256,将带宽降低为 16KHz,TE 就会增加到 14ms(图 3.15)。这些变动建立在接收带宽的改变可取时和 TE 改变显著时。这些之后将会详加讨论。

此外,增加频率矩阵也有同样的效果。用以上的例子,如果频率矩阵增加到 512,那么就需要 512 个数据点,在采集窗,要采集 512 次频率。如果接收带宽保持在 32KHz,那么采集窗和最小 TE 就必须增加,以满足数据点的要求。表 3.3 列出了三者之间的关系。第一栏是默认值,采集窗为 8ms,带宽是 32KHz,频率矩阵为 256。若带宽减半,就不能获得足够的数据点(128 个,而不是 256 个)。为了解决这个问题,采集窗增加为 16ms,TE 增加 4ms(回波峰值在采集窗的中央,如图 3.15)。如果要求频率矩阵为 512,也会出现同样的结果,采集窗必须加倍,TE 增加 4ms。

数据采集和图像形成

引言

所有梯度的运用选择一个特定层面,沿着层面的一个轴产生频率差异,沿着其他轴产生相位差异。通过测量磁矩通过接收线圈(频率)的次数及其在进动路径(相位)上的位置,系统可以定位图像内某个信号的位置。该信息现在必须转换成图像。当每个信号位置的数据被采集后,信息就以数据点的形式存储在电脑的处理器中。数据点被存储在 K 空间。

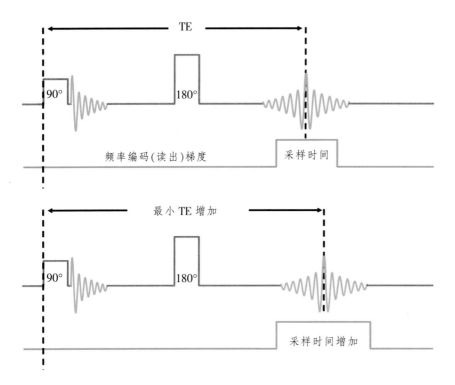

图 3.15　采样时间(采集窗)和 TE。

表 3.3　接收带宽、采集窗和频率矩阵

频率矩阵	接收带宽(KHz)	采集窗(ms)
256	32	8
128	16	8
256	16	16
512	32	16

K 空间描述

图 3.16 说明了一个层面内的 K 空间。K 空间是矩形的,有两个相互垂直的轴。K 空间的频率轴是水平的,位于几个水平线的中央。K 空间的相位轴是垂直的,位于 K 空间的中央,与频率轴垂直。K 空间是一个空间频率域,即信号频率信息和信号来源信息的存储位置。换言之,它是频率的空间信息的存储位置。本章中,频率指相位随距离的改变(其他章中,频率指相位随时间的改变,见第 1 章"表的类比"),相位的单位是弧度。因此,K 空间单位是弧度/厘米。

知识点:抽屉柜

　　K 空间可以比作抽屉柜。图 3.17 中,K 空间的线与相位轴平行。这些线就像抽屉柜里的抽屉,是一个存储设备。抽屉数和 K 空间的线数相对应,K 空间必须充满数据点才能完成扫描。线数或抽屉数在相位矩阵中被均匀填充,即如果相位矩阵是 256,那么 256 个线或抽屉必须充满数据点来完成扫描。正如我们所见,每条线的数据点的数量与矩阵相对应。抽屉类比法在本书中会多次被提到。见边上的抽屉标志。

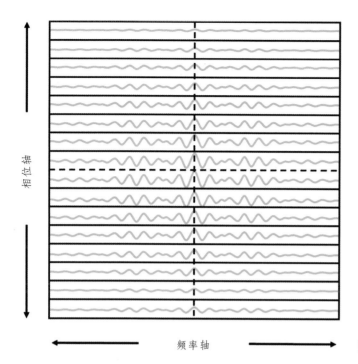

频率轴

图 3.16　K 空间轴。

K 空间填充

　　K 空间的线常由靠近中心轴(如+/-1,2,3)的最低数值的线和靠近外缘的最高数值(如+/-128、127、126)的线标记(图 3.18)。K 空间上半部分的线称为正线,下半部分的线称为负线,这是因为给定的 TR 内的充满数据的线由相位梯度的极性和斜率决定。正极性相位编码斜率与 K 空间上半部分的行相关,负极性相位编码斜率与 K 空间下半部分的行相关。

　　如前面讨论的,每个 TR 时间均可改变相位梯度。填充 K 空间各行的数据是必要的。如果该相位编码梯度没有改变,那么所有的 TR 时间即填充了 K 空间的同一行数据。因为填充 K 空间的行数决定相位矩阵,那么不改变相位编码梯度则会导致在图像相位方向上只有一个像素的图像。因此,我们需要同时改变极性和相位梯度的每一个 TR 的斜率以得到相位方向上的图像分辨率。

　　因此,相位梯度选择哪一行 K 空间或哪个抽屉在特定的 TR 时间内被数据所填充。正极性相位梯度在 K 空间的上半部分选择行数,负极性相位梯度在 K 空间的下半部分选择行数。另外,相位梯度的斜率决定选择哪一行。较陡峭的梯度,无论是正极性还是负极性的,选择最外面的行填充,而平缓梯度选择中心行填充。因为相位梯度的斜率从它的最陡处逐渐减小,所以通过 K 空间的行数从外到内是逐渐减少的(图 3.19)。通常 K 空间填充遵循从上到下或从下到上的线性方式,当然我们在后面也会看到,有许多不同的排列。通过线性模型或抽屉柜的方式能够让我们更直观地观察一个脉冲序列发生的情况。

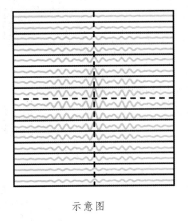 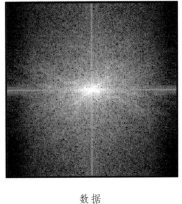 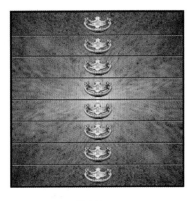

示意图　　　　　　　　　　　数据　　　　　　　　　　　抽屉柜

图 3.17　K 空间——抽屉柜。

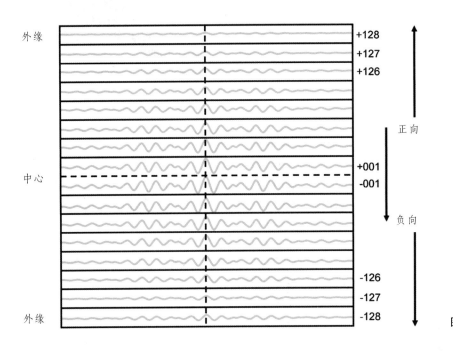

图 3.18　K 空间特征。

　　图 3.20 展示了一个典型的自旋回波序列。该图的上半部分显示了在一个脉冲序列中梯度被施加到各个层面的时间。下半部分显示了相应 K 空间对应的区域,就像一个抽屉柜。

　　在激励脉冲和相位重聚脉冲之间施加的层面选择梯度能选择性地对某一层面进行激励和相位重聚。层面选择梯度的斜率决定了某个层面被激励或是抽屉柜的哪一层会被选择。每一层均有独立的 K 空间或是抽屉柜。

　　虽然 3 个抽屉柜如图 3.20 所示,但并不代表 K 空间在该图中为 3 个独立的层面。图 3.20 中,当开启 3 个梯度中的一个时,每个抽屉代表回波中 3 个不同时间的相同层面。

　　然后施加相位编码梯度,决定了哪一行或哪一个抽屉被数据填充。通常 K 空间是线性填

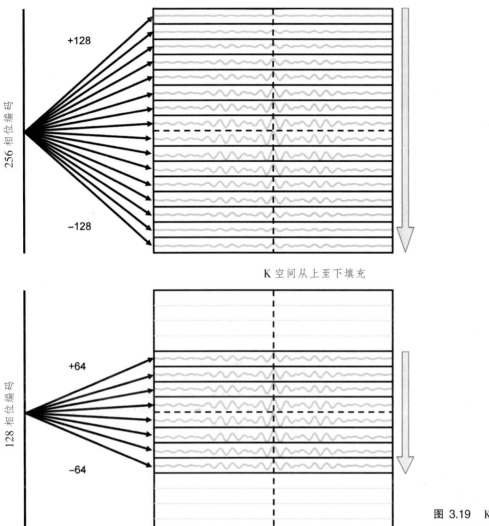

K 空间从上至下填充

图 3.19　K 空间——相位矩阵和抽屉的数量。

充，+128 行先填充（假设为 256 矩阵），其次是 +127，依此类推。在图 3.20 中，+128 和 +127 行已经填充，因此下一个是 +126 行。要打开这个抽屉，相位编码梯度必须以正向大斜率对应于 +126 行。这个梯度选择性地应用于 K 空间的 +126 行。

 见视频 3.2：www.wiley.com/go/mriinpractice

　　现在开启频率编码梯度。频率编码梯度的幅度决定图像频率方向的视野。在应用频率编码梯度时，回波的频率被数字化来获取数据点，这些数据点用于填充由相位编码梯度选择的 K 空间的行数。在采样时间或采集窗，这些数据点分布于 K 空间的某一行（或抽屉柜的某一个抽屉），通常是从左至右。所采集的数据点的数量决定了图像的频率矩阵，如 256。当采样完成后，关闭频率编码梯度，再次开启层面选择（与之前的幅度不同），对层面 2 进行激励和相位重聚。这

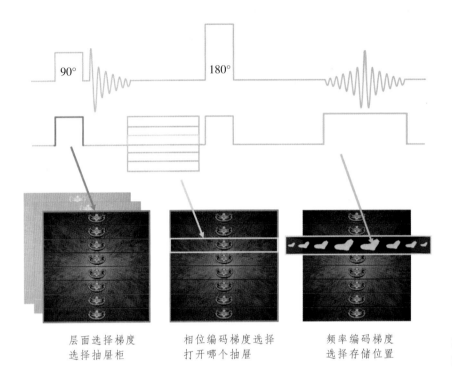

层面选择梯度　　　　相位编码梯度选择　　　　频率编码梯度　　　　图 3.20　一个自旋回波
选择抽屉柜　　　　　打开哪个抽屉　　　　　　选择存储位置　　　　序列的 K 空间填充。

相当于选择第 2 个抽屉柜(未在图 3.20 显示)。

　　再次施加同层面 1 的极性和幅度相同的相位编码梯度,填充+126 行或层面 2。重复该过程用于层面 3 并填充 K 空间各区域的+126 行或抽屉柜的每个抽屉。这些都发生在 TR 期间内。这就说明了为什么 TR 决定选择的层面数量。较长的 TR 导致较长的时间来单独激励、重相位、相位和频率编码层数。反之,如果 TR 短,则时间较短,层数也较少。

　　一旦这 3 层的+126 行都被填充,即重复 TR。层面梯度再次选择第一个抽屉柜,但此次填充的 K 空间的行或抽屉与先前 TR 填充的不同。如果应用线性 K 空间填充模型,则+125 行被填充(或+126 行下一个抽屉)。这就要求开启正向相位编码梯度,但斜率比先前 TR 小。这将打开抽屉+125,当读出时,数据点在应用频率编码梯度的过程中填充在那个抽屉。当这个过程完成时,层面选择梯度再次施加以选择层面 2。施加相同幅度和极性的相位梯度打开抽屉+125。这一过程重复应用于所有扫描层面。

　　随着脉冲序列的继续,通过 K 空间数据行的每一个 TR 相位编码幅度逐渐减小。为了填充底部的数据行,相位梯度切换到负极性,每个 TR 的相位幅度逐渐增大以填充外缘的数据行。如果选择的是 256 相位矩阵,则 256 个数据行完全填充后扫描即结束。线性 K 空间填充意味着系统的工作方式或是从+128 行开始向下填充 K 空间的 256 行,或者从-128 行开始向上填充。中心频率轴对应于第 0 行(填充这一行时相位编码梯度不必开启)。因此,如果选择 256 的相位矩阵,系统就会填充 K 空间上半部分的 128 行、0 行和 K 空间下半部分的 127 行(+128 到-127)。如果从-128 行开始填充,整个过程则是相反的。

这是最常见的 K 空间填充方式,尽管还有许多其他方式,之后将讨论。数据的采集过程形成了数据格。水平方向上各行数据点的数目等于频率矩阵,如 512、256、1024 等;垂直方向上数据点的数目则对应所选择的相位矩阵,如 128、256、384、512 等(图 3.21)。

> **知识点:关于 K 空间的一个重要事实**
>
> 必须要明白,K 空间并不是图像。也就是说,存储在第一行的数据并不是构成图像的顶部。每个数据点都包含整个层面的信息,因为它的频率是来自整个回波而回波来自整个层面。稍后我们将举一些例子来说明。

要从所获取的数据点中获得图像,需要完成一个称为快速傅里叶变换(FFT)的数学过程。

傅里叶变换

傅里叶变换(FFT)的数学机制远远超出了本书所讲述的范围,但在这里需要介绍一下它的基本内容。一个 MR 图像是由像素组成的矩阵构成,像素的数量由 K 空间填充的行数(相位矩阵)和各行的数据点的数目(频率矩阵)来确定的。作为 FFT 的结果,每个像素被分配一个特定的灰度颜色,对应于同一个空间位置的特定频率。在读出期间的特定时刻,每个数据点都包含整个层面的相位和频率信息。换句话说,频率振幅以时域表示。FFT 通过数学处理将

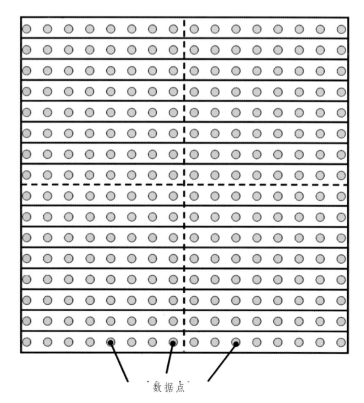

数据点

图 3.21　数据点。

其转换为频域中的频率振幅。这是必要的,因为梯度对信号的空间定位是根据它们的频率,而不是时间。

知识点：傅里叶变换和键盘类比

如图 3.22 所示,上面图中只有一个频率且随着时间衰减。FFT 将这个单一的频率转换成振幅。下面图中有两个频率,FFT 将它们转换成各自的振幅。MR 信号包含许多不同的频率。此外,每个频率都有各自不同的振幅,这取决于它来自的组织返回的信号是高还是低。使用前面介绍的键盘类比,一个 MR 信号是一个和音,由几个频率或音符组成。此外,每个键以不同的程度被按下——有的力度较小,有的较大。用力较小的键类似于组织中返回一个低信号频率,而用力较大的键则类似于返回一个高信号频率。通过对 MR 信号频率进行采样和 FFT 处理,MR 系统可以识别哪个键被按下以及用力程度。换句话说,它将回波中随时间衰减的频率转换成不同的频率及其对应的振幅。

在 FFT 处理频率的过程中,系统必须将相位编码梯度产生的相位差异信息转换为频率。这并不像听起来那么难。手表类比解释了为什么频率是相位随时间的变化。然而,相位编码梯度通过整个磁体孔时,相位随距离的变化就产生了。这是根据所有相位值结合相移产生的正弦波推断出的频率(图 3.23)。此正弦波有一个频率或伪频率(间接获得),依赖于由梯度所产生的相移的程度。相位编码梯度斜率大时,在患者体内一定距离产生大的相移,并导致高伪频率,而斜率小的相位梯度在相同距离产生较小的相移,并导致低伪频率(图 3.24)。这对优化图像质量会产生一些显著的影响,见后文。

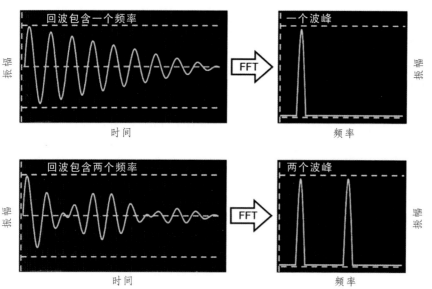

图 3.22　快速傅里叶变换。

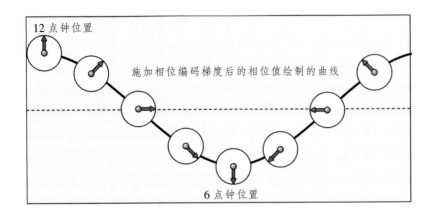

图 3.23 相位曲线。

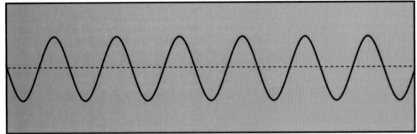

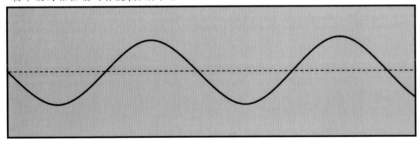

图 3.24 伪频率。

因此,傅里叶变换之前,每个数据点包含来自频率编码的频率信息和来自相位编码的伪频率信息。

● 在 K 空间的每一行,每个数据点所包含的伪频率数据是不变的,因为它们来自相位编码梯度的特定斜率。然而,每个数据点的频率数据是不同的,因为每个数据点是在频率编码梯度开启时的不同时间所读出的。

● 在 K 空间的每一列, 频率数据是不变的, 因为该列中的每个数据点是在同一时间读出的。但是伪频率数据是不同的,因为每一个数据点是由不同频率的相位编码梯度获得的(图3.25)。这意味着,每个像素中,自旋是每一个 TR 内相移到不同的程度。这个相移是沿 K 空间中的垂直相位轴映射的,并且沿所述图像的相位轴对每一个像素进行空间信号编码。

FFT 在 2D 空间中区分这些不同类型的数据 (即水平方向的数据行和垂直方向的各列)。

知识点：为什么必须改变相位梯度？

需要记住，我们需要改变相位编码梯度的振幅，以填充 K 空间不同的数据行，产生图像的相位分辨率。另一种方式是，通过改变相位梯度及伪频率，与前一个 TR 相比数据"看起来不同"。这是系统如何知道要在 K 空间的新的数据行里放置这些数据点。如果每一个 TR 的数据看起来一样，那么该系统将在每一个 TR 内将数据填充在同一行内，所得到的图像在相位方向只有 1 个像素的分辨率。每个 TR 间的频率数据不会发生改变，如要改变，就必须改变每个 TR 的频率编码梯度的斜率。这反过来将改变每个 TR 的频率视野，这显然是不能接受的。每个 TR 的层面编码数据也无法改变，因为这意味着改变每个 TR 施加到特定层面的层面选择梯度的斜率。这反过来将会导致每个 TR 特定层面的厚度发生改变，这也是不能接受的。我们唯一能改变的梯度斜率是相位编码梯度的斜率，继而改变一行数据点的相位信息。这是系统所需要的，系统将"不同"的数据填充在 K 空间不同的行中，从而提供相位分辨率。

然后将数据转换为信号幅度及其频率，因此能够计算出每个图像的 2D 矩阵中与每个像素相关的灰度信号。例如，如果频率和伪频率的离散值在一定的空间位置具有高的振幅，那么它即是亮像素。如果频率和伪频率的离散值在一定的空间位置具有低的振幅，那么它即是暗像素。这个过程在每个 K 空间的各个区域、抽屉柜的每一层或层面完成，并且形成了显示器上的图像(图 3.25)。

K 空间的重要因素

(1)K 空间并不是图像。换句话说，K 空间最上面一行的数据并不形成图像的顶部。事实上，每一个数据点都包含了整个层面的信息。

(2)K 空间的数据是对称的。这意味着，在 K 空间上半部分的数据与下半部分的数据是相同的。这是因为在 K 空间的这半部分选择特定行的相位梯度的斜率与对侧 K 空间中相对应的同一行的斜率是相同的。虽然梯度的极性不同，因为斜率相同，故每一行的伪频率也是相同的(图 3.26)。此外，K 空间的左侧数据与右侧数据也是相同的。这是因为随着回波复相位、达到其峰值和去相位，回波峰值对应于 K 空间中心垂直轴，数据点在读出期间被填充在同一数据行中，依次从左至右按顺序排放。因为回波具有对称性的特征，两侧数字化的回波频率数据是相同的(图 3.27)。所得的对称性被称为共轭对称，可用于减少多个成像选择的扫描时间(见后文)。

(3)中央数据行获取的数据产生信号和对比度，而边缘数据行获得的数据则产生分辨率。如前所述，K 空间的中央行使用斜率较小的相位编码填充，边缘行使用斜率较大的相位编码填充。斜率小引起较小的相移，导致低伪频率。产生信号的原子核的磁矩必须是相干或同相

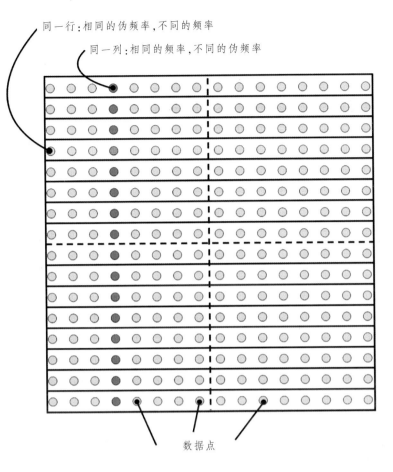

同一行:相同的伪频率,不同的频率

同一列:相同的频率,不同的伪频率

数据点

图 3.25　K 空间的列和行。

位的。通过最小相移,所得到的信号具有较高的振幅,很大程度上决定了图像的信号和对比度。斜率大引起较大的相移,导致高伪频率。结果是产生的信号振幅较低,对于图像信号及对比度没有作用(图 3.28)。然而,大的相移意味着患者体内两个相邻的点很可能有一个相位差,并由此来区分彼此。因此,K 空间的边缘行不产生信号,而是提供分辨率。相反,由较小相移填充的中央行,不能决定分辨率,因为患者体内相邻两点不太可能产生相位差异,因此并不能区分彼此。

小结:
- K 空间的中央部分包含的数据具有高信号振幅和低分辨率
- K 空间的边缘部分包含的数据具有低信号振幅和高分辨率

信号和分辨率是图像质量的重要因素,并在第 4 章中讨论。如果所有的 K 空间在一次采集期间被填充,那么会同时获得信号和分辨率,并显示在图像中。然而,正如我们后面将要看到的,有许多不同的 K 空间填充方式,使得被填充的中央与边缘数据行的相对比例发生了变化。在这种情况下的图像质量可受到显著的影响。值得注意的是,当相位矩阵减小时,边缘行减少了,而 K 空间的中央行依然填充着数据。例如,如果相位矩阵减少到 128,则+64 至-63 行(包括第 0 行)被填充,这是 K 空间中产生信号的数据行,而不是填充行+128 至 0 行(图

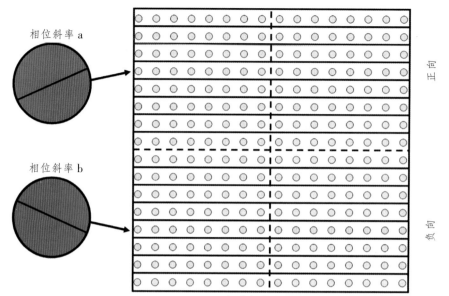

图 3.26　K 空间的对称性——相位对称。

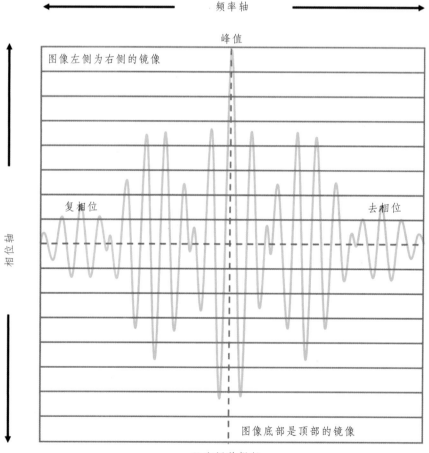

图 3.27　K 空间的对称性——频率对称。

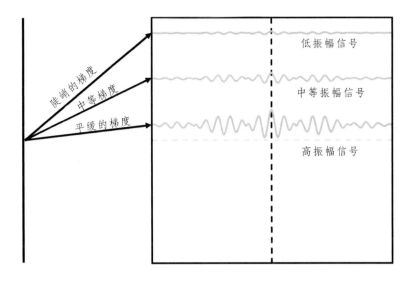

图 3.28 相位梯度振幅与信号振幅。

知识点:K 空间、分辨率和信号

图 3.30 显示了使用所有的 K 空间获取的图像。图像上分辨率和信号都得以显示。图 3.31 所示的是,如果图像是由 K 空间的边缘数据所创建的会发生什么。此图像分辨率较高,头发和眼睛的细节都显示得很好,但信号非常小。如图 3.32 所示,如果图像只是由 K 空间的中心数据创建的会发生什么。由此产生的图像具有极好的信号,但分辨率较差。这个例子也表明,K 空间不是图像。如果是的话,则图 3.31 就不显示鼻子,而图 3.32 将只显示鼻子。然而,图 3.31 和图 3.32 中,即使 K 空间所有的数据点中仅有很小比例被用于创建图像,这两幅图像都显示出整个图像。

3.29)。这是因为一般来说图像的信号比分辨率更重要。当对分辨率有要求时,可以通过增大包含分辨率数据的边缘行的比例来实现。

(4)扫描时间是填充 K 空间的时间。在一个典型的采集中影响扫描时间的参数有:

● 重复时间(TR)

● 相位矩阵

● 激励次数(NEX)

重复时间。每个 TR,各个层面被选择,然后进行相位编码和频率编码。层面不是一起选择的,而是按次序选择的,即层面 1 被选择和编码,频率及其回波数字化。然后下一层面被选择、编码和数字化等。这就是为什么可选择层面的最大数量取决于 TR。较长的 TR 比较短的 TR 允许更多的层面被选择、编码和数字化。例如,500ms 的 TR 可以选择 15 层,而 2000ms 的 TR 可以选择 40 层。

产生空间分辨率的
数据

产生信号
的数据

图 3.29　K 空间——
信号和分辨率。

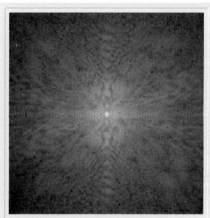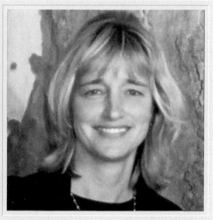

图 3.30　使用所有数
据的 K 空间。

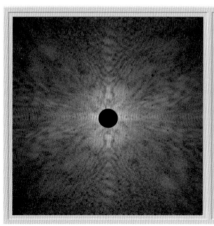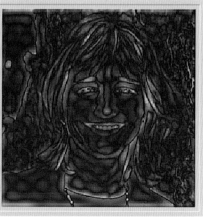

图 3.31　仅使用分辨
率数据的 K 空间。

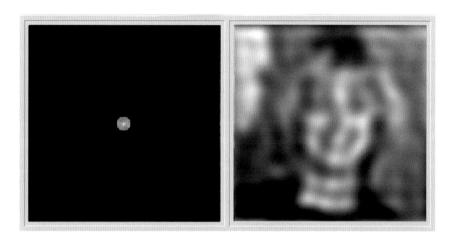

图 3.32　仅使用信号数据的 K 空间。

知识点：什么是 TR

重要的是要了解,虽然 TR 定义为激励脉冲之间的时间间隔,它不是每个激励脉冲之间的时间,即激励层 1 和 2 之间的时间等。在通常的采集中,这个时间就是激励一个特定的层面,离开这一层面,按照堆栈顺序依次激励所有其他的层面,然后返回到该层再激励,并用数据填充 K 空间的另一行之间的时间。换句话说,它是充填特定层面 K 空间的一行,并在 K 空间的同一区域填充下一行之间的时间(图 3.33)。这就是为什么 TR 是决定扫描时间的参数之一。

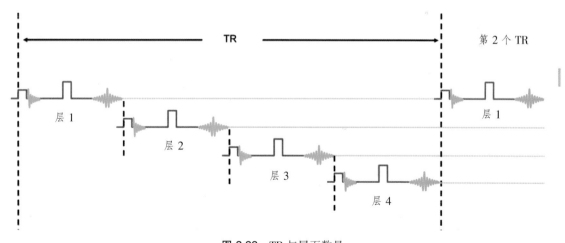

图 3.33　TR 与层面数量。

相位矩阵决定完成整个扫描必须填充的数据行的数量。每个 TR 填充 1 行(典型的脉冲序列),那么:

- 如果相位矩阵选择 128,则 128 行被填充,需要 128 个 TR 完成扫描

● 如果相位矩阵选择 256，则 256 行被填充，需要 256 个 TR 完成扫描

激励次数或 NEX（也称为信号平均次数或采集次数，取决于制造商）是指每一行填充数据的重复次数。该信号在几个 TR 内可采用相同斜率的相位梯度，不只采样一次，而不是每个 TR 都改变。以这种方式 K 空间的同一行被填充数次，使得 K 空间中的每一行包含更多的数据。每一行包含的数据越多，产生图像的信噪比就更高（见第 4 章），但扫描时间也成比例地延长。

例如：

● TR=1000ms，相位矩阵 256，1 NEX 扫描时间=256s

● TR=1000ms，相位矩阵 256，2 NEX 扫描时间=512s

通常，每一行不止填充一次，相同的相位编码梯度斜率是用于超过两个或更多个连续 TR，而不是一次填充所有的行，然后返回，再次重复上述过程。

知识点：K 空间和扫描时间

用抽屉柜来类比。

● TR 是填充衣柜 1 最上面的抽屉和它下面一个抽屉之间的时间。在那段时间衣柜 2、3、4……最上面的抽屉依次被填充。

● 相位矩阵是每一个衣柜中的抽屉的数量。

● 激励次数是每个抽屉被重复填充的次数，如 1 次、2 次、3 次等。

● 当所有衣柜的所有抽屉全部填充了所需要的数据量时，扫描即结束。

K 空间横向移动和梯度

其中 K 空间横向移动并填充的方式同时取决于频率和相位编码梯度的极性和振幅。

● 频率编码梯度的振幅决定 K 空间向左和向右横向移动的距离，反过来决定了图像频率方向上视野的大小。

● 相位编码梯度的振幅决定了 K 空间的某一行向上和向下填充的距离。采集的相位梯度的最大斜率决定了图像的相位矩阵。

每个梯度的极性确定通过 K 空间的方向，如下：

● 频率编码梯度为正，K 空间由左至右移动

● 频率编码梯度为负，K 空间由右至左移动

● 相位编码梯度为正，填充 K 空间的上半部分

● 相位编码梯度为负，填充 K 空间的下半部分

另外，脉冲序列的 RF 脉冲部分也决定通过 K 空间的移动方向。例如，一个激励脉冲总是在 K 空间的中心。

使用一个典型的梯度回波序列的例子能够最好地描述 K 空间填充和梯度(图 3.34)。在梯度回波序列中,频率编码梯度负向切换到使自由衰减信号强行去相位,然后正向切换到复相位并产生梯度回波(见图 5.22)。当频率编码梯度为负向时,K 空间由右向左横向移动。K 空间填充的起点位于中心处,因为脉冲序列开始于一个激励脉冲。

K 空间最初是从中心向左侧移动,通过一定距离(A),取决于频率编码梯度的负向波的振幅。在这个例子中,相位编码是正向的,因此,K 空间的上半部分的一个数据行被填充。这个梯度的振幅决定移动的距离(B)。相位梯度的振幅越大,由回波数据填充的行在 K 空间中的位置就越高。因此,相位梯度和频率梯度的负波瓣共同决定 K 空间数据存储开始于哪个点。

然后频率编码梯度被正向切换,其应用数据从回波中被读取。当频率编码梯度为正向时,数据从左到右被放置在 K 空间的一行上。移动的距离取决于梯度正波瓣的振幅,并且决定了图像频率方向上的视野大小。这仅仅是 K 空间如何被填充的一个例子。如果相位梯度为负向,那么 K 空间下半部的一个数据行被填充,填充方式同上半部。自旋回波序列的 K 空间横向移动则更为复杂,因为 180°射频脉冲在 K 空间的两个方向上向相反方向运动。

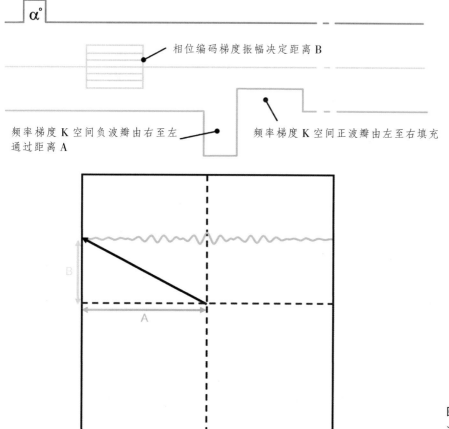

图 3.34 梯度如何通过 K 空间。

填充 K 空间的选项

K 空间填充的方式取决于数据是如何获得的,并且可以被操纵以适应扫描的情况。在减少扫描时间时尤为如此。K 空间填充在许多成像选项、序列和采集的类型中被操作。具体如下:

- 矩形视野(第 4 章)
- 抗混叠现象(第 7 章)
- 快速自旋回波序列(第 5 章)
- 匙孔成像(第 5 章)
- 呼吸补偿(第 7 章)
- 并行成像(第 5 章)
- 单次脉冲和平面回波成像(第 5 章)

与 K 空间填充相关的上述选项将在相关章节讨论,见表 3.4。但是,这里要说明使用修改过的 K 空间填充的两个选项。这些是:

- 部分回波成像
- 部分或分数平均或半傅里叶

部分回波成像

部分回波成像是指在应用频率编码梯度时只有部分信号或回波读取。如前所述,回波或信号的峰值通常位于采集窗的中间。例如,如果频率编码梯度开通时间为 8ms,频率数字化包括 4ms 的复相位和 4ms 的失相位。这个信号的映射相对于 K 空间的频率轴,K 空间频率域的左半部分是右半部分的镜像。

当要求 TE 非常短时,相比于长 TE,回波要快速复相位。然而,由于梯度限制,频率编码梯度的切换也许不比正常情况快。通过选择部分或平均回波有可能在正常时间点切换频率编码

表 3.4　K 空间填充选项

选项	分辨率	SNR	扫描时间	目的
部分平均	相同	更低	更短	减少时间,同时 SNR 很好
部分回波	相同	相同	相同	自动获得短 TE
矩形视野	相同	更低	更短	解剖结构呈矩形时,减少时间
抗混叠(GE,Philips)	相同	相同	相同	减少失真
抗混叠(Siemens)	相同	更高	更长	减少失真
快速自旋回波	相同	相同	更短	减少扫描时间
匙孔成像	相同	相同	更短	增加时间分辨率和信噪比
呼吸补偿	相同	相同	稍长	减少呼吸伪影
并行成像	相同	相同	更短	减少扫描时间
	更高	更低	相同	提高分辨率

梯度,但回波峰值出现得较早,而不是位于采集窗的中间。这意味着,只有峰值和去相位部分回波被采样,因此,最初 K 空间的频率域只有一半被填充(K 空间的右侧)。然而,由于 K 空间左右对称,系统可以推断出 K 空间左侧的数据,并且也放在左侧。因此,虽然最初 K 空间只有右侧被填充数据,但经过推断,双侧都包含数据并且整个图像的信号没有丢失。当选择很短的 TE 时,经常使用部分回波成像。使用非常短的 TE 时,允许最大的 T1、质子密度加权以及给定 TR 的层面数量(图 3.35)。

部分、分数平均或半傅里叶

相位轴上,K 空间的每一侧的负向和正向部分是对称的,彼此呈镜像。数据采集时,只要 K 空间中至少有一半的数据行被选择填充,那么系统就有足够的数据来产生图像。例如,如果只有 75% 的 K 空间填充,仅需要 75% 的所选择的相位编码来完成扫描(图 3.36)。因此,扫描时间缩短了。

如果为 256 相位编码,NEX=1 和 TR=1s,则:

$$扫描时间=256×1×1=256s$$

如果为 256 相位编码,NEX=0.75,TR=1s,在扫描期间只有 75% 的 K 空间被填充。其余部分用 0 填充,则:

$$扫描时间=256×0.75×1=192s$$

扫描时间缩短了,但采集的数据也少了,因此获得的图像信号较少。部分回波中不可能推断出丢失的数据,因为 K 空间的垂直相位轴会产生运动伪影,例如,由于患者移动,+128 行和 −128 行的数据不可能完全一样,因为 256 TR 将填充这两行,而在此期间患者很可能移动了。这就是为什么 0 被放置在 K 空间的空行上,以及为什么信号比所有行都填充时要少。

部分平均可以用于有必要减少扫描时间时,以及导致的信号丢失影响不大时。

采集的类型

采集数据基本上有 3 种方式:

- 连续采集
- 2D 容积采集
- 3D 容积采集

连续采集层 1 的所有数据,然后继续采集层 2 的所有数据(填充层 1 的 K 空间的所有行,然后填充层 2 的 K 空间的所有行……)。因此,层面在采集时即显示(类似于计算机断层扫描)。

2D 容积采集是先填充层 1 的 K 空间的一行,然后填充层 2 的 K 空间的同一行,然后层 3,以此类推。当所有层面的这 1 行都被填充时,再依次填充层 1、2、3……K 空间的下一行,这是数据采集的最常见类型。

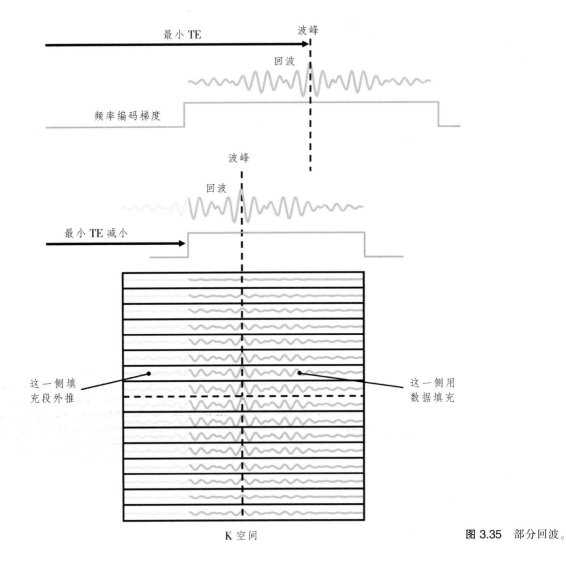

最小 TE

波峰

回波

频率编码梯度

波峰

回波

最小 TE 减小

这一侧填
充段外推

这一侧用
数据填充

K 空间

图 3.35 部分回波。

这些行充满数据

75%的 K 空间被填充

这些行充满了 0

图 3.36 部分傅里叶。

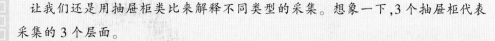

知识点：采集类型和抽屉柜

让我们还是用抽屉柜类比来解释不同类型的采集。想象一下，3 个抽屉柜代表采集的 3 个层面。

● 连续采集是指在填充抽屉柜 2 之前，填充完抽屉柜 1 的所有抽屉，这个采集类型可用于屏气技术。

● 2D 容积采集是指用一个 TR 填充 3 个抽屉柜最上面的抽屉，然后在接下来的 TR 填充 3 个抽屉柜的下一个抽屉。这是最典型的采集类型，本章许多解释都假设采用这个采集方式（图 3.37）。

 见视频 3.3：www.wiley.com/go/mriinpractice

3D 容积采集（容积成像）采集的是组织的整个容积数据，而不是某些层面的数据。激励脉冲不是层面选择，整个容积被激励。采集结束时，整个采集容积或采集块被层面选择梯度分为几个部分，即当梯度线圈打开时，层面沿着梯度根据相位值被分开。这个过程现在称为层面编码。可得到许多无间隔的层面（通常为 128 或 256）。换句话说，层面是连续的。容积采集的优势将在第 4 章中详细介绍。

2D 连续采集

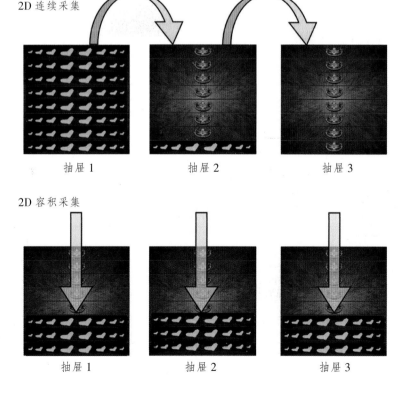

抽屉 1　　　　抽屉 2　　　　抽屉 3

2D 容积采集

抽屉 1　　　　抽屉 2　　　　抽屉 3　　　　**图 3.37**　数据采集方式。

本章中介绍了梯度的基本机制。包括高速梯度系统及其应用等更详细的介绍见第9章。

 有关本章内容的问题和答案，请访问本书配套网站：www.wiley.com/go/mriinpractice

本章介绍了数据采集和图像形成，下一章将介绍操作者可以应用的参数及其之间的相互作用。

（陈欣　卢忠飞　毛宁　王倩　译）

第4章 参数和权衡

引言

每个扫描协议都包含很多参数。尽管人们通常认为一个扫描协议即是检查某个特定区域或疾病的方法,如脑扫描协议、肿瘤扫描协议,但是扫描协议并不仅限于此,认识到这一点很重要。一个扫描协议定义为"一套规范",在 MRI 中这些规范是指操作者所选择的各种参数,包括外源性对比参数、几何参数和一系列成像选择。

脉冲序列的选择决定加权、图像质量及其对病变的敏感性。尤其是选择的时间参数决定图像的加权。如前讨论过的:

- TR 决定 T1 和质子密度加权量
- 翻转角控制 T1 和质子密度加权量
- TE 控制 T2 加权量

图像质量受很多因素影响,这些因素也包括扫描协议中的参数选择。要想获得最佳图像质量,操作者必须了解这些因素及其相互之间的联系。决定图像质量的 4 个主要因素包括:

- 信噪比(SNR)
- 对比噪声比(CNR)
- 空间分辨率
- 扫描时间

信噪比

信噪比(SNR)是指接收到的信号振幅与平均噪声振幅之比。

●信号是指 NMV 在横向平面的进动导致接收线圈内产生的感应电位。

●噪声是指随机存在于空间和时间内的频率。噪声相当于收音机没有调好台时的杂音，有些噪声是从"宇宙大爆炸"遗漏下的能量。在 MR 中，噪声是由磁体中的患者产生，还包括系统背景的电子噪声。对每位患者来说，噪声是固定的，取决于患者的体型、检查部位和系统固有噪声。

噪声可发生于任何频率，并在时间和空间上是随机的。然而信号是累积的，发生在 TE 时间，取决于很多因素并可以改变。所以信号的增大或减小与噪声相关。信号增大会提高 SNR，信号减小则降低 SNR。因此，任何影响信号振幅的因素也会影响 SNR。影响 SNR 的因素包括：

●系统磁场强度

●检查部位的质子密度

●体素容积

●TR、TE 和翻转角

●NEX

●接收带宽

●线圈类型

磁场强度

磁场强度是决定 SNR 的重要因素。如第 1 章所述，随着磁场强度增大，高能原子核和低能原子核之间的能量差增大，具有足够能量与主磁场 B_0 反向排列的原子核就会更少，从而自旋向下的原子核减少，自旋向上的原子核增多。因此，磁场强度越高，NMV 越大，导致更多的磁化矢量可用于患者成像，SNR 随之增大。尽管磁场强度是不能改变的，当在低磁场系统进行扫描成像时，可能需要采取一些措施来提高 SNR，这往往会延长扫描时间，而在高磁场系统中则没有必要。

质子密度

扫描范围内的质子数量决定接收信号的振幅。质子密度低的部位(例如肺)接收信号低，SNR 也低，而质子密度高的部位(如盆腔)信号高，SNR 也高。组织的质子密度是组织固有的，是不能改变的(所以称为内源性对比参数，如第 2 章)。因此，当对质子密度低的部位进行成像时，由于 SNR 较低，可能需要采取一些措施来提高 SNR，而对质子密度高的部位成像时则没有必要。

体素容积

数字图像的单位是像素。像素的亮度代表患者单位体积组织(体素)所产生的 MR 信号强度。体素代表患者体内组织的容积，取决于层面内像素面积和层厚(图 4.1)。像素面积取决于

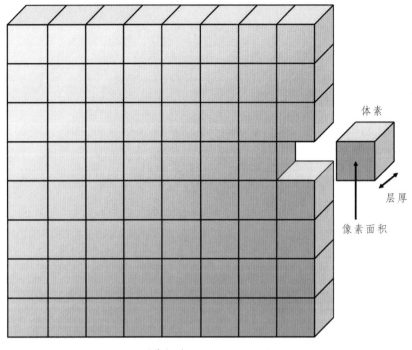

体素

层厚

像素面积

图像矩阵

图 4.1　体素。绿色的大正方形是 FOV。

FOV 的大小和 FOV 内像素的数量或矩阵。因此：

$$像素面积=FOV÷矩阵$$

粗矩阵是指有少量频率编码和(或)相位编码的矩阵,在 FOV 内有少量像素。对于给定的 FOV,粗矩阵导致大像素和大体素。细矩阵则是指有大量频率编码和(或)相位编码的矩阵,FOV 内有大量体素。对于给定的 FOV,细矩阵导致小像素和小体素。

大体素比小体素包含更多的自旋或原子核,因此有更多原子核来产生信号。大体素比小体素的 SNR 高(图 4.2)。

因此,SNR 与体素容积成正比,任何能改变体素大小的参数同时也改变 SNR。任何减小体素大小的参数都会降低 SNR,反之依然。可以通过以下三方面来实现。

● 改变层厚。见图 4.3 至图 4.5。在这个例子中,通过层厚减半(由 10mm 降至 5mm)来改变体素大小,体素容积也从 1000mm^3 减半至 500mm^3,从而也使 SNR 减半。比较图 4.4 和图 4.5,很容易看出厚层的 SNR 高于薄层。

● 改变图像矩阵。图像矩阵是指图像内像素的数量。由两个数决定:一个是频率方向(通常为图像的长轴)的像素数量,另一个是相位方向(通常为图像的短轴)的像素数量(图 4.6)。图 4.7 和图 4.8 中相位矩阵已从 128(图 4.7)增加到 256(图 4.8)。由于 FOV 没变,所以图 4.8 中的像素和体素比图 4.7 中的更小。因此,当本例中体素容积减半时,SNR 也减半。

● 改变 FOV。见图 4.9 至图 4.11。FOV 减半时,两个方向上的像素大小都减半,因此,体素容积和 SNR 都减至原值的 1/4(由 1000mm^3 减至 250mm^3)。比较图 4.10 和图 4.11,图 4.11 中

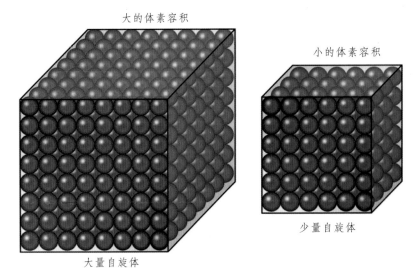

大的体素容积

小的体素容积

少量自旋体

大量自旋体

图 4.2　体素容积和 SNR(自旋数量并没有代表性)。

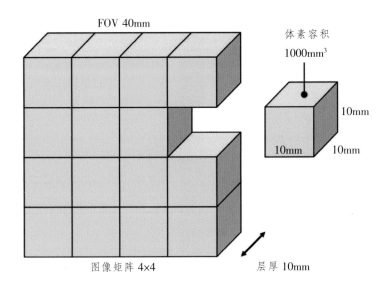

FOV 40mm

体素容积
1000mm³

10mm

10mm　10mm

图像矩阵 4×4

层厚 10mm

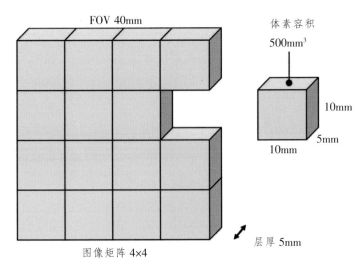

FOV 40mm

体素容积
500mm³

10mm

5mm

10mm

层厚 5mm

图像矩阵 4×4

图 4.3　层厚与 SNR。

的 SNR 明显下降,但图像分辨率增加了。由于扫描范围和使用的接收线圈不同,当采用小 FOV 时,需要采取措施来增大 SNR。

TR、TE 和 FA

通常认为,TR、TE 和 FA 是影响对比度的参数,它们也会影响 SNR 乃至整体图像质量。自旋回波脉冲序列比梯度回波脉冲序列产生的信号更多,是由于所有纵向磁化矢量都被 90° FA 翻转到横向平面。而梯度回波脉冲序列中 FA 并非 90°,只有部分纵向磁化矢量被翻转到横向平面。另外,自旋回波中的 180° 相位重聚脉冲的相位重聚比梯度回波中的相位重聚梯度更有效,因此,接收回波的信号振幅更大。

- FA 决定在接收线圈内产生感应信号的横向磁化矢量的数量(图 4.12 至图 4.14)。90° FA 产生的信号振幅最大。图 4.13 和图 4.14 中,FA 从 90°降至 10°时,SNR 明显下降,因此,需要采取措施增大 SNR 以改善图像质量。

- TR 决定在下一个激励脉冲之前能够恢复的纵向磁化矢量的数量。长 TR 使纵向磁化矢量可以完全恢复,因此,下一个重复时间内将有更多磁化矢量可以进行翻转。短 TR 则纵向磁化矢量不能完全恢复,因此,下一个重复时间内可以进行翻转的磁化矢量较少(见图 2.8)。图 4.15 至图 4.18 中,TR 从 140ms 增加至 700ms 时,很容易看出 SNR 是如何随着 TR 的增加而增大的。这是因为 TR 增加时,更多的纵向磁化矢量可以得到激励并产生横向磁化矢量。然而,TR 是影响扫描时间的因素之一(见第 3 章),增加 TR 的同时也会增加扫描时间和患者身体活动的概率。

- TE 决定信号接收之前可以衰减的横向磁化矢量的数量。长 TE 会使接收信号之前大量横向磁化矢量发生衰减,而短 TE 则不会(图 4.19)。图 4.20 至图 4.23 中,TE 从 11ms 增加至 80ms。随着 TE 增加,SNR 显著下降,因为用于产生回波的相位重聚磁化矢量更少了。这就是为什么用长 TE 的 T2 加权序列比用短 TE 的 T1 或 PD 加权序列的 SNR 更低。

小　结

长 TR 增加 SNR,短 TR 降低 SNR。

长 TE 降低 SNR,短 TE 增加 SNR。

FA 越小,SNR 越低。

激励次数(NEX)

激励次数(NEX)也称信号平均次数(NSA)或信号采集次数(Naq),是指在相同相位编码位置进行信号采集的次数。NEX 决定 K 空间中每一行存储数据的多少(见第 3 章)。与抽屉类比,NEX 就是指每一层抽屉填充数据的次数。NEX 加倍则 K 空间中每行填充数据量加倍,NEX 减

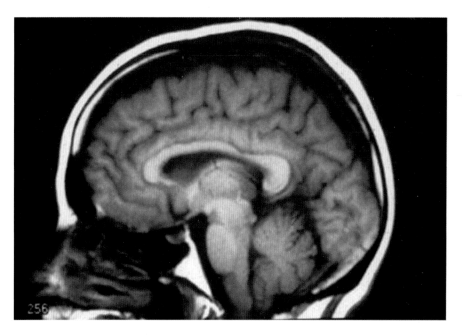

图 4.4   层厚为 10mm 的脑矢状位 T1WI。

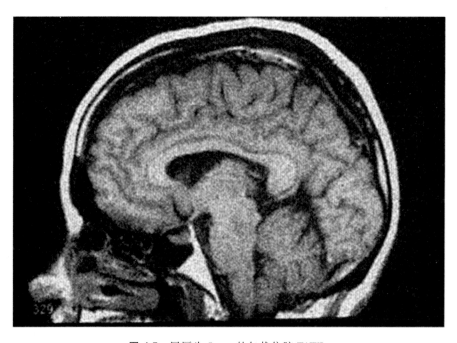

图 4.5   层厚为 5 mm 的矢状位脑 T1WI。

半则数据量减半。

　　这里的数据包含信号和噪声。噪声是随机的,每次存储数据时其位置都不同。信号则不是随机的,常常在同一位置采集。噪声的随机性意味着 NEX 加倍时 SNR 只提高到 $\sqrt{2}$ 倍(=1.4)。因此,增加 NEX 并非是增加 SNR 的最佳方法。见图 4.24。

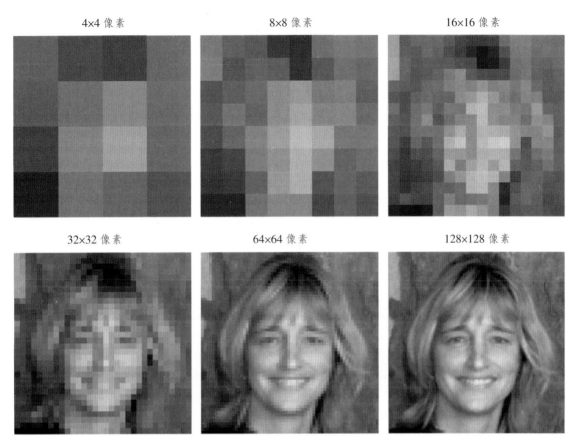

图 4.6　改变图像矩阵。注意分辨率的改变。

　　要使 SNR 加倍，NEX 和扫描时间需增大至 4 倍。要使 SNR 增加至 3 倍，则需要使 NEX 和扫描时间增加至 9 倍。延长扫描时间会增大患者活动的概率。图 4.25 和图 4.26 中，NEX 从 1 增至 4。图 4.26 中的 SNR 明显比图 4.25 高，但扫描时间也是图 4.25 的 4 倍。增加 NEX 也会降低运动伪影。这将在第 7 章中讨论。

接收带宽

　　接收带宽是指采样所用的读出梯度的频率范围。降低接收带宽可减少噪声。应用频率编码梯度过滤器可以把比信号频率高或低很多的噪声频率过滤掉。

　　图 4.27 中，绿色和红色区域分别代表信号和噪声的比例（信号频率和噪声频率相等的区域标记为橙色）。左图中（代表宽的接收带宽），有 15 个绿色的信号方格，7 个红色的噪声方格。因此，SNR 约为 2:1。右图中（代表窄的接收带宽）也有 15 个绿色的信号方格，但只有 5 个红色的噪声方格，因此，SNR 增加为 3:1。尽管左图中信号曲线的高度低于右图，但曲线下面积是一样的（都为 15 个绿色方格）。左图中信号曲线较低是因为频率分布范围较右图宽。因此，随着接收带宽变窄，同信号相比噪声减少，从而 SNR 增加。带宽减半，SNR 增加约 40%，但是

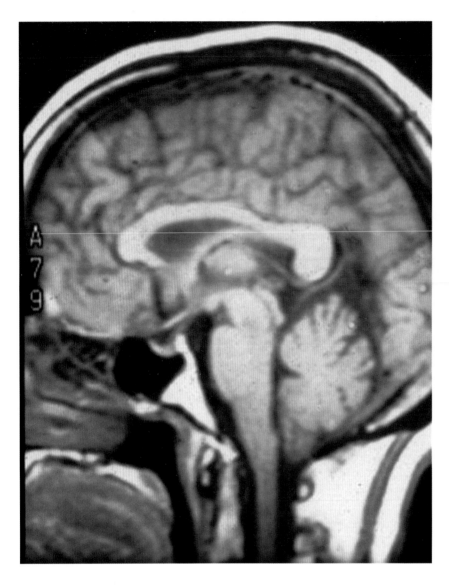

图 4.7　相位矩阵为 128 的脑矢状位 T1WI。

采样时间或采样窗也增加。所以减小带宽可使最小 TE 延长(见第 3 章),还会增加化学位移伪影(见第 7 章)。

知识点：何时减小带宽

　　尽管存在诸多限制,但在一些临床情况下减小带宽还是有用的。在长 TE 的 T2 加权中增加 TE 并不重要。另外,化学位移伪影只发生于水和脂肪共同存在于同一个体素内时。因此,使用化学饱和技术进行 T2W 成像时,减小接收带宽可以显著增大 SNR。其中,化学饱和技术可抑制脂肪或水的信号,并去除化学位移伪影(见第 7 章)。同样,当要求 TE 非常短时,有必要增加接收带宽。尽管 SNR 下降是由于采集的噪声增多,要得到很

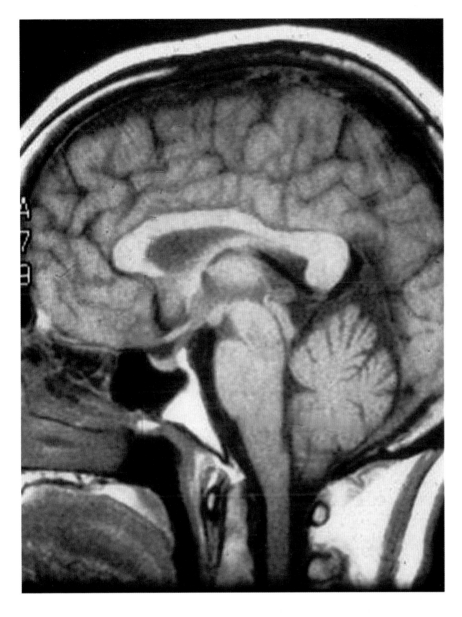

图 4.8　相位矩阵为 256 的脑矢状位 T1WI。

短的 TE 就必须明显减小采样时间或采集窗。这在快速梯度回波成像中尤为常见(见第 5 章)。

线圈类型

使用的线圈类型影响接收信号的数量,进而影响 SNR。线圈类型将在第 9 章讨论。正交线圈有两个线圈用于接收信号, 因此 SNR 较高。相控阵线圈由于几个线圈得到的信号叠加在一起,因而 SNR 更高。表面线圈因为接近成像区域,SNR 也增大。选择合适的线圈对于优化 SNR

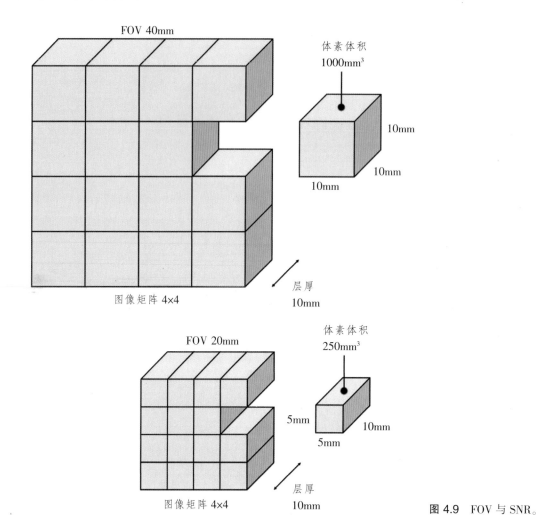

FOV 40mm

体素体积
1000mm³

10mm

10mm

10mm

图像矩阵 4×4

层厚
10mm

FOV 20mm

体素体积
250mm³

5mm

5mm

10mm

图像矩阵 4×4

层厚
10mm

图 4.9 FOV 与 SNR。

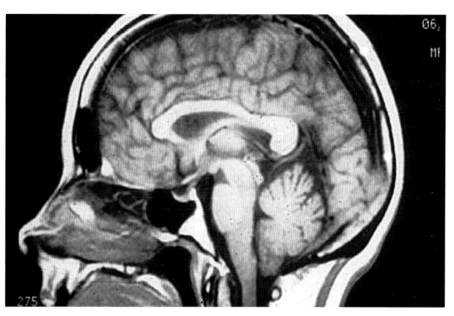

图 4.10 FOV 为 24cm 的脑矢状位 T1WI。

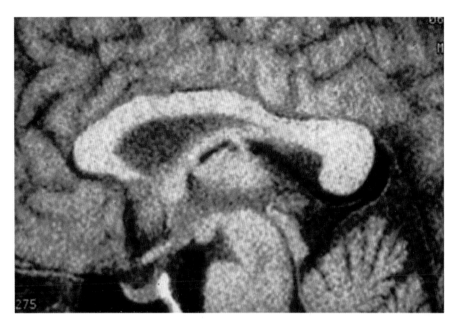

图 4.11　FOV 为 12cm 的脑矢状位 T1WI。

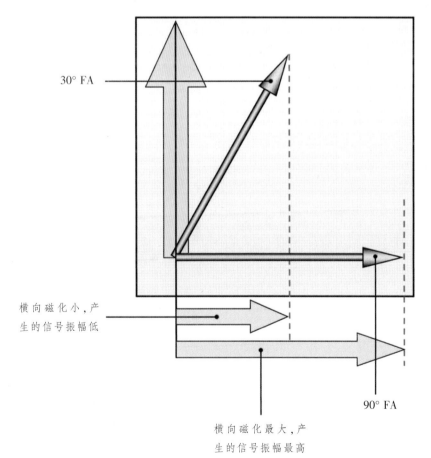

图 4.12　FA 与 SNR。

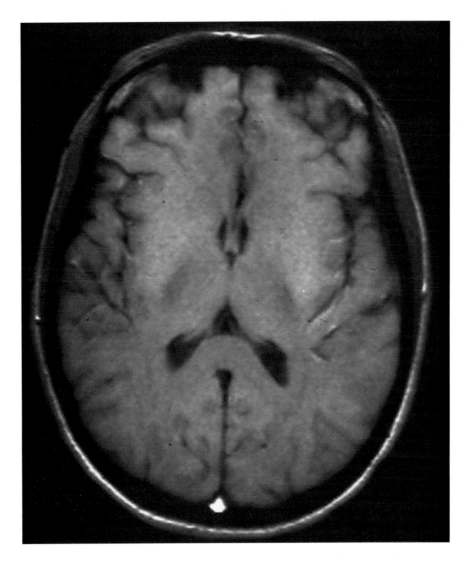

图 4.13　FA 为 90°时的脑轴位梯度回波图像。

尤为重要。通常接收线圈的大小应该与成像部位相称。大线圈反而会增加混叠的可能，因为 FOV 以外的组织也可能会产生信号。线圈的位置对于取得最大 SNR 很重要。要想感应生成最大信号，必须将线圈放在垂直于 B_0 的横向平面。线圈与 B_0 成角，其常见于表面线圈，会降低 SNR（图 4.28）。

小　结

要优化图像质量，SNR 必须尽可能最高。要得到最高 SNR：

- 尽可能应用自旋回波脉冲序列
- 尽量少用非常短的 TR 和非常长的 TE
- 选用合适的线圈，并准确调节和摆位，适当固定

- 用粗矩阵
- 用大 FOV
- 选择厚层
- 尽量增加 NEX

对比噪声比

对比噪声比(CNR)定义为相邻区域的 SNR 之差。CNR 与 SNR 的影响因素相同。CNR 应该是评价图像质量的最严格的因子，因为它直接决定眼睛分辨高信号区域与低信号区域的能力。图像对比决定于第 2 章中所述的内源性和外源性参数,因此这些参数也会影响 CNR。从实际应

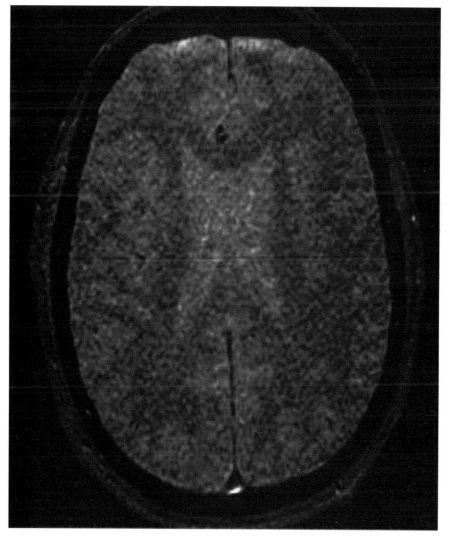

图 4.14　FA 为 10°时的脑轴位梯度回波图像。

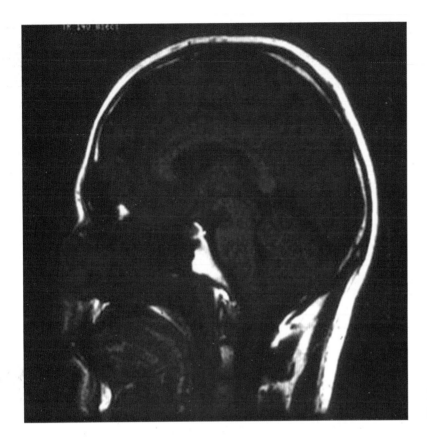

图 4.15　TR 为 140ms 的脑矢
状位 T1WI。

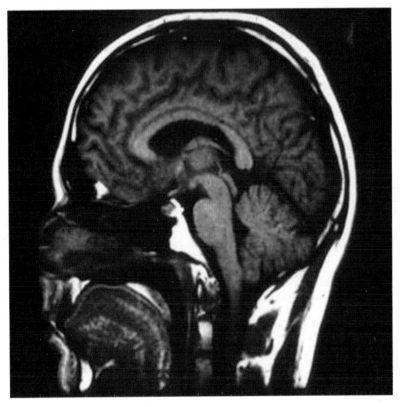

图 4.16　TR 为 300ms 的脑矢
状位 T1WI。

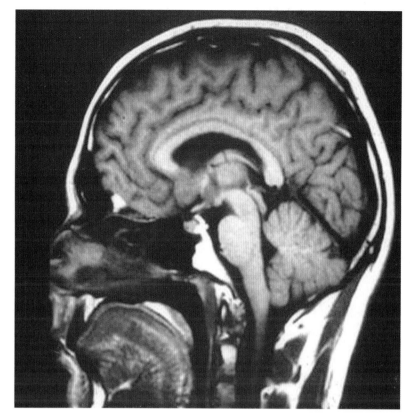

图 4.17 TR 为 500ms 的脑矢状位 T1WI。

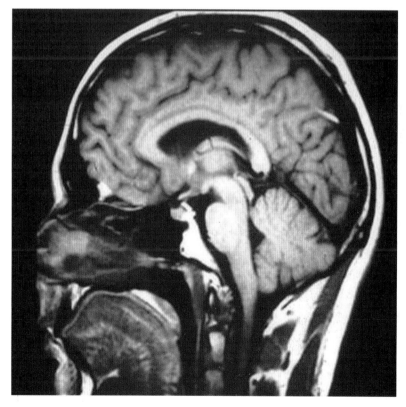

图 4.18 TR 为 700ms 的脑矢状位 T1WI。

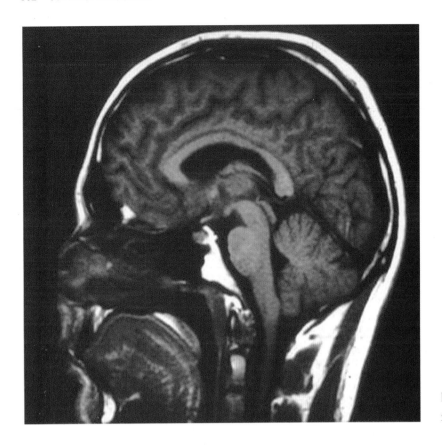

图 4.19   TE 为 11ms 的脑
矢状位 T1WI。

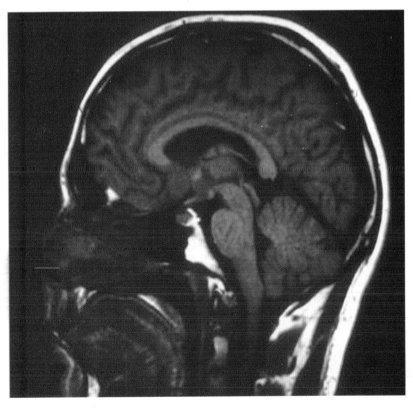

图 4.20   TE 为 20ms 的脑
矢状位 T1WI。

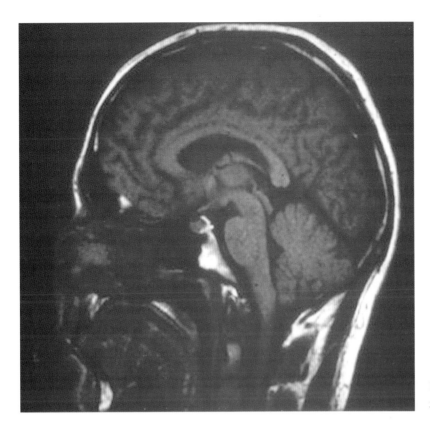

图 4.21　TE 为 40ms 的脑矢状位 T1WI。

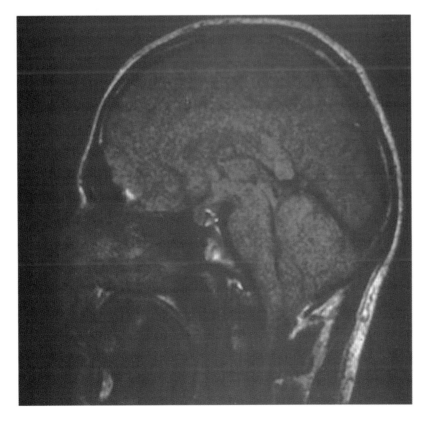

图 4.22　TE 为 80ms 的脑矢状位 T1WI。

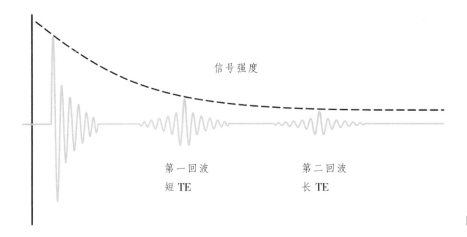

信号强度

第一回波　　　　　第二回波
短 TE　　　　　　　长 TE

图 4.23　TE 与 SNR。

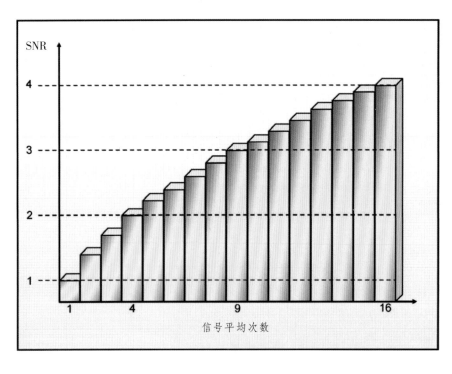

SNR

信号平均次数

图 4.24　NEX 与 SNR

用角度来看，下面一些方法可以增加 CNR。

　　采用 T2WI。尽管 T2WI 的 SNR 常常低于 T1WI（由于 TE 更长），但其鉴别肿瘤与正常组织的能力更强，因为与周围正常解剖结构的低信号相比，肿瘤呈高信号，即 CNR 更高。见图 4.29，尽管图像整体质量较低，但由于肝内病灶信号与正常肝实质信号差别很大而显示清晰。

　　使用对比剂。注射对比剂的目的是增大病变（强化）与正常解剖结构（不强化）之间的 CNR（见第 11 章）。

　　应用化学预置饱和技术。通过饱和正常解剖结构的信号，病变可以显示得更清晰（见第 6 章和图 6.19）。

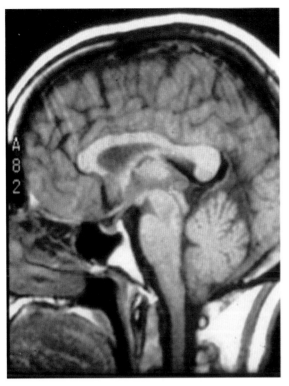

图 4.25　NEX 为 1 的脑矢状位 T1WI。

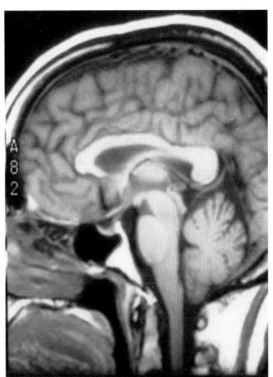

图 4.26　NEX 为 4 的脑矢状位 T1WI。

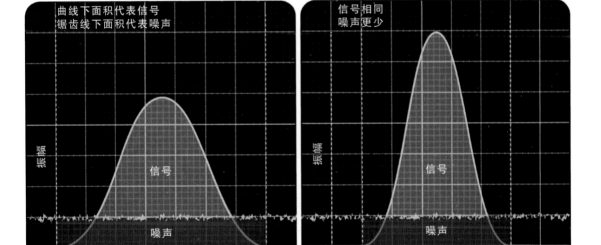

图 4.27　带宽与 SNR。

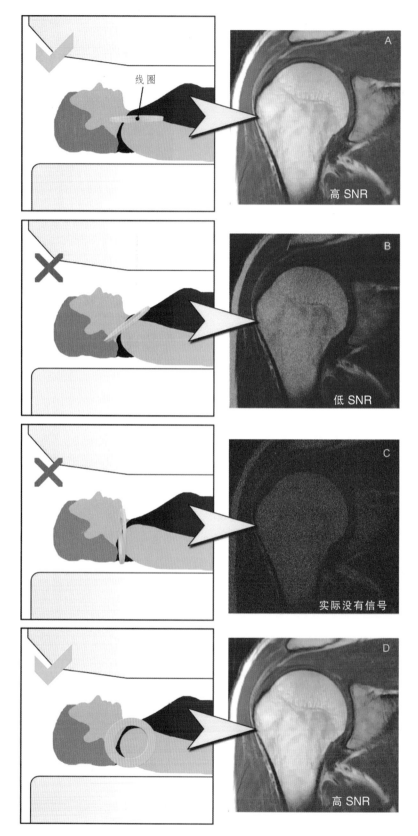

图 4.28 线圈位置与 SNR。

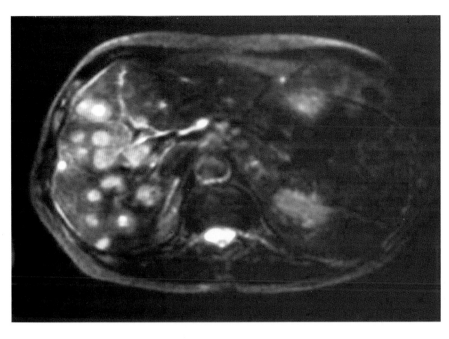

图 4.29 肝轴位 T2WI。肝内病灶比正常肝实质信号高很多，因此 CNR 很高，显示清晰。

应用磁化传递对比(MTC)。只有具备足够长 T2 的质子才能在 MRI 中成像。其他的横向磁化矢量在信号被接收前就衰减掉的质子则不能够显示。这些质子主要结合大的蛋白质分子、膜结构和其他大分子，称为结合质子。具有长 T2 能被显示的质子称为自由质子。通常会有磁化矢量在结合质子和自由质子之间传递，使得自由质子的 T1 时间发生改变。这可以通过选择性饱和结合质子实现，因为 MTC 可降低自由质子的信号强度。MTC 饱和带加在激励脉冲之前，带宽可选择性破坏结合质子的横向磁化矢量。应用 MTC 可以增加病变和正常组织之间的 CNR，可用于诸多领域，包括血管成像和关节成像。

空间分辨率

空间分辨率是指把两点分开和区别的能力，受体素大小控制。体素大小受以下因素影响：
- 层厚
- FOV
- 像素数量或矩阵(见图 4.1)

体素越小，空间分辨率越高，小的结构就越容易识别(图 4.30)。相反，体素越大，空间分辨率越低，小的结构就不容易清楚显示。应用大体素时，信号强度被平均，并不代表单个体素内的真正信号，而产生部分容积效应。

- 因此层厚越薄，在选择层面内识别小结构的能力就越强。减小层厚会增加空间分辨率，增大层厚会降低空间分辨率，增加部分容积效应。但是层厚越薄，体素越小，SNR 也会降低(见图 4.4 和图 4.5)。

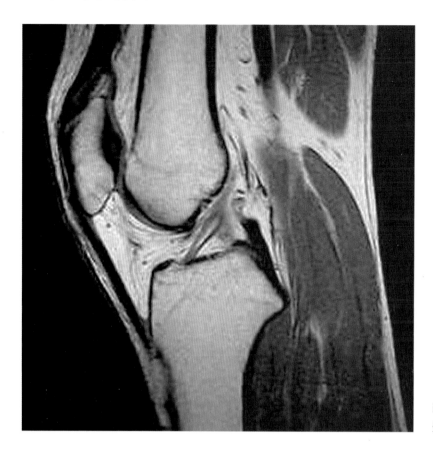

图 4.30　膝关节高分辨率矢状位图像。

● 矩阵决定 FOV 内的像素数量。小像素分辨患者体内两个相邻结构间的能力增加,即空间分辨率增大。因此增加矩阵可以提高空间分辨率。但是细矩阵导致更小的体素,故降低 SNR(见图 4.7 和图 4.8)。

● FOV 的大小还决定像素大小。对于既定的矩阵,FOV 越大,像素就越大,FOV 越小,像素就越小。因此,增大 FOV 会降低空间分辨率。但是小 FOV,体素也小,会降低 SNR(图 4.10 和图 4.11)。

空间分辨率和像素大小

系统通过多种不同方式使得操作者可以控制体素的形态大小。正方形像素常常比矩形像素的空间分辨率高,因为成像时频率和相位轴上是相等的。如果 FOV 是正方形,当采用相等矩阵时,像素也是正方形,如 256×256,这样使空间分辨率最优化。如果 FOV 是正方形,而采用不相等的矩阵,如 256×128,则像素也是矩形(图 4.31),这样会降低空间分辨率。

操作者可以通过选择 FOV 的大小、矩阵和层厚来控制体素的形态大小。通常频率矩阵为最大数,相位矩阵可以改变,以改变扫描时间和分辨率。如果 FOV 是正方形,相位矩阵小于频率矩阵,则像素在相位方向长于频率方向,因此相位方向的空间分辨率降低。如果 FOV 是矩形,当选择合适的矩阵使像素在相位方向和频率方向大小相等时,像素就会是正方形。不管如何选择矩阵和 FOV,有些设备系统自动保持像素为正方形。例如:

正方形 FOV 256mm×256mm;

图像矩阵 256×256;

像素大小是 1mm×1mm(正方形)。

矩形 FOV 256mm×128mm;

图像矩阵 256×128;

像素大小是 1mm×1mm(正方形)(图 4.32)。

矩形 FOV

当扫描部位在相位方向比频率方向小时,可采用矩形 FOV。因为采用正方形 FOV 得到高分辨率图像的同时也需要花费大量时间,而矩形 FOV 在保持分辨率的同时减少扫描时间,因为在相位编码方向只需要采集部分数据即可。

相位方向 FOV 的大小小于频率方向,用于扫描呈矩形的解剖结构,例如腰椎矢状位成像。图 4.33 和图 4.34 比较了正方形 FOV(256mm×256mm)与矩形 FOV(256mm×128mm),两者的像素大小和空间分辨率相同,但是由于矩形 FOV 在相位轴上只有 128 个像素,只需要 128 次相位编码(填充 K 空间的 128 行),因此扫描时间是正方形 FOV 的一半(图 4.33 和图 4.34)。

知识点:矩形 FOV 及使用抽屉类似的 K 空间填充

矩形 FOV 中,相位编码方向的 FOV 小于频率编码方向的,故扫描时间缩短,但由于像素未发生改变,因此图像分辨率保持不变。在第 3 章中我们将 K 空间比作衣橱,衣橱高度决定了必须填充数据的最顶端及最底端的抽屉,继而又决定了完成扫描所需的相位编码步数。例如,如果使用的矩阵为 256×256,则 +/-128 行必须填充数据(图 4.35)。

为了减少扫描时间,相位编码步数应尽量减少,也就是减少抽屉的填充数量。为达到这一目的,相位编码步之间的相位增量是逐渐增加的。相位增量是指相邻相位编码行之间的相位编码梯度强度的差异,在衣橱类比中与抽屉的深度相对应。相位增量的大小或者说抽屉深度与相位编码方向的 FOV 大小成反比,因此,深抽屉可使相位方向 FOV 小于频率 FOV,而浅抽屉可使相位方向 FOV 大于频率方向 FOV。例如,如果相位增量减半,相位方向 FOV 的大小就是频率方向 FOV 的 2 倍,反之亦然。矩形 FOV 技术中,为减少 +/-128 行之间相位编码,相位增量是递增的。这种方法能够在减少扫描时间的同时使相位方向 FOV 大小小于频率方向 FOV,最终形成一个矩形 FOV。当然,由于采集数据减少(编码行或抽屉数据填充数量减少),使用这种方法会导致部分信号丢失。

相等矩阵正方形 FOV

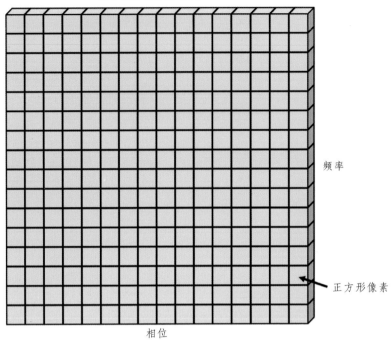

频率

正方形像素

相位

不等矩阵正方形 FOV

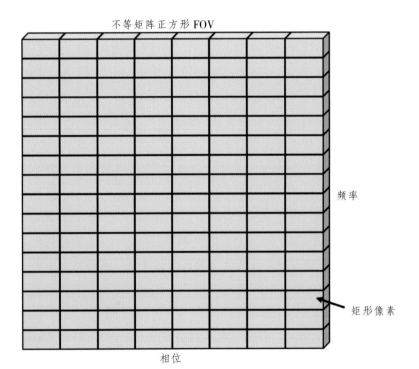

频率

矩形像素

相位

图 4.31 像素大小与矩阵大小。

相等矩阵正方形 FOV

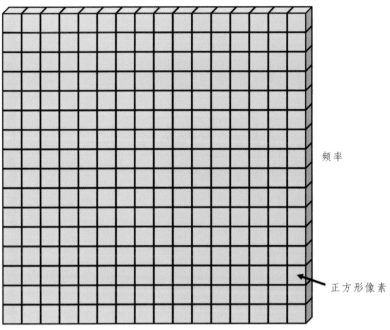

频率

正方形像素

相位

不等矩阵矩形 FOV

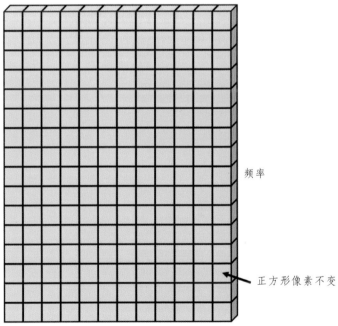

频率

正方形像素不变

相位

图 4.32 正方形像素。

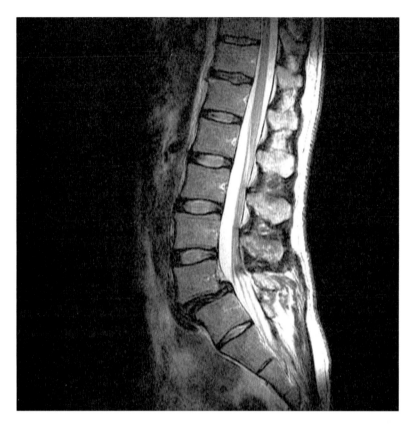

图 4.33　腰椎矢状位 T2WI,正方形 FOV 为 24cm，图像矩阵为 256×256。

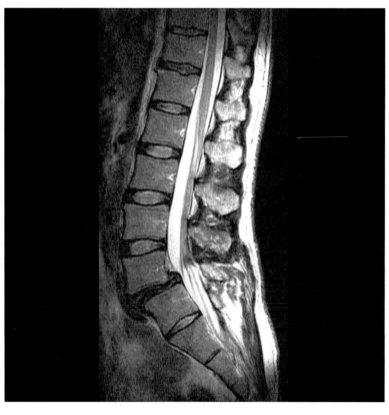

图 4.34　腰椎矢状位 T2WI,在相位编码方向的矩形 FOV 为 12cm。扫描时间为图 4.33 的一半,但相位分辨率保持不变。

扫描时间

扫描时间即完成数据采集或 K 空间填充所需的时间(见第 3 章)。扫描时间越长患者发生移动的可能性就越大,因此扫描时间对保证图像质量非常重要。患者的任何移动都有可能降低图像质量。二维及三维容积数据采集一般同时采集多层图像的数据,在此过程中发生的移动会同时影响所采集的所有图像。顺序采集成像中,患者移动只影响移动发生同时采集的那些层图像。如第 3 章所述,扫描时间的影响因素如下。

● TR。重复时间或一次 MR 激励时间,或填充连续抽屉一次所需的时间。TR 时间加倍会使扫描时间加倍,反之亦然。

● 相位矩阵。相位编码数量决定 K 空间编码行的数量,也就是完成扫描所需填充数据的抽屉数量。相位编码数量加倍,扫描时间同样加倍。

● NEX。具有相同相位编码梯度的数据采集次数,也就是每个抽屉的数据填充次数。NEX 加倍会使扫描时间加倍,反之亦然。

小 结

为提高图像质量,必须充分优化空间分辨率。通过下列方法能够保证较好的空间分辨率:
● 尽量选择薄层扫描
● 选择细矩阵
● 选择小 FOV
● 可能时选择矩形 FOV

知识点:分辨率如何影响最小 TE 值

体素大小决定了分辨率大小。为获得较小体素和高分辨率,扫描时需要使用薄层、小 FOV 及细矩阵。

● 层厚由选层梯度的斜率决定。因此,为获得更薄的层厚,使用的层面选择梯度斜率应该更大。

● 频率方向 FOV 的大小取决于频率编码梯度的斜率。为获得更小的 FOV,使用的频率编码梯度的斜率应该更大。

● 相位方向的矩阵大小取决于相位编码数量。为获得更细的矩阵,使用的相位编码梯度的斜率应该更大。

如果要选择薄层、细矩阵或小 FOV 等条件进行扫描,就必须使用具有更高斜率的梯度脉冲序列。此时,这些脉冲的上升时间将会明显延长,梯度脉冲的上升时间是指脉冲达到准确斜率所需的时间(见第 9 章)。与平缓的梯度斜率相比,陡的斜率会使梯度上升时

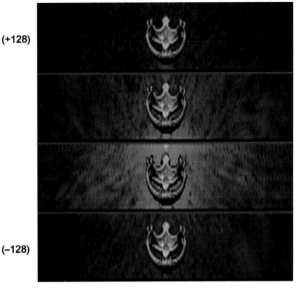

(+128)

(−128)

每个抽屉都是
正常高度的 2 倍

图 4.35 矩形 FOV 和衣橱式
K 空间填充方法。

间明显延长,从而对线圈的要求也更高。由于系统无法在所有梯度场完全准备好之前进行信号采集,因此,上升时间延长之后最小 TE 值也会随之增加。使用小 FOV、薄层及细矩阵等扫描条件会使最小 TE 值增加并可能减少扫描层数。这是因为如果 TE 值增加,每个层面的选择及编码时间必然延长,从而减少了在给定 TR 值范围内能够被激励的层面数量。

小 结

为减少患者移动的可能性,扫描时间应该尽量缩短。为获得更短的扫描时间:

- 尽量使用最短 TR 值
- 尽量使用粗矩阵
- 减少 NEX 至最小值

小 结

SNR 与下列参数呈正比关系:

- 像素面积/FOV^2
- 层厚
- 质子密度
- $\sqrt{\text{NEX}}$
- $1/\sqrt{\text{相位编码数}}$
- 1/频率编码数

- $1/\sqrt{\text{接收带宽}}$

- TR、TE 和 FA

空间分辨率取决于：

- FOV

- 矩阵大小

- 层厚

扫描时间与下列因素呈正比关系：

- TR

- 相位编码数

- NEX

权衡

在为一个序列选择参数时通常需要权衡多方面的因素。一幅理想的图像应该在非常短的扫描时间内采集得到,同时具有高 SNR 以及好的空间分辨率。然而,由于一个因素的增加势必引起另一个或另两个因素的减少,这种理想的状态通常是无法实现的。因此,使用者完全了解影响每个图像质量参数的所有因素及其之间的利弊权衡非常重要。表 4.1 给出了图像质量优化方法及其导致的结果。表 4.2 给出各参数的利弊权衡。

决策

确定扫描协议参数设置要考虑到所检查的部位、患者情况及其配合程度以及患者数量。MRI 应用中并无一定要遵守的条框,这对学习应用 MRI 的人可能造成困难,但同时也使这一学科变得非常有趣且具有挑战性。每个磁共振设备所使用的扫描协议都是由制造商与放射学专家共同协商建立的。但是对图像质量优化仍有一些可以遵循的技巧。

- 选择正确的线圈并正确地摆放,这一点通常决定了检查质量的好坏。

- 确保患者体位舒适。这一点非常重要,否则患者移动的可能性很大。尽量固定患者,以减少移动的可能。

- 扫描前与放射学专家确认所需序列,这样做会节省很多时间。

- 扫描层面、脉冲序列类型及加权通常(并不总是)由放射学专家来确定。在我们看来,各图像质量决定因素中 SNR 是最重要的,如果图像 SNR 很差,则空间分辨率再高也没有任何意义。但在某些情况下,高空间分辨率非常重要,但如果 SNR 很低,使图像质量变差,高空间分辨率带来的好处也就随之消失了。

尽量使用较短的扫描时间非常重要。同样为获得非常高的 SNR 及空间分辨率而明显延长

表 4.1　图像质量优化方法及其导致的结果

优化图像措施	调整的参数	结果
SNR 最大化	↑NEX	↑扫描时间
	↓矩阵	↓扫描时间(相位/矩阵)
	–	↓分辨率
	↑层厚	↓分辨率
	↓接收带宽	↑最小 TE
	–	↑化学位移
	↑FOV	↓分辨率
	↑TR	↓T1 加权
	–	↑层数
	↓TE	↓T2 加权
分辨率最大化(假设 FOV 为正方形)	↓层厚	↓SNR
	↑矩阵	↓SNR
	–	↑扫描时间(相位/矩阵)
	↓FOV	↓SNR
扫描时间最短	↓TR	↑T1 加权
	–	↓SNR
	–	↓层数
	↓相位矩阵	↓分辨率
	–	↑SNR
	↓NEX	↓SNR
	–	↑运动伪影
	↓容积成像的层数	↓SNR

采集时间,使患者在扫描过程中出现移动也是没有意义的。记住,不仅仅是烦躁的患者,任何患者在检查过程中都会出现移动。患者需要在检查床上躺的时间越长,其发生移动的可能就越大。

　　由于不同的系统之间存在较大差异,以下所述仅供参考。所给参数并非绝对,目的仅为提供一个可作为参照的指标,适用于最常见临床设备的磁场强度,如 0.5~1.5T。下列做法并不可取:

- 自旋回波序列使用非常短的 TR 值(应选择 400ms 而非 200ms)
- 非常长的 TE 值(选择 100ms 而非 200ms)
- 非常小的翻转角(选择 20°而非 5°)
- 非常薄的层厚(选择 4mm 而非 3mm)
- 非常小的 FOV(选择 120mm 而非 80mm),除非你正在使用一个非常好的局部线圈

　　大部分中心中,使用的扫描协议应用效果较好,放射学专家也对参数设置感到满意。但应该记得,例如,1mm 的层厚差异就能够明显提高 SNR 而不会引起空间分辨率的显著降低。同时也应注意,随着 FOV 的减小,两个轴线方向上的像素尺寸均会减小(假设使用的是正方形

表 4.2 参数及其权衡

参数	优点	局限性
TR ↑	↑ SNR	↑ 扫描时间
	↑ 层数	↓ T1 加权
TR ↓	↓ 扫描时间	↓ SNR
	↑ T1 加权	↓ 层数
TE ↑	↑ T2 加权	↓ SNR
TE ↓	↑ SNR	↓ T2 加权
NEX ↑	↑ SNR	↑ 扫描时间
	↑ 信号平均	
NEX ↓	↓ 扫描时间	↓ SNR
		↓ 信号平均
层厚 ↑	↑ SNR	↓ 分辨率
	↑ 扫描覆盖范围	↑ 部分容积
层厚 ↓	↑ 分辨率	↓ SNR
	↓ 部分容积	↓ 扫描覆盖范围
FOV ↑	↑ SNR	↓ 分辨率
	↑ 扫描覆盖范围	
	↓ 卷折 (相位 FOV 方向)	
FOV ↓	↓ 分辨率	↓ SNR
		↓ 扫描覆盖范围
		↑ 混淆 (相位 FOV 方向)
相位方向矩阵大小 ↑	↑ 分辨率	↑ 扫描时间
		↓ SNR (如果像素较小)
相位方向矩阵大小 ↓	↓ 扫描时间	↓ 分辨率
	↑ SNR (如果像素较大)	
接收带宽 ↑	↓ 化学位移	↓ SNR
	↓ 最小 TE	
接收带宽 ↓	↑ SNR	↑ 化学位移
		↑ 最小 TE
大线圈	↑ 信号接收范围	↓ SNR
		对伪影敏感
		小 FOV 时出现卷折
小线圈	↑ SNR	↓ 信号接收范围
	对伪影较不敏感	
	小 FOV 时也不易出现卷折	

FOV)。如此一来,FOV 就成为了 SNR 最有力的控制条件。使用 160mm FOV 替代 80mm FOV 对保证 SNR 具有重要作用。

如果被检部位本身就有较好的信号(如脑部),同时选择了正确的线圈,那么通常就可以使用细矩阵和较少的 NEX 而获得较好的图像质量(SNR 及空间分辨率)。然而,如果被检部位本身信号就低(如肺部),那么就有必要选择更多 NEX 及粗矩阵。尝试使用这些方法,但要尽量保证扫描时间不要太长。每个序列都持续 30 分钟是很难在实际中应用的。

容积成像

与常规成像方法相比,容积成像的层厚能够显著降低并且没有层间隔,从而在微小病灶的显示上具有很大优势。使用常规成像技术,层厚对 SNR 产生明显的影响。在容积成像中组织容积会被整体激励,不留间隙,从而使 SNR 显著提高,因此需要的 NEX 次数也明显减少。容积成像另外一个优势是,由于采集的数据来自一个组织层块,因此可以从任意方向和角度观察容积内的解剖结构。

总体来说,容积成像的劣势在于扫描时间较长。因此,这种成像方法通常与其他快速序列相结合。在容积成像使用层面编码对层面进行分割(图 4.36),这其实就是在层面选择方向上另外施加了一系列相位编码步数。在常规自旋回波序列中,随相位编码步数的增加,扫描时间也会增加,同理,在容积成像中,层数也影响着扫描时间的长短。因此:

扫描时间=TR×NEX×相位编码步数×层面编码步数

设定的层数越多扫描时间也就越长。然而,由于层数越多 SNR 就越高,NEX 也能够相对减少,因此在一定程度上抵消了层数对扫描时间的影响。

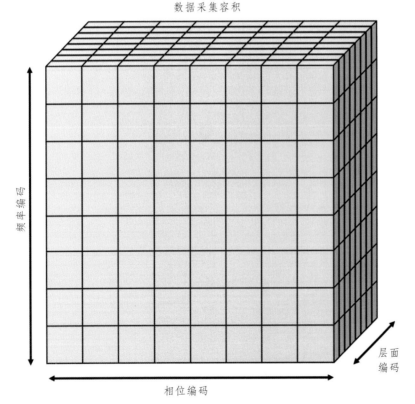

图 4.36　容积采集编码。

容积成像与分辨率

为了在各个方位及各角度斜面上获得相同的分辨率,每个体素应该是对称的(各向同性)。也就是说,体素各个层面的尺寸是相等的。否则容积图像在各方位上的图像分辨率就会差于原始数据采集方位。例如,使用 240mm FOV 和 256×256 矩阵时,每个像素的尺寸就是 0.9mm(FOV/矩阵),如果选择 3mm 层厚,从侧面看时图像的分辨率就会变得很粗糙,此时体素就是各向异性的。

有时采集容积数据仅仅是因为各层面是连续的,而不是想要从另一个方位进行观察,例如脑部冠状位图像是为了发现小的颞叶病变,而不是为了从轴位或者矢状位观察脑部结构,此时 64 层 3mm 层厚的图像足以覆盖整个头部。另一方面,关节容积成像从各个方位进行重建则是至关重要的。此时,进行薄层(1mm 以下)数据采集以获得各向同性体素就非常重要,尽管有时需要增加扫描层面以保证覆盖解剖结构。

容积成像的应用

容积成像具有多种用途,但目前主要应用于关节成像,尤其是膝关节成像,这些部位的解剖结构比较复杂,而且不严格按照层面方向分布。容积成像对观察韧带及其他穿过多个层面的结构的走行很有帮助。容积成像也应该应用于微小病灶的观察。大部分系统支持小于 1mm 层厚的扫描以获得极高的分辨率。观察颞叶或后颅凹病变时尤其需要进行容积成像。

小　结

- 容积成像数据可进行多方位重组。
- 各向同性体素的各方位分辨率相等。
- 扫描时间与层数、TR 时间、相位编码数及 NEX 有关。
- 增加层数可以提高 SNR,但同时也会使扫描时间延长。
- 容积成像激励整个容积组织,使图像 SNR 提高。

调整 SNR、图像对比、空间分辨率及扫描时间是一门艺术,需要时间及经验去掌握。即使有多年经验的操作者偶尔也会出错。但只要坚持不懈就会得到好的图像质量。

 有关本章内容的问题和答案，请访问本书配套网站:www.wiley.com/go/mriinpractice

本章介绍了图像质量影响因素及权衡,进一步了解序列及其各自的用途是非常重要的。这些内容将在第 5 章讨论。

(王翠艳　译)

第 **5** 章　脉冲序列

引言

　　理解脉冲序列是学习磁共振不可或缺的部分。脉冲序列使我们能掌握磁共振系统应用脉冲和梯度的方法。通过这种方法,就可以确定图像的权重和质量。磁共振系统有许多不同的脉冲序列可供选择,每一种都是针对某一特定用途而设计的。本章将针对常用的脉冲序列逐一讨论它们的原理、用途、参数和优缺点。每一个制造商会使用不同的首字母缩略词来区分各个脉冲序列,这就很容易让使用者混淆。表 5.2 对主要制造商常用的首字母缩略词进行了比较。此表仅供参考,但绝不是对各系统的性能和规范进行比较。参数通常会根据场强预先设定好。但预置的参数必须能适用于大多数目前临床应用的场强。

知识点:什么是脉冲序列?

　　脉冲序列是指一系列的射频脉冲、梯度施加和其间的时间周期。射频脉冲用于激励,而在自旋回波中用于复相位。梯度用于空间信号编码(见第 3 章)和复相位,而失相位自旋则依赖于所选的脉冲序列和成像参数的选择。其间的时间周期指的是这些不同功能之间的时间间隔,其中一些功能是可于控制台选择的外在对比参数(见第 2 章)。因此,脉冲序列是一

种可以精细调整和时控进程以产生特定类型图像对比度的序列。这好比跳舞,所有的舞蹈都会包含一系列舞步的移动,正像所有的脉冲序列都包含射频脉冲和梯度一样。然而,正如舞步的时序和协调决定舞蹈的类型,例如探戈、狐步等,脉冲序列的时序和协调也决定了所得图像的对比度。

脉冲序列通常被分为以下几种。

自旋回波脉冲序列(即利用 180°复相位脉冲使自旋复相位):

- 传统的自旋回波
- 快速自旋回波
- 反转恢复

梯度回波脉冲序列(即利用梯度变化使自旋复相位):

- 相干梯度回波
- 非相干梯度回波
- 稳态自由进动
- 平衡梯度回波
- 快速梯度回波
- 回波平面成像

自旋回波脉冲序列

传统的自旋回波

机制

这一脉冲序列之前在第 2 章中讨论过。简单来说,就是在一个 90°激励脉冲之后施加一个或多个 180°复相位脉冲而产生的自旋回波。如果只产生一个回波,那么用一个短 TE 和一个短 TR 即可获得一个 T1 加权像。对于质子密度和 T2 加权像,则需要使用两个射频复相位脉冲产生两个自旋回波。第一个回波具有短 TE 和长 TR,从而获得质子密度加权像;第二个回波具有长 TE 和长 TR,所以获得的是 T2 加权像(见图 2.23 至图 2.25)。

用途

自旋回波脉冲序列是大多数成像的金标准,几乎用于每一项检查。T1 加权像因为具有高信噪比而适用于显示解剖结构,而联合对比剂增强可以显示病理结构。T2 加权像也可以显示病理结构。病变组织往往更易水肿和(或)富含血管,含水量增多,在 T2 加权像上会形成一个高信号,因而易于识别(见图 2.23 至图 2.26)。

参数

T1 加权:

- 短 TE　10~30ms
- 短 TR　300~700ms
- 标准扫描时间　4~6min

质子密度/T2 加权:

- 短 TE　20ms/长 TE 80ms+
- 长 TR　2000ms+
- 标准扫描时间　7~15min

优点

- 图像质量好
- 用途广泛
- 设置什么就会得到什么(即真正基于组织的 T1 和 T2 弛豫时间的对比度)
- 对病理状态敏感的真正的 T2 加权像

缺点

- 扫描时间相对较长

快速自旋回波

机制

顾名思义,快速自旋回波是一个扫描时间较传统自旋回波短得多的自旋回波脉冲序列。要理解快速自旋回波如何做到这一点, 重点就是要回顾一下传统自旋回波的数据采集 (见第 3 章)。一个 90°激励脉冲后立即施加一个 180°复相位脉冲。在每个扫描层面的每个 TR 只应用一个相位编码步骤,因此每个 TR 只有一条 K 空间线被填充(图 5.1)。

因为扫描时间是 TR、NEX 和相位编码数的函数, 所以要降低扫描时间就要减少这些因素中的一个或多个。减少 TR 和 NEX 会影响图像权重和 SNR,这是不可取的。减少相位编码数会降低空间分辨率,这也是不利的(见第 4 章)。在快速自旋回波中,扫描时间的减少是通过运行一个以上的相位编码步骤和其后在每个 TR 填充一个以上的 K 空间线来实现的。这可通过使用多个 180°复相位脉冲以产生一列回波或回波链而获得(图 5.2)。每次复相位,会产生一个回波并

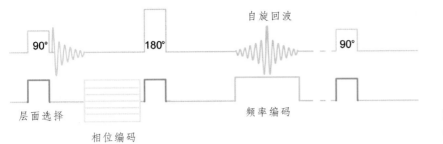

图 5.1　传统自旋回波中的空间编码。

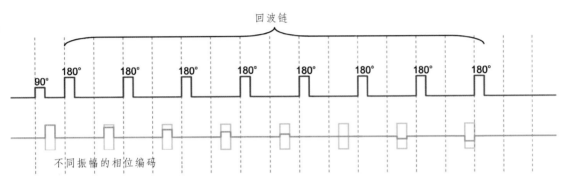

图 5.2　回波链。

执行一个不同的相位编码步骤。

在传统自旋回波中,每一回波的原始图像数据被储存于 K 空间,并且 180°复相位脉冲的应用数量相当于每个 TR 产生的回波数量。每个回波用于单独产生一幅图像(通常是质子密度或 T2 加权像)。在快速自旋回波中,来自每个回波的数据放在一幅图像中。每个 TR 施加 180°复相位脉冲的次数与产生的回波数以及被填充的 K 空间线数相同。这个数被称作加速因子或回波链长度。每个 TR 使用的相位编码步骤越多,则加速因子越高,扫描时间越短。

例如:

● 在传统自旋回波中,选择 256 的相位矩阵,就必须应用 256 的相位编码。假设 NEX 为 1,则需消耗 256 个 TR 时间来完成扫描。

● 在快速自旋回波中,使用相同的参数但选择加速因子为 16,则每个 TR 要应用 16 次相位编码步骤。因此要消耗 256÷16(即 16)个 TR 时间来完成扫描,扫描时间也就缩短到了原来的 1/16。

180°脉冲和相位编码每结合一次,就会有一个不同振幅的相位编码梯度填充于不同的 K 空间线。在传统自旋回波中,每个 TR 只有一条线被填充,而在快速自旋回波中,会有等同于加速因子的多条线被填充。因此,K 空间填充更快,扫描时间也因而缩短。

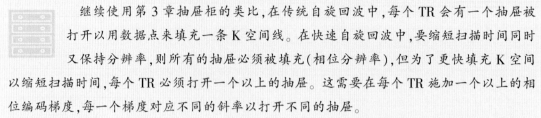

知识点：抽屉柜和快速自旋回波

继续使用第 3 章抽屉柜的类比，在传统自旋回波中，每个 TR 会有一个抽屉被打开以用数据点来填充一条 K 空间线。在快速自旋回波中，要缩短扫描时间同时又保持分辨率，则所有的抽屉必须被填充(相位分辨率)，但为了更快填充 K 空间以缩短扫描时间，每个 TR 必须打开一个以上的抽屉。这需要在每个 TR 施加一个以上的相位编码梯度，每一个梯度对应不同的斜率以打开不同的抽屉。

例如，如果每个 TR 要打开 10 个抽屉，则必须在每个 TR 施加 10 个幅度不同的相位编码梯度以打开 10 个不同的抽屉。一旦抽屉被打开，必须有数据被放入。这就需要产生 10 个回波，一个回波对应 1 个抽屉。要做到这一点，必须施加 10 个不同的 180°脉冲。射频脉冲的数量等同于每个 TR 的回波数量和被打开的抽屉的数量。这被称为回波链长度或加速因子，代表的是扫描较传统自旋回波快多少，也就是说，加速因子 16 表示每个 TR 会有 16 个抽屉被打开，扫描时间快于传统自旋回波 16 倍。

快速自旋回波的权重

回波产生于不同的 TE 时间，因而由此采集的数据会有不同的权重。所有这些数据被存放于一幅图像中。那么一个快速自旋回波序列如何正确加权呢？所选的 TE 只是一个有效的 TE。换句话说，这正是操作者想要加权获得最终图像的 TE。要获得这一权重，系统要排序相位编码步骤以使或陡或浅的梯度应用于所产生的各种回波。如第 3 章所述，每一相位编码步骤应用不同斜率的梯度以使信号产生不同的相移量。如果使用 256 的相位编码，那么相位编码梯度被切换到+128~-128(或者是+128~-127，如果 0 度线被计算在内的话)(图 5.3)。

非常陡的相位编码梯度会降低所得回波的振幅。浅的相位编码梯度会产生具有最大信号振幅的回波(图 5.4)(见第 3 章)。系统排序相位编码以使可产生最大信号的浅梯度位于所选有效 TE 的中心。而产生较小信号振幅的陡梯度远离有效 TE。最终形成的图像包含来自回波链所有回波的数据，但在有效 TE 周围收集的回波数据对图像对比度影响更大，因为它们填充了 K 空间的中央线，产生了最大的信号振幅。而在错误的权重(其他 TE)采集的回波数据对对比度影响相当小，因为它们填充 K 空间的外部线，并因此产生较小的振幅和较大的空间分辨率(图 5.5)。

如果用 100ms 的 TE、4000ms 的 TR、16 的加速因子，就能获得 T2 加权像。将最浅的相位编码运行于 100ms 左右产生的回波，从这些相位编码获得的数据具有接近 100ms 的 TE。由于在回波链最开始和末尾运行的相位编码比较陡，因此回波的信号振幅就小。它们要么包含质子密度的数据，要么包含非常重的 T2 加权的数据，而这些会出现在图像中，但其影响不占优势。

用途

一般来讲，快速自旋回波图像的对比度类似于自旋回波，因而，这些序列在大多数临床应用

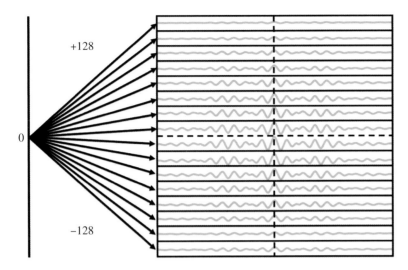

图 5.3 相位编码梯度斜率。

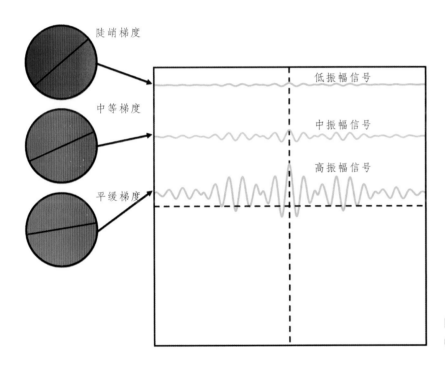

图 5.4 相位编码与信号幅度。

中是有用的。在中枢神经系统、骨盆和肌肉骨骼部分,快速自旋回波已在很大程度上取代自旋回波,尤其是 T2 加权。在胸腹部,如果呼吸补偿技术与快速自旋回波软件不兼容,那么呼吸伪影有时会很麻烦。实际上,快速自旋回波扫描时间更短,能在患者屏气期间获得图像,这就补偿了呼吸伪影。

然而,在自旋回波和快速自旋回波之间存在两个对比度的差别,这都是由于回波链中反复的、间隔过密的 180° 脉冲造成的。首先,由于多个射频脉冲会降低脂肪内的自旋–自旋作用(J 耦合),

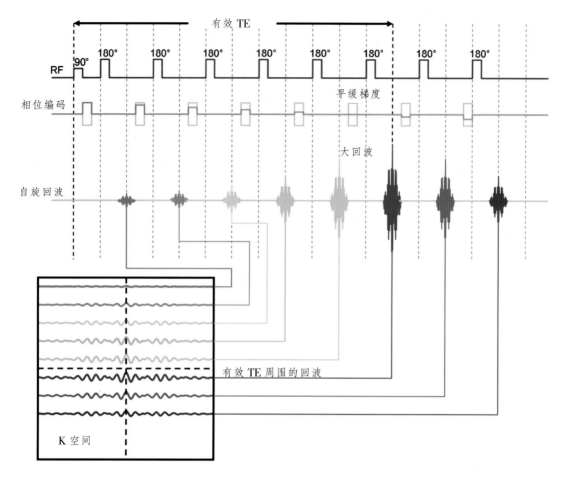

图 5.5 K 空间填充和相位重排。

因此脂肪在 T2 加权像呈明亮的图像(图 5.6)。然而,脂肪饱和技术可以补偿这一点(见第 6 章)。其次,重复的 180°脉冲会提高磁化传递效应,以致例如肌肉这样的组织在快速自旋回波图像上较传统自旋回波上显得更黑。此外,多次的 180°脉冲会降低磁敏感效应,不利于发现小的出血灶。

在快速自旋回波图像中,具有不同 T2 衰减值的组织边缘可能发生图像模糊。这是因为在回波链中被填充的每一条 K 空间线都包含来自不同 TE 回波的数据。当使用长的回波链时,晚到的回波信号幅度低,有助于提高 K 空间的分辨率。如果这些回波忽略不计,那么图像分辨率受损,变得模糊。然而,这可以通过缩小回波和(或)加速因子之间的间距而减轻。此外,当使用快速自旋回波时,因为重复的 180°射频脉冲对磁场不均匀性的补偿,金属植入物的伪影也会明显减少(见第 7 章)。

参数

参数类似于传统自旋回波。但是加速因子在图像权重中起重要作用。加速因子越大,扫描时间越短,但所得到的图像具有更混杂的权重,因为在错误的 TE 有更多的数据采集。这不像在 T2 加权扫描时那么重要,因为质子密度数据会被重 T2 加权数据抵消。另一方面,在 T1 和质子密度加权,较大的加速因子会给图像带入太多的 T2 加权因素,因此,必须使用较小的加速因子。因此,T1 加权成像就不能像 T2 加权节约那么多的扫描时间。

T1 加权参数(图 5.7):

- TR 300~700ms
- 有效 TE 最小值
- 加速因子 2~8

PD 加权像(图 5.8):

- TR 3000~10 000ms(取决于要求的层数)
- 有效 TE 最小值
- 加速因子 2~8

T2 加权像(图 5.9):

- TR 3000~10 000ms(取决于要求的层数)
- 有效 TE 80~140ms
- 加速因子 12~30

快速自旋回波的 TR 往往比传统自旋回波长得多。180°射频脉冲需要时间来执行,所以给定 TR 获得层数减少。随着加速因子增大,层数/ TR 减少,所以有时必须显著增加 TR 以获得所需的层数。在 T1 加权,增加 TR 会减少权重。所以在这种情况下,我们需要保持短 TR,就通过多次采集以获得解剖结构的有效覆盖。快速自旋回波的长 TR,一定程度上抵消了扫描时间的减少,但影响程度远远小于长回波链带来的扫描时间的大量节省。

小 结

缩小加速因子:

- 减少有效 TE
- 增加 T1 加权
- 延长扫描时间
- 增加每个 TR 间期扫描的层数
- 减少影像模糊

增大加速因子:

- 增加 TE 效应
- 增加 T2 加权
- 减少扫描时间

- 减少 TR 扫描的层数
- 增加影像模糊

优点

- 扫描时间明显缩短
- 可以使用高分辨率矩阵和多个 NEX
- 提高图像质量

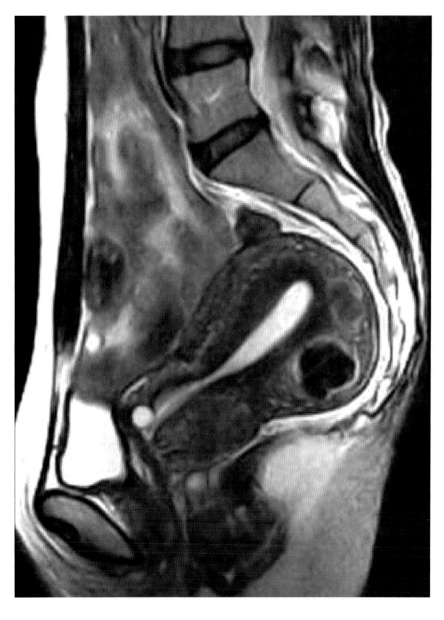

图 5.6 骨盆矢状位 T2 加权快速自旋回波序列图像。注意,脂肪和水都有很高的信号强度。

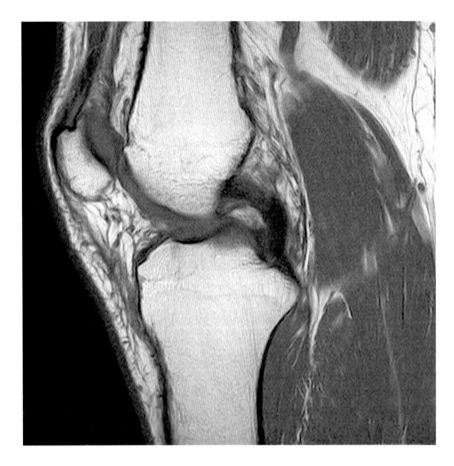

图 5.7　膝关节快速自旋回波矢状位 T1 加权图像。

- 增加 T2 信息

缺点

- 一些血流和运动影响增大
- 有些成像选项不兼容
- T2 加权图像上脂肪呈高信号
- 回波链很长时出现图像模糊

单次激发快速自旋回波(SS-FSE)

通过使用单次激发快速自旋回波(SS-FSE)可以在更短的扫描时间内获得快速自旋回波图像。在这个技术中,所获得的所有 K 空间线在一个 TR 内采集。SS-FSE 结合了部分傅里叶技术与快速自旋回波。K 空间线的一半在一个 TR 内获得,另一半是转置。这种技术减少了成像时间,因为图像数据在一个 TR 内获得。然而,SNR 会降低。目前用于单次激发成像的最大加速因子是 728。另一个考虑是当使用长回波链时,由于应用了大量 180°脉冲,特定吸收率(SAR)显著增加。这通常表现为可采集层数减少,因此在一次采集中很难达到有效覆盖。在大多数系统中可

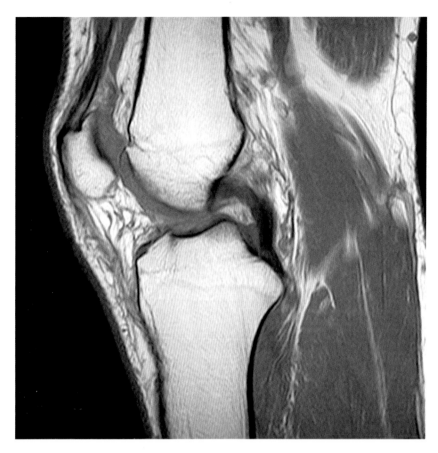

图 5.8　膝关节快速自旋回波矢状位 PD 加权图像。

以将复相位脉冲角度降至 120°,可显著降低 SAR 值(与翻转角的平方成正比),但也降低了信噪比。然而,由于减少 SAR 而在每次采集时获得更多的层数的好处多于降低 SNR。

驱动平衡傅立叶变换

　　FSE 的另一项改进(一些制造商称之为驱动、恢复或 FR-FSE),是在回波链的末端应用反向翻转角激发脉冲。这可以将任何横向磁化翻转到纵向平面,并可以在下一个 TR 周期的初始激发。因此没有必要长时间等待 T1 弛豫。在 90°恢复脉冲应用之前,一些制造商用 180°脉冲重相位横向磁化。由于水具有最长的 T1 和 T2,而大部分的磁化是水组成的,因此图像中有更高的信号强度。当 FSE 使用较短的 TR 时,这个序列在液相结构如脑脊髓(CSF)中产生的信号强度增大(图 5.10 和图 5.11)。

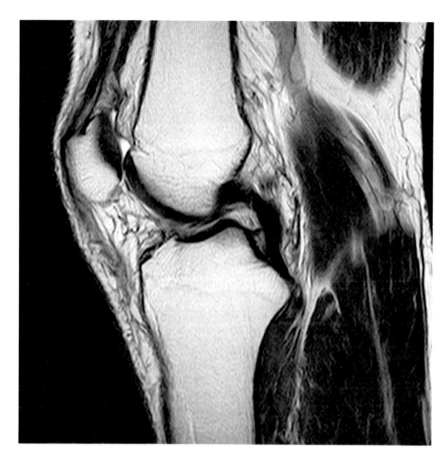

图 5.9　膝 关 节 快 速 自 旋回波矢状位 T2 加权图像。

反转恢复

机制

反转恢复(IR)是在 MRI 应用早期,可在低场系统提供良好的 T1 对比度。但由于扫描时间相对较长,当高场超导系统被广泛应用,这种序列变得有些多余。然而,它与快速自旋回波相结合后重新出现,并在几分钟内产生图像。这种序列联合长 TE 和 T2 加权用于抑制特定组织的信号,虽然在低场 MR 它仍被用于 T1 增强扫描。在这里我们讨论其所有变量。

反转恢复是首先施加一个 180°的翻转脉冲的序列。这会将 NMV 反转 180°达到完全饱和。当翻转脉冲被移除时,NMV 开始弛豫回到 B_0。然后,在 180°翻转脉冲之后的某一时间,即 TI(反转时间)时,再施加一个 90°的激励脉冲(图 5.12)。产生的 FID 被一个 180°脉冲重聚相位并在 TE 时间产生一个自旋回波(图 5.13)。

产生图像的对比主要取决于 TI 的长短。NMV 通过横向弛豫恢复后,若再施加 90°的激励脉冲,图像的对比取决于每个矢量在纵向恢复的数量(如同自旋回波)。产生的图像是重 T1 加权,因为 180°反转脉冲完全饱和,并确保脂肪与水的对比明显 (图 5.14)。如果 90°激励脉冲直到

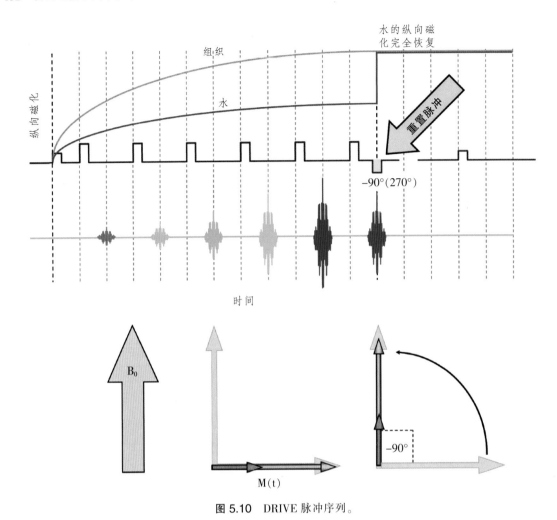

图 5.10 DRIVE 脉冲序列。

NMV 完全恢复才被施加,就得到质子密度加权图像,并且脂肪和水都被完全弛豫(图 5.15)。

用途

反转恢复习惯上被用于产生重 T1 加权图像来显示解剖结构(图 5.16)。180°翻转脉冲使水与脂肪之间产生较大的对比度差异,因为在每个重复间期的开始脂肪和水的矢量都能达到完全饱和。因此,组织从完全饱和开始恢复,与传统的自旋回波从横向平面开始恢复截然相反。这就有更多的时间来显示组织间 T1 恢复时间的不同,因此,与传统的自旋回波相比,反转恢复脉冲序列产生重 T1 加权图像。钆的使用主要是缩短某种组织的 T1,当注射对比剂时,反转恢复脉冲序列增加了被强化结构的信号。

参数

当反转恢复在低场中主要用于产生重 T1 加权图像时,TE 控制 T2 的衰减量,所以为了使

T2 效应最小化,通常保持短的 TE。但是,为了使组织具有长 T2,并产生亮的信号,也可以延长 TE。这叫作病理加权,产生以 T1 加权为主的图像,但是病变是亮的。在反转恢复序列中,TI 是对比最有效的控制者。中等 TI 值产生 T1 加权,但是当 TI 加长时,图像变得更接近质子密度加权。TR 应该总是保持足够长,这样 NMV 才能在下一个反转脉冲前完全恢复。如果不是这样,那么个别向量恢复的程度不同,加权就会受影响。例如,要想在 1T 获得 NMV 完全恢复,TR 要大于 3000ms。目前,大多数系统都使用反转恢复快速自旋回波(见下文)。

T1 加权:
- 中等 TI　400~800ms(不同的场强各不相同)
- 短 TE　10~20ms
- 长 TR　3000ms+
- 平均扫描时间　5~15min

质子密度加权:
- 长 TI　1800ms
- 短 TE　10~20ms
- 长 TR　3000ms+
- 平均扫描时间　5~15min

病理加权:
- 中等 TI　400~800ms
- 长 TE　70ms+
- 长 TR　3000ms+
- 平均扫描时间　5~15min

优点
- 当 TR 长时,信噪比很好
- T1 对比非常好

缺点
- 扫描时间长,除非与快速自旋回波同时使用

见视频 5.1:www.wiley.com/go/mriinpractice

快速反转恢复

在这个序列中,在 TI 时间后,修正的 180°翻转脉冲之后紧接着为 90°激励脉冲和 180°射频

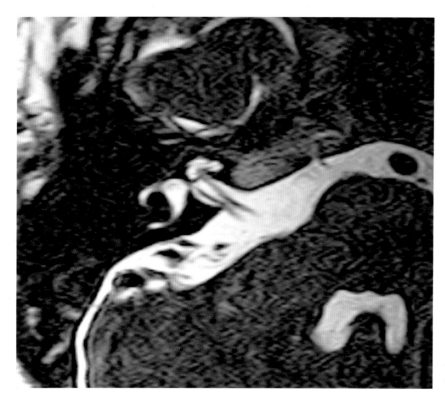

图 5.11 右侧内听道轴位 DRIVE 图像。注意脑脊液中的高信号。

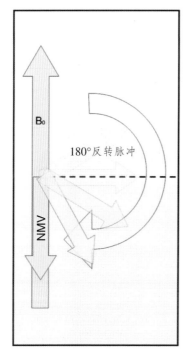

图 5.12 反转恢复序列中的 180° 反转脉冲。

脉冲链,填充 K 空间的多个行,就像快速自旋回波一样。这极大地缩短了扫描时间,使得这个序列在临床成像中再度出现。但是,快速反转恢复不是被用于产生 T1 加权图像,而是通常与 T2 加权一起用于抑制某种组织的信号,因此水和病理组织为高信号。这一系列中最主要的两个序列是 STIR 和 FLAIR。

短时反转恢复

机制

STIR 是一种反转恢复脉冲序列,其使用一个 TI(也称为 TAU),与脂肪从完全反转恢复到横向平面所用的时间一致,因此脂肪没有纵向磁化。这称为零点(图 5.17)。当施加 90° 的激励脉冲时,因为脂肪无纵向成分,所以激励后无横向成分,脂肪的信号为零。TI 为 100~175ms 可达到脂肪抑制,虽然场强不同,其值略有不同。要使一种组织的

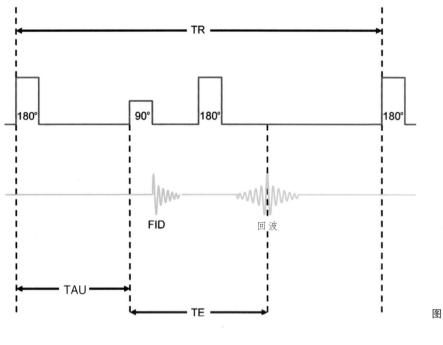

图 5.13　反转恢复序列。

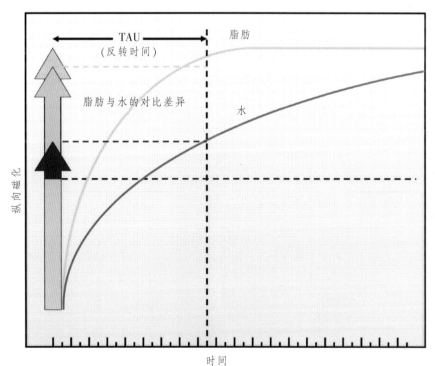

图 5.14　反转恢复 T1
加权。

T1 信号为零,则 TI 需要是其 T1 弛豫时间的 0.69 倍。很重要的一点需要明确,STIR 不应与对比
强化一起使用,因为强化组织的 T1 缩短了,组织更亮。因为这些结构的 T1 缩短,所以它们达到
了脂肪的 T1。在 STIR 序列中,强化组织可能无信号。

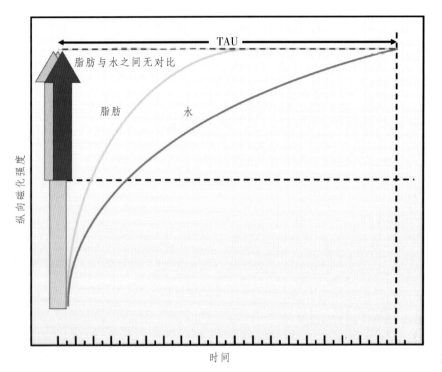

图 5.15　反转恢复质子加权。

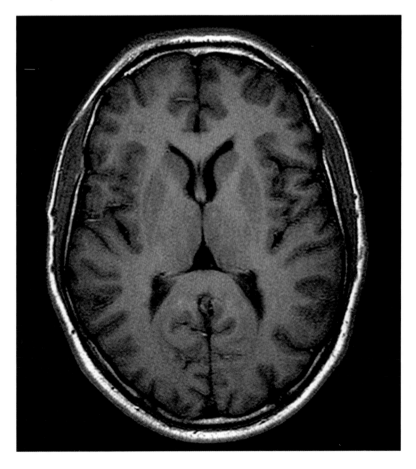

图 5.16　脑的轴位 T1 加权反转恢复序列。TI=700ms。

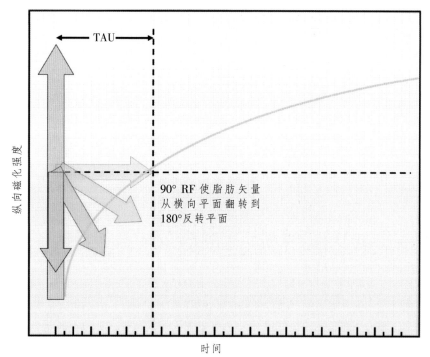

90° RF 使脂肪矢量
从横向平面翻转到
180°反转平面

纵向磁化强度

TAU

时间

图 5.17　STIR。

用途

　　STIR 在骨骼肌肉系统成像中是一种非常重要的序列，因为正常的骨骼中含有的脂肪化的骨髓被抑制，而骨病变如骨挫伤和肿瘤则显示得更清晰(图 5.18 和图 5.19)。在常规 MR 成像中，STIR 也是一种非常重要的抑制脂肪的序列(见第 6 章)。

参数

- 短 TI(TAU)　150~175ms(根据场强抑制脂肪)
- 长 TE　50ms+(增强病理组织的信号)
- 长 TR　4000ms+(允许完全恢复)
- 长加速因子　16~20(增强病理组织的信号)
- 平均扫描时间　5~15min

液体衰减反转恢复

机制

　　FLAIR 是另一种不同的反转恢复序列。在 FLAIR 中，选择一个 TI 使脑脊液无信号，其中 TI

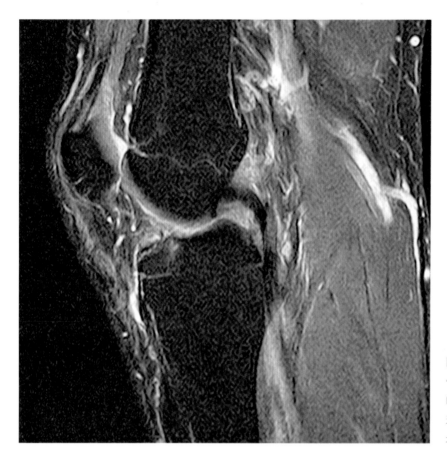

图 5.18 膝关节的矢状位 STIR 序列图像。正常的骨髓无信号。因长 TE，关节滑液为高信号，图像是 T2 加权图像。

与脑脊液从 180°恢复到横向平面的时间一致。脑脊液不存在纵向磁化。当施加 90°激励脉冲时，因为脑脊液无纵向成分，所以激励后无横向成分，脑脊液的信号为零。FLAIR 在 T2 加权图像中被用于抑制脑脊液的高信号，因此脑脊液周围的病变组织就显示得更加清晰。TI 为 1700~2200ms 可抑制脑脊液(虽然场强不同，其值略有不同，计算方法为脑脊液的 T1 弛豫时间乘以 0.69)。

用途

FLAIR 用于脑和脊柱成像，能够更加清楚地显示脑室周围和脊髓的病变，因为邻近脑脊液的高信号被抑制为零。在观察多发硬化斑块、蛛网膜下隙出血和脑膜炎(图 5.20)时尤其有用。有时使用钆对病变进行强化。这很奇怪(在 T2 加权图像上使用钆增强)，可能是因为在 FLAIR 序列中使用了长回波链而导致脂肪在 T2 加权图像上仍呈高信号。因为钆降低了强化组织的弛豫时间，所以信号与脂肪相似，强化组织的信号比不使用钆时要高。在脑部成像中的另一个修正序列是选择一个与白质的零点一致的 TI 时间，这使得正常白质无信号，因此其内的病变信号更高。这种序列(需要 TI 时间约为 300ms)对于白质病变非常有用，例如室周白质软化症和先天性灰/白质发育异常(图 5.21)。

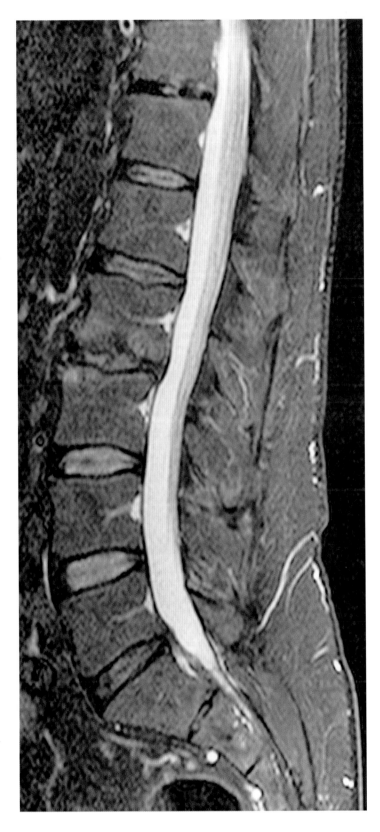

图 5.19　腰椎矢状位 STIR 序列图像，使用的参数与图 5.18 一致。

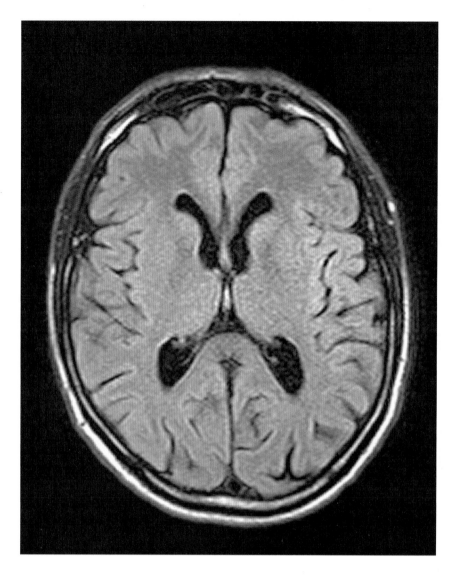

图 5.20　脑的轴位 FLAIR 图像。

参数

- 长 TI　1700~2200ms(根据场强抑制脑脊液信号)
- 长 TE　70ms+(增强病理组织的信号强度)
- 长 TR　6000ms+(允许完全恢复)
- 长加速因子　16~20(增强病理组织的信号强度)
- 平均扫描时间　13~20min

反转恢复预备序列

有两个修正的快速反转恢复序列专门用于心脏成像中使血液无信号(见第8章)。双反转恢复预备(IR prep)序列从两个180°脉冲开始,一个是非层面选择,成像区域内所有自旋核都反

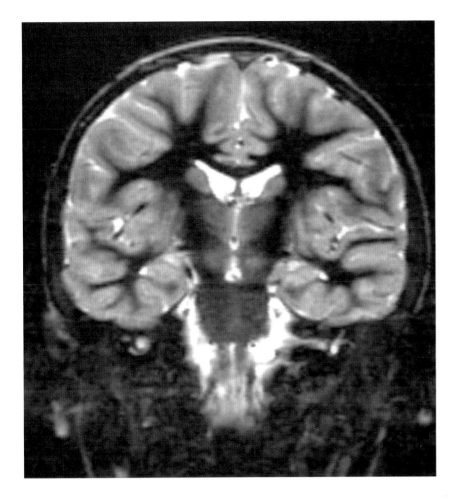

图 5.21 冠状位反转恢复序列,使用的 TI 使白质无信号。

转;另一个是层面选择,使选择层面内的自旋核再次反转。一个与血液零点相同的 TI(约 800ms)使层面内的血液完全无信号,形成黑血序列。黑血序列在观察心脏和大血管的形态时非常有用。三 IR prep 在与脂肪相同的 TI(150ms)插入另外一个反转脉冲,可以同时使脂肪和血液无信号,用于确定心脏壁有无脂肪浸润(见图 8.3)。

梯度回波脉冲序列

传统的梯度回波

机制

第 2 章已经讨论了梯度回波脉冲序列。简要地说,梯度回波序列是利用不同的翻转角,从而就可缩短 TR 和扫描时间而无需产生磁化饱和。通常 T2* 和质子密度加权的 TR 和扫描时间较长,由于本序列是从一个小于 90°的翻转角开始,因此其可以利用短 TR 获得。使用一个梯度而不是 180°复相位射频脉冲对 FID 复相位。为此在本序列中使用频率编码梯度，因为这比使用 180°的脉冲要快，并且可降低 TE 最小值。频率编码梯度最初被用来增加 FID 的去相位，后来它的极性被翻转来产生梯度回波的复相位。然而，这种梯度不能弥补磁场的不均匀，因此合成的回波显示出大量的 T2* 信息(图 5.22)。

用途

梯度回波脉冲序列能被用来获得 T2*、T1 和质子密度加权成像。但是，由于缺乏 180°复相位脉冲，因此存在一定程度的 T2* 加权。梯度回波序列由于 TR 大大减少而使得扫描时间缩短。其可用于腹部屏气的单层或容积扫描，以及动态增强扫描。当梯度复相位不是用来选层时，它们对流动非常敏感，因此流动的原子核常常有信号，与先前被激励的一样高(见第 6 章)。因此，梯度回波序列可被用于产生血管造影类型的图像。

参数

翻转角与 TR 共同决定饱和度和 T1 加权。为避免饱和(对 T2* 和质子密度加权是必需的)，翻转角应该小，并且 TR 应该足够长以达到完全恢复(虽然小的翻转角以及使用比自旋回波短得多的 TR 也能完全恢复)。如果需要饱和及 T1 加权，应该使用大翻转角、短 TR，那么就不会产生完全恢复。TE 控制 T2* 去相位的数量。为了使 T2* 最小，TE 应该短。为了使

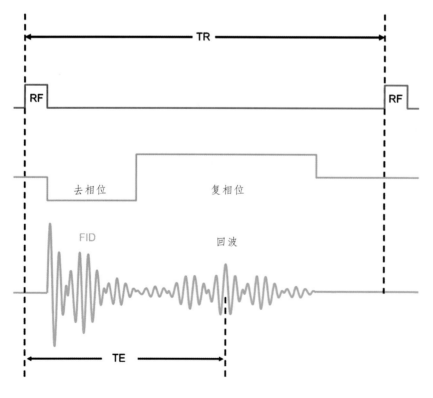

图 5.22　一个基本的梯度回波序列显示频率编码梯度的两个极性如何产生一个梯度回波。

T2* 最大化,TE 应该长(见第 2 章"热量类比"及图 2.36 和图 2.37)。

> **T1 加权:**
>
> - 大翻转角 70°~110°(使磁化饱和最大化)
> - 短 TR 低于 50ms(使磁化饱和最大化)

- 短 TE 1~5ms(使 T2* 最小化)
- 平均扫描时间 几秒钟到几分钟

T2* 加权:

- 小翻转角 5°~20°(使磁化饱和最小化)
- 长 TR 200ms+(使磁化饱和最小化)
- 长 TE 15~25ms(使 T2* 最大化)
- 平均扫描时间 几秒钟到几分钟

质子密度加权:

- 小翻转角 5°~20°(使磁化饱和最小化)
- 长 TR 200ms+(使磁化饱和最小化)
- 短 TE 5~10ms(使 T2* 最大化)
- 平均扫描时间 几秒钟到几分钟

在传统的梯度回波中,TR 并不是总能影响图像的对比度。一旦 TR 超出一定的值,不管翻转角选择多少,NMV 均可完全恢复。在这种情况下,翻转角和 TE 分别控制饱和度和去相位。

稳态和回波的形成

稳态是在许多科学性文章内出现的一个术语。稳态即稳定的状态,不随着时间而改变。例如,把一个水盆放在火炉上,盆和水会慢慢加热。另外,由于盆和水的传导、对流和蒸发等作用,热量会丢失。如果从火炉获得的热能总量与传导、对流和蒸发丢失的热能总量相同,那么水将保持不变和稳定。这是一个稳态的例子,因为能量的 "进" 与 "出" 是相等的。

在 MRI 中,氢原子在激励过程中吸收能量,就像经典的理论所描述的一样,所施加的能量通过翻转角来表示。氢原子通过自旋晶格的能量传递来损失能量,所损失的能量由 TR 决定。因此,选择一定的 TR 和翻转角,我们就能保证氢原子全部的能量保持稳定,由翻转角决定的"入"的能量和由 TR 所决定的 "出" 的能量相等。因此, 由翻转角和 TR 的临界值来保持稳态 (图 5.23)。

因为射频的频率低,所以能量就低,对于大部分的翻转角,需要很短的 TR 来获得稳态。实际上,TR 要比组织的 T1 和 T2 弛豫时间短。因此,在重复脉冲序列之前没有时间对横向磁化进

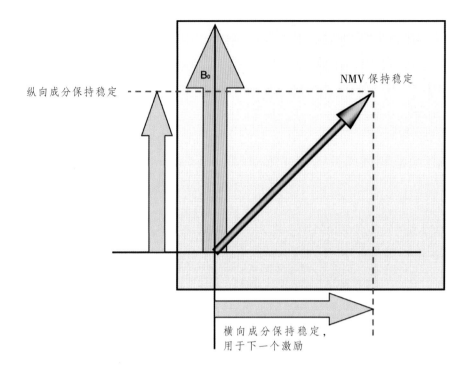

图 5.23 稳态。

行衰减。一般地,翻转角 30°~45°,同时 TR<50ms 就能获得稳态。

在稳态,同时存在纵向磁化和横向磁化。尤其是,横向磁化成分在脉冲序列期间没有时间衰减,并可持续存在几个连续的 TR 间期。这种横向磁化是先前激励产生的结果,但是在横向平面上持续存在超过几个 TR 期间。这称作残留的横向磁化,因为它在接收线圈内感应生成电压,所以能影响图像的对比度。它影响图像的对比度是因为它导致具有长 T2 的组织(比如水)在图像上显示得很亮。通常来说,因为 TR 很短,所以在施加下一个激励脉冲之前,组织的磁化没有时间达到它的 T1 或 T2。因此,在稳态,图像的对比不是因为组织的 T1 和 T2,而是 T1 和 T2 的比值,例如,在 T1 和 T2 相仿的组织中,信号强度是高的。

在人体中,脂肪和水具有这种相等性(脂肪,很短的 T1 和 T2;水,很长的 T1 和 T2),所以在稳态中,返回高信号(表 5.1)。其他的组织,例如肌肉,其信号强度较低,这是因为它们没有相似的 T1 和 T2 衰减时间。大多数梯度回波序列使用稳态来得到最短 TR 和扫描时间。梯度回波序列根据残留的横向磁化是同相位(相干)还是去相位(非相干)来分类。

表 5.1 在 1T 的稳态,脑组织的 T1 和 T2 弛豫时间及信号强度

组织	T1(ms)	T2(ms)	T1/T2	信号强度
水	2500	2500	1	↑
脂肪	200	100	0.5	↑
脑脊液	2000	300	0.15	↓
白质	500	100	0.2	↓

知识点：回波的形成

　　稳态需要在低于所有组织的 T1 和 T2 的时间间隔内反复施加射频脉冲。因此，具有残留的横向磁化，在稳态，由射频脉冲复相位来产生自旋回波。

　　之所以发生这些，是因为每一个射频脉冲（无论它的振幅多大，因为其由翻转角决定）都具有能量，这些能量足以使得横向磁化复相位（它们也含有引起共振的能量，但与这个解释毫不相关）。这些能量使得先前的射频激励脉冲残留的横向磁化复相位从而形成自旋回波。这些正好发生在与下一个射频脉冲相同的时间，因为残留的横向磁化需要相同的时间复相位，就像起初去相位需要的时间一样。因此，当使用稳态时，TR 与自旋回波的 TAU 相等。

　　见图 5.24 和图 5.25，从图中可以看出，一个射频脉冲链会产生两个信号。

　　● 一个 FID，是先前的一个射频脉冲撤离而产生的，一旦去相位，根据 TE 不同而包含 T2* 或 T1 的信息。

　　● 同下一个射频脉冲峰值，同时出现的激励回波，包含 T2* 或 T2 的信息。

　　第一个射频脉冲（射频脉冲 1，以红色表示）产生一个 FID（也以红色表示）。第二个射频脉冲（射频脉冲 2，以橙色表示）也产生一个 FID（也以橙色表示）。但是，由于射频脉冲 1 和射频脉冲 2 之间的 TR 比组织的弛豫时间要短，因此当施加射频脉冲 2 时仍存在横向磁化。射频脉冲 2 产生一个 FID，使得来自第一个射频脉冲的残留横向磁化复相位仍然存在。从而产生了一个自旋回波或激励回波。这与第三个射频脉冲（射频脉冲 3，以蓝色表示）的时间相同，因为横向磁化复相位与去相位的时间相同。因此，射频脉冲 3 有两个信号：一个 FID（以蓝色表示），是射频脉冲 3 激励的结果，一个自旋回波（以红色表示），由射频脉冲 1 和射频脉冲 2 复相位所产生。

　　任意两个射频脉冲产生一个自旋回波。不管振幅的大小，第一个射频脉冲激励原子核，第二个射频脉冲使 FID 复相位，任何残留磁化的存在都会产生一个自旋回波（图 5.24 和图 5.25）。这些回波根据所涉及射频脉冲的振幅而被命名为 Hahn 或激励回波。任意两个 90° 的射频脉冲产生一个 Hahn 回波（根据它的发现者 Erwin Hahn 而命名）。任意两个不是 90° 翻转角的不同振幅的射频脉冲称为激励回波。这种回波被用于稳态梯度回波序列。大多数梯度回波序列包含 FID 和激励回波的数据。这些资料被数字化，用于产生图像，图像的对比度就由其决定。实际上，回波产生如此迅速，以至于 FID 的尾部信号与激励回波相混合，从而导致了不同振幅的连续信号。然而，为了易于理解，在本章中以示意图分别显示。

小 结

● 稳态是当 TR 比组织的弛豫时间短时产生的，由翻转角决定的"进"的能量与 TR 时间内"出"的能量相等。

● 在横向平面产生残留磁化。

● 残留的横向磁化由随后的射频脉冲复相位而产生激励回波。

● 所产生的图像对比度取决于某种特定组织 T1 与 T2 的比值，不管所选取的是 FID 还是激励回波。

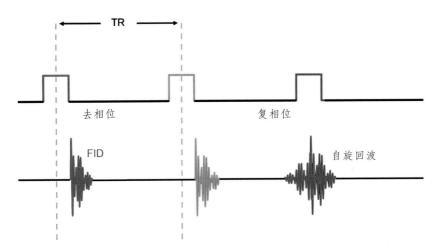

图 5.24 稳态 I 中回波的形成。

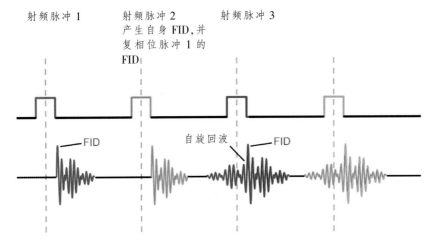

图 5.25 稳态 II 中回波的形成。

相干梯度回波

机制

相干梯度回波脉冲序列使用一个不同翻转角的激励脉冲,随后梯度复相位产生一个梯度回波。稳态是通过选择比组织 T1 和 T2 短的 TR 来获得的。因此,当施加下一个激励脉冲时还有残留的横向磁化存在。这个序列通过一个称为重绕(rewinding)的过程保持残留磁化的连贯性。重绕通过读取后翻转相位编码的梯度斜率而获得(图 5.26)。这会引起残留磁化的复相位,因此在下一个重复的开始是同相位的。

重绕梯度使所有的横向磁化复相位,不管其是什么时候产生的。因此,所产生的回波包含了 FID 和激励回波的信息。这些序列能被用来获得 T1 或 T2* 加权图像,虽然,习惯上它们连同长 TE 一起用于产生 T2* 加权。

用途

相干梯度回波脉冲序列通常用于 T2* 加权快速成像(图 5.27 和图 5.28)。因为水呈亮信号,所以常用于产生血管成像、骨髓成像或关节成像的效果。它们可用于确定是否存在血管,或者一个区域是否含有水分。它们可以逐层获得,或者以 3 维容积采集获得。由于 TR 是短的,因此可以在一次屏气中获得所有层面。

参数

保持稳态:

- 翻转角　30°~45°
- TR　20~50ms

使 T2* 最大化:

- 长 TE　15~25ms
- 使用梯度磁矩复相位来加强 T2*,并减少流动伪影(见第 6 章)
- 平均扫描时间　单层扫描以秒计数,容积扫描以分钟计数

优点

- 扫描很快,屏气成为可能
- 对流动非常敏感,有利于血管成像
- 可进行容积采集

缺点

- 在二维数据采集中降低信噪比
- 磁敏感性增加(见第 7 章)
- 梯度噪声大

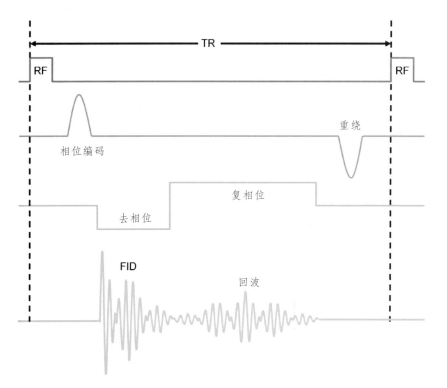

图 5.26 相干梯度回波序列。

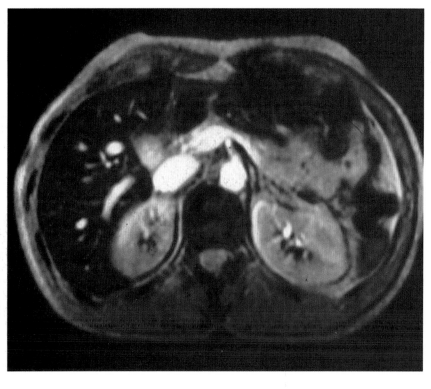

图 5.27 腹部轴位屏气相干梯度回波序列显示主动脉和下腔静脉管腔通畅。

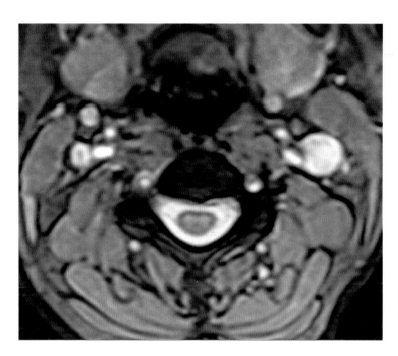

图 5.28　颈椎轴位相干梯度回波序列。注意颈动脉和颈静脉为高信号。

非相干梯度回波(毁损)

机制

非相干梯度回波脉冲序列以一个不同翻转角的激励脉冲开始，并使用梯度复相位产生梯度回波。保持稳态，所以残留的横向磁化从前面的重复脉冲序列中存留下来。这些序列使得这个磁化去相位或被毁损，所以它对图像对比度的影响最小。只有来自前面激励的横向磁化被利用，才能使 T1 对比占优势。有两种方式获得毁损，具体如下：

射频脉冲毁损。在这个序列，在特定相位施加特定频率的射频脉冲以激励某一层面。接收线圈与发射线圈之间进行数字通信，并且只有激发脉冲产生的回波频率被数字化。使用第 1 章的手表类比，不管横向磁化的进动旋转，解释见图 5.29。第一个射频激励脉冲用于特定的层面，相位是 3 点钟。即在横向平面上 3 点钟的相位产生了横向磁化。自旋核去相位，再由一个梯度复相位，产生一个梯度回波。位于横向平面的接收线圈对回波频率进行采样，从中获得的数据被送到 K 空间以生成图像。

一个短的 TR 间期之后该进程被重复，但是这次的射频激励脉冲在不同的相位产生横向磁化，例如 6 点钟。自旋核去相位，再由一个梯度复相位，产生第二个梯度回波。接收线圈对回波频率进行采样，从中获得的数据被送到 K 空间以生成图像。但是，因为 TR 太短，3 点钟相位产生的磁化没有时间衰减，仍然存在。这就是残留的横向磁化，由于其与刚产生的横向磁化具有不同的相位，因此未被采样，故不影响图像的对比度。这是射频毁损，使得只有刚刚产生的磁化信息才影响图像的对比度。

　　梯度毁损。梯度可被用来对残留的磁化去相位和复相位。梯度毁损与重绕相反。在梯度毁损序列中,层面选择梯度、相位编码梯度和频率编码梯度可被用于对残留的磁化去相位,所以在下一个重复脉冲的开始它是不同步的。在这种方式下,T2* 和 T2 效应减弱。通常,在这些序列中所涉及的用途和参数与射频毁损中所用到的类似。但是,大多数厂商在非相干梯度回波序列中使用射频毁损。

用途

　　当主要包含 T2* 和 T2 信息的激励回波被毁损,那么射频毁损脉冲序列产生 T1 或质子密度加权图像,尽管液体因为梯度复相位可能具有更高的信号(图 5.30)。它们可用于二维和容积采集,并且由于 TR 较短,二维采集可用于获得 T1 加权屏气图像。射频毁损序列在注入钆后能清晰地显示 T1 解剖图像和病理组织。

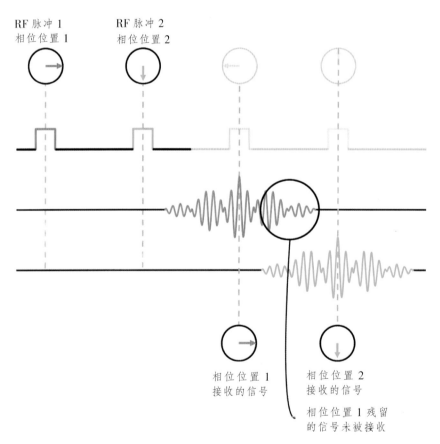

图 5.29　非相干梯度回波序列中的射频毁损。

参数

保持稳态:

- 翻转角　30°~45°
- TR　20~50ms

使 T1 最大化:

- 短 TE　5~10ms
- 平均扫描时间　单层以秒计数,容积以分钟计数

优点

- 可用于容积或二维采集中
- 屏气成为可能
- 容积采集信噪比高,解剖细节显示清晰
- 可用于注射钆后增强扫描

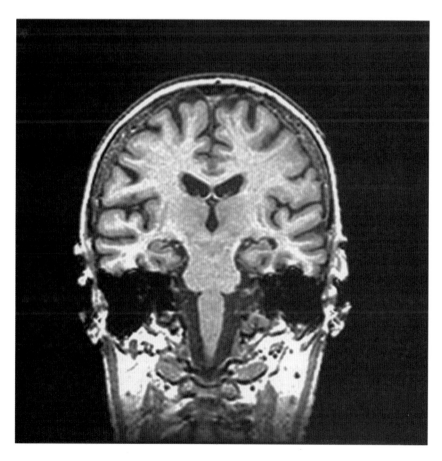

图 5.30　脑的冠状位非相干梯度回波序列。此为部分容积采集,获得 T1 加权高分辨率图像。

缺点

● 二维信噪比低
● 梯度噪声大

稳态自由进动

机制

在梯度回波序列中,TE 不够长不能测量组织的 T2,因为 TE 至少需要 70ms 才可以。另外,梯度去相位无效,那么任意回波中均为 T2* 占主导效应,因此不能获得真正的 T2 加权。SSFP 序列可以克服这一问题,得到具有足够长 TE 和比其他稳态序列少的 T2* 图像。这通过以下方式获得。

如前所述,每一个射频脉冲,不考虑其净磁矩,都包含能量,这些能量足够大,使自旋核去相位,产生激励回波。但是,在 SSFP,我们仅需要对这一激励回波的频率进行数字化,而不是从 FID 中得到的频率。为此,激励回波必须复位,这样才能与随后的激励脉冲不在相同的时间内产生。这需要施加重绕梯度得以实现,重绕梯度能够加速去相位使激励脉冲更早产生(图 5.31)。

比起传统的梯度回波序列,这种回波产生更加真实的 T2 加权。这是因为:

● TE 比 TR 长。SSEP 中,通常有两个 TE
● 实际的 TE 是下一个激励脉冲与回波之间的时间
● 有效 TE 是回波与下一个产生 FID 的激励脉冲之间的时间。因此:

$$有效\ TE=(2×TR)-TE$$

如果 TR=50ms,TE=10ms,那么:

$$有效\ TE=(2×50)-10=90ms$$

这意味着,回波内的自旋核在其激励脉冲与产生的下一个回波之间有 90ms 的时间去相位。继而产生 T2 加权。

复相位由一个射频脉冲开始而不是一个梯度,因此有更多的 T2 信息。重绕梯度仅在其能接收时才对激励回波复位。

用途

SSFP 序列用于获得显示真实 T2 加权的图像(图 5.32),在脑和关节的 2D 和 3D 采集中尤其有用。现在,该序列已大部分被 FSE 替代,因为 FSE 在较短的扫描时间内能产生更好的 T2 加权。但是,当要求快速数据采集和长 TE 时,改变激励回波的过程被应用到序列中。灌注成像就是其中的一个例子(见第 12 章)。

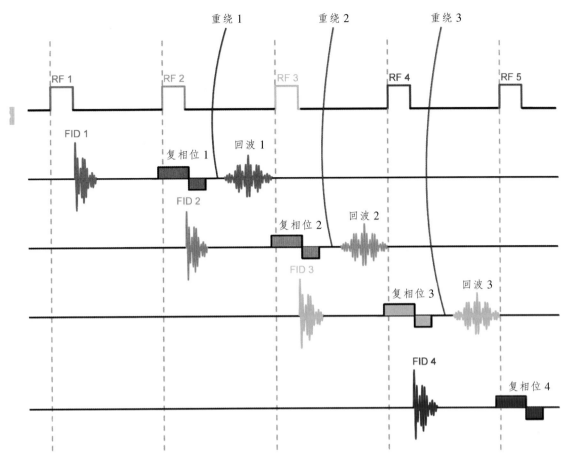

图 5.31　SSEP 序列。注意重绕梯度如何对每个自旋回波中复位，这样自旋回波发生的时间才与激励脉冲不同，而是在其之前。因此，仅对回波取样，FID 的影响被消除。

知识点：T2* 与真实 T2

　　理解术语 T2* 与真实 T2 的区别非常重要。最好的解释是在颈椎成像中。如果怀疑椎间盘突出，那么使用 T2* 梯度回波序列，比如相干梯度回波适用。在充满高信号脑脊液的硬膜囊中，椎间盘膨出显示为低信号，并且椎间盘形态改变也可显示（图 5.33）。然而，如果病变较细微，例如，脊髓内的一个小的多发硬化斑，那么我们需要使用 T2 加权序列，其对比取决于病变与周围脊髓之间 T2 的不同（图 5.34）。在这种情况下，使用自旋回波类型的序列更好，如 CSF、FSE 或 SSFP，它们的 TE 足够长，能测量所显示组织的衰减时间。

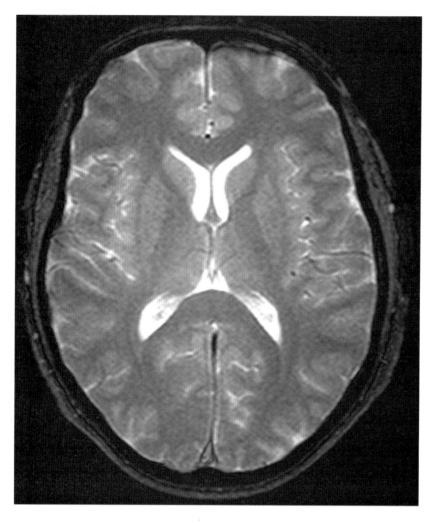

图 5.32　脑 的 轴 位 SSFP
图像。

参数

保持稳态：

● 翻转角　30°~45°

● TR　20~50ms

实际的 TE 影响有效 TE。实际的 TE 越长,有效 TE 越低。因此,实际 TE 要尽量短。

● 平均扫描时间　逐层采集以秒计,容积采集以分钟计。许多厂商建议通过降低有效 TE 来降低磁敏感性,并且通过提高翻转角而产生更多的横向磁化,从而提高信噪比。

优点

● 能进行容积和 2D 采集

● 比起传统的 GE,更能获得真实的 T2 加权

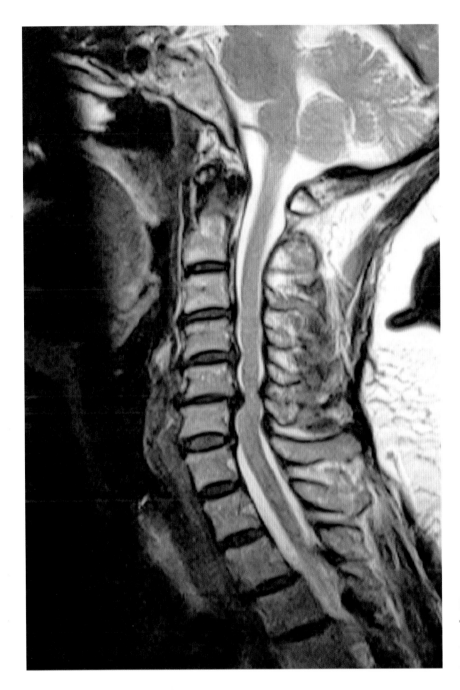

图 5.33　脊髓矢状位 T2* 加权相干梯度回波序列。膨出的椎间盘突入硬脊膜内显示清晰。

缺点

- 易产生伪影
- 图像质量较差
- 梯度噪声较大

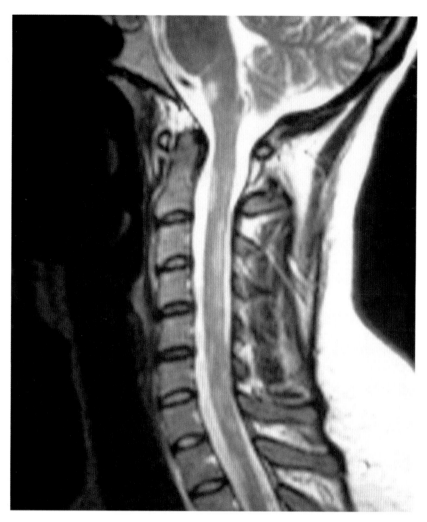

图 5.34　脊柱矢状位 T2 加权 FSE 序列图像, 显示脊髓内的多发性硬化斑块。在 T2* 加权序列图像上, 由于 TE 不够长, 无法测量病理组织和周围脊髓的 T2 衰减时间, 因此斑块很可能被漏诊。

知识点: 与一般的稳态序列相鉴别

如前所述, 稳态产生两种信号:

- 一个 FID 由刚刚产生的横向磁化构成
- 一个激励回波由残留的横向磁化构成

相干梯度回波、非相干梯度回波和 SSFP 脉冲序列可根据它们是否使用其中一个或两个信号来鉴别:

- 相干梯度回波同时对 FID 和激励回波取样, 并根据所使用的 TE 来产生 T1 或 T2* 加权图像(图 5.35)
- 非相干脉冲序列只对 FID 取样, 并只能产生 T1 加权图像(图 5.36)
- SSFP 只对激励回波取样, 并只能产生 T2 加权图像(图 5.37)

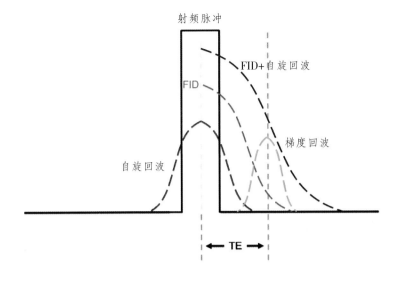

图 5.35 相干梯度回波中的回波形成。

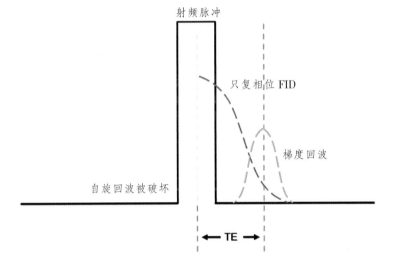

图 5.36 非相干梯度回波中的回波形成。

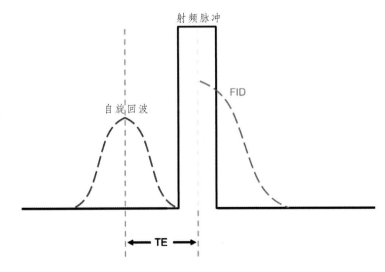

图 5.37 SSFP 序列中的回波形成。

平衡梯度回波

机制

这一序列基于对相干梯度回波序列的修正,使用平衡梯度系统来矫正流动的血液和脑脊液的相位误差,并且用一个交替的射频激励组加强稳态的效果。另外,FID 和自旋回波在同一个读取器中被收集。与扫描时间更短的相干梯度回波相比,这导致脂肪和水产生更高的信号,信噪比更高,流动伪影更少。

平衡梯度系统见图 5.38。线下的梯度面积与线上的梯度面积相等,因此,当自旋核延着梯度前行时,积聚的相位为零。结果,血液和脑脊液的自旋核是同步的,呈高信号。这种梯度形成与流量补偿或梯度磁矩复相位是一样的(见第 6 章)。在平衡梯度回波中,这种梯度被用于层面和频率轴。

另外,与相干梯度回波相比,使用的翻转角更大、TR 更短,产生的信噪比更高、扫描时间更短。正常情况下,这种翻转角和 TR 的组合会产生磁化饱和,继而增强 T1 对比。但是,通过改变每个 TR 的激励脉冲的相位可避免磁化饱和。这通过选择一个翻转角来实现,比如 90° 翻转角,但在第一个 TR 间期,只使用 1/2 的翻转角,如 45°。在后续的 TR 内,使用完全的翻转角,但是极性交替,这样在每个 TR 内的不同相位产生横向磁化(如 180°分离)(图 5.39)。以这种方式,可以避免磁化饱和,并且脂肪和水的 T1/T2 比值与极性相近,与那些 T1/T2 比值与极性不相近的组织相比,其信号强度更高。这种合成图像,脂肪、水与周围组织之间具有高 SNR,高 CNR,流空效应小,扫描时间非常短。

用途

平衡梯度回波最初被用于心脏和大血管成像,由于脑脊液流动减慢,现在也用于脊椎成像,尤其是颈椎和内听道。有时,也被用于关节和腹部成像(图 5.40 和图 5.41)。

参数
- 大翻转角　90°(提高 SNR)
- 短 TR　10ms(减少扫描时间和流动伪影)
- 长 TE　15ms(提高 T2*)

快速梯度回波

快速脉冲序列可以在一次屏气期间获得容积扫描信息。通常应用相干或者非相干梯度回波序列,但是 TE 显著缩短。由于仅应用部分 RF 激发脉冲得到,因此所需时间较短。仅读取部分

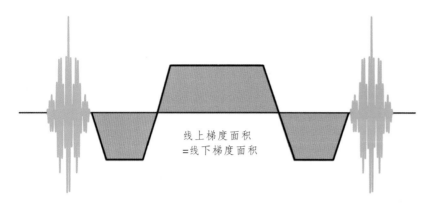

图 5.38　产生平衡梯度回波的平衡梯度系统。

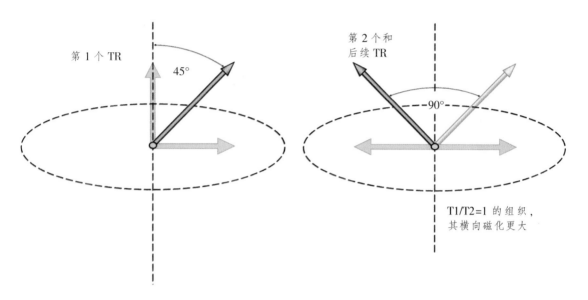

图 5.39　平衡梯度回波中稳态的保持。

回波。这种测量保证 TE 最小，因此 TR 和扫描时间相应缩短。另外，很多快速序列在脉冲序列开始前应用额外脉冲以预先磁化组织。采用这种方式，可以获得一定的对比。这种预先磁化组织可以通过以下两种方式获得。

●脉冲序列开始前先施加一个 180°脉冲，使 NMV 翻转达到完全饱和，并且在特定的延迟时间脉冲序列开始。这可用于增强 T1 对比度或使特定的器官或组织无信号，类似于反转恢复序列。

●脉冲序列开始前先施加一个 90°/180°/90°组合脉冲。第 1 个 90°脉冲产生横向磁化。后续 180°脉冲对此复相位，之后的特定时间施加第 2 个 90°脉冲。这使得相干横向磁化翻转到纵向平面，从而当射频脉冲开始时可以翻转。这可用于增加 T2 对比度，也称为驱动平衡(类似原理见 DRIVE)。

快速梯度系统允许多层面梯度回波序列的 TE 可以短至 0.7ms。这样一次屏气期间即可获得多层面图像，且无呼吸伪影。另外，当要求时间分辨率时，快速梯度回波比较有用。其对于注

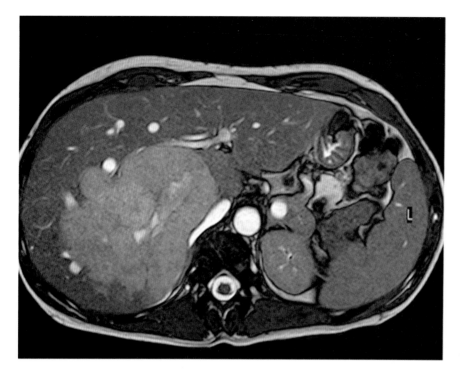

图 5.40　腹部轴位平衡梯度回波图像。

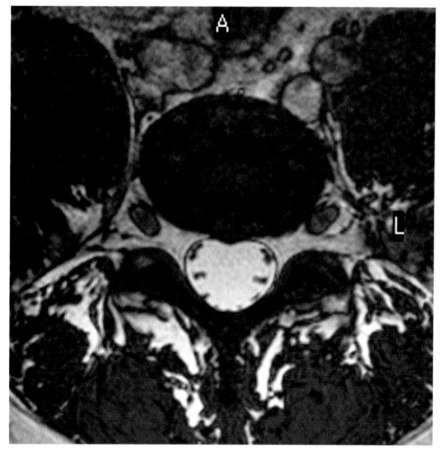

图 5.41　腰椎轴位平衡梯度回波图像。

射对比剂后获得强化病变的动态影像尤其重要(见第 8 章)。这一重要技术可用于很多领域,包括腹部内脏和乳腺成像。

快速梯度回波序列 K 空间填充

快速扫描时,正常采集数据通常需要应用不同方法填充 K 空间。有几种不同填充方法,其中大多数能够增强信号和对比度,并且扫描时间缩短。

中心 K 空间填充

这种方法线性填充 K 空间,但是不同于从外缘开始并且上下方向填充,这种方法是从中心开始填充。首先施加最平缓的相位编码梯度,在脉冲序列末期再填充最陡峭的相位编码梯度。应用这种方式,当中心线被填充时,回波幅度最大时(尚未衰减),信号和对比度也最大。当应用快速梯度回波序列,信噪比与对比度折中时,这种 K 空间填充方法很重要(图 5.42)。

匙孔填充

这种填充方法也是线性填充,与中心 K 空间填充方法类似,除了中心线仅在序列的特定部分填充。这种填充方法主要用于注射钆对比剂后需要获得高时间分辨率的对比增强血管造影(见第 8 章)。在钆对比剂到达扫描层面之前,系统填充 K 空间的外部。当钆对比剂到达扫描层面时仅部分中心线被填充。这意味着部分序列获取信息的时间短。扫描结束时,系统同时填充外部与中心线产生同时具有分辨率和对比度的图像。只有钆对比剂到达扫描区域时,才能采集强化部分的数据(图 5.43)。

除了上述讨论的主要序列,每个制造商都有各自的稳态序列模式。这些模式包括增加算法以纠正伪影及改变 FID 和激励回波中的数据采集方法。它们主要用于生成 T2 或 T2* 加权图像,但有各自的对比度和伪影特点。关于这些序列的详细信息,建议咨询制造商。

单次激发成像技术

如同快速自旋回波,一次填充多条 K 空间线可以显著缩短扫描时间。这一理念的极限情况是,最短的扫描时间就是一次填充所有的线。这称为单次激发(SS)成像,这种方法在一个回波链中收集填充所有 K 空间线所需的所有数据。回波链可能包括 SE 序列(由 180° RF 脉冲链产生),称为单次激发快速(SS-FSE)/快速自旋回波(SS-TSE),或者包括梯度回波链,称为回波平面成像(EPI)。为此,必须产生多个回波,每个回波由不同斜率的梯度进行相位编码,以在 1 个 TR 间期按要求填充 K 空间所有的线。例如,如果要求相位矩阵为 128,那么产生的回波链为 128,在 1 个 TR 间期各个相位编码填充 K 空间的 128 条线。在一个方向填充所有 K 空间,读出数据和相位编码梯度必须快速开关和改变方向(见第 3 章)。

读出梯度必须从正向切换为负向。正向从左到右填充 K 空间,负向从右向左填充 K 空

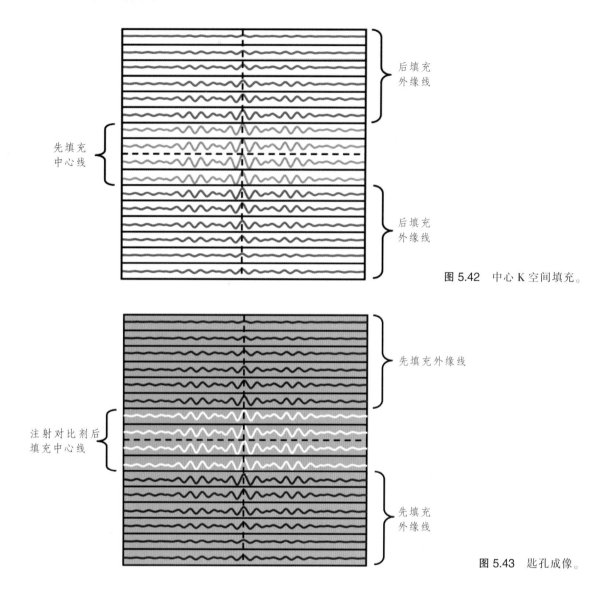

图 5.42 中心 K 空间填充。

图 5.43 匙孔成像。

间。梯度极性快速切换也使 FID 在激励脉冲后去相位,产生 EPI 中使用的梯度回波。当读出梯度快速改变极性时,则称为振荡。

在这种轴位 K 空间,梯度相位也迅速开关,但其极性不需要变化。见图 5.44,首先施加的相位梯度是最大正极性,填充 K 空间的顶部。下一个施加的相位梯度(编码回波链的下一个回波)也是正极性的,但是振幅略小,依次填充 K 空间的下一条线。重复这个过程直至到达 K 空间的中心,且相位梯度被切换为负向,填充 K 空间的底部。振幅逐渐增大直至达到最大负向极性,以填充 K 空间的底部线。这种梯度切换称为转换(图 5.44)。这种单次激发成像是最简单的形式,在 1 个 TR 间期内线性填充 K 空间所有的线。

螺旋型 K 空间填充

一种更加复杂的 K 空间填充方式见图 5.45。在这个例子中,读出梯度和相位梯度均迅速切换极性,产生振荡。在这种 K 空间螺旋型填充方式中,读出梯度先从左到右,再从右到左振荡式填充,而 K 空间填充从中心开始;相位梯度也必须振荡式填充,先填充顶部的一条线,紧接填充底部的一条线。为了更清楚地理解,在示意图上的 K 空间中心放置一支铅笔,当移动铅笔时画出每个梯度的振幅和极性。在这个例子中,铅笔不会从纸上移走,表明没有 TR;所有 K 空间一次移动中填充。其他修正的螺旋型或辐射状 K 空间填充可保证 K 空间迅速填充且中心线强化填充。现在包括:

● 椭圆形 K 空间填充。K 空间中心椭圆部分在对比增强 MR 血管造影时进行容积采集。当 K 空间中心部分填充时,在相当长的时间内采集的容积数据仅能显示动脉血流。静脉血流被抑制。

● 螺旋桨 K 空间填充。数据线以数据块的形式采集,因此减少了扫描时间,但是数据块沿着 K 空间中心轴旋转。在这种方式中,K 空间中心部分在每个 TR 间期获取,因此 SNR 和 CNR 升高。另外,因为 K 空间中心部分在每个 TR 间期取样,所以这相当于用多个 NEX,并且由于运动平均而导致运动伪影减少(见第 4 章)。

由于在横向磁化衰减为零之前,所有回波必须编码,因此,图像包含大量的 T2* 衰减,SNR 相对较差。为了对此进行补偿,K 空间可以分段采集。这称为多次激发, 数据在不同 TR 间期获取。在多次激发 EPI 中,回波之间的有效时间显著减少。由于化学位移、变形和模糊不清都与回波间隔有关,因此相对于单次激发,多次激发时的伪影减少。有两种多次激发方法。

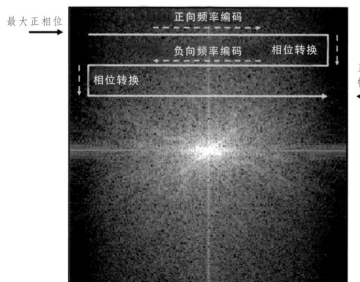

图 5.44 EPI 中 K 空间填充。

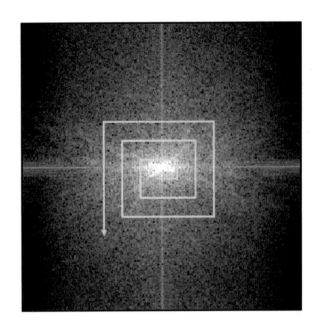

图 5.45 螺旋型 K 空间填充。

● K 空间分段采集。一次获取 K 空间的一部分(如 1/4),因此有 4 个激发和 TR 期。如果需要 128 相位编码,那么 32 线,重复 4 次,填充 K 空间。

● K 空间分段回波。使用加速因子重复激发数次(如加速因子为 4,重复 32 次)。第 1 个回波得到的数据填充到 K 空间顶部 1/4,第 2 个回波得到的数据填充其下 1/4,依此类推。

相对于单次激发成像,两种方法都增加扫描时间,但是图像质量明显提高。

单次激发序列在梯度中施加额外的回波链,因此需要大量费用对梯度进行修正。梯度切换速率必须是常规梯度的 4 倍(见第 9 章)。两种修正梯度电源的方法可以应用。

● 共振梯度电源。允许读出和梯度相位以相同频率振荡,从而减少梯度要求。其缺点是仅能在固定频率和幅度操作。在实际工作中这意味着,梯度只能用于 EPI 序列,因此系统需要两个梯度电源:一个用于 EPI,一个用于常规成像。

● 非共振梯度电源。可以产生任何梯度波形,所以既可以供给 EPI 也可以供给常规序列。因为能够供给两种序列,所以显著降低了费用和梯度性能要求。

EPI 对比度及参数

在 EPI 中,典型的梯度回波是通过读出梯度场的振荡生成的。然而,开始施加的脉冲序列不同:RF 射频脉冲[称为梯度回波 EPI(GE-EPI)],或者 90°和 180°射频脉冲[称为自旋回波 EIP(SE EPI)],产生的对比度也不同。GE-EPI 序列开始使用的是任意翻转角的射频脉冲,随后以 EPI 方式读出梯度回波(图 5.46)。在这种情况下,图像在一个 TR 中采集,以毫秒为单位。

SE-EPI 序列开始使用的是 1 个 90°脉冲,紧接着为 1 个 180°复相位脉冲,然后再用 EPI 方式读出梯度回波(图 5.47)。这种重聚焦脉冲的应用有助于消除磁场不均匀性和化学位移

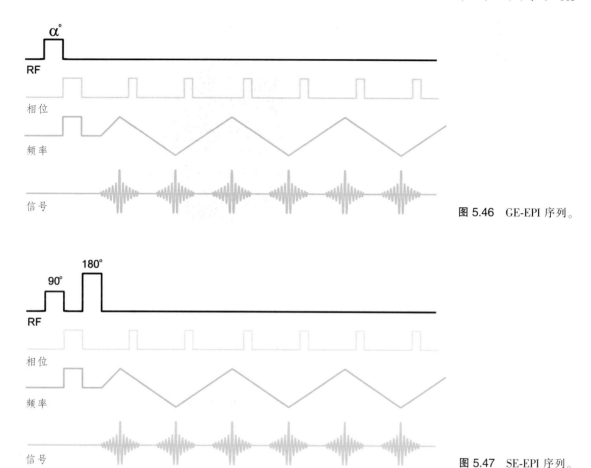

图 5.46 GE-EPI 序列。

图 5.47 SE-EPI 序列。

所致的伪影。SE-EPI 扫描时间较长,但图像质量通常优于 GE-EPI,但额外的射频脉冲增加了患者体内的射频沉积。EPI 序列可以在任何 RF 脉冲之前施加。例如,EPI-FLAIR（180°/90°/180°脉冲,然后用 EPI 方式读出）,脑脊液无信号,但其成像速度明显快于常规 FLAIR 序列（图 5.49）。

在所有单次激发成像技术中,因为所有 K 空间为一次性填充,并且各组织的恢复速率并不重要。由于这个原因,TR 被认为无穷大(因为时间无限长)。无论是质子密度或 T2 加权像,都是通过选择一个或长或短的有效 TE 来完成的, 该 TE 对应激励脉冲与 K 空间中心被填充的时间间隔。 T1 加权可以通过在激励脉冲之前施加一个反转脉冲而使其产生饱和。

混合序列结合梯度和自旋回波,如 GRASE(梯度和自旋回波)是一种有效折中方法。通常情况下,一系列梯度复相位脉冲之后为 1 个 RF 复相位脉冲(图 5.48)。混合序列结合了这两种类型复相位方法的优点:梯度回波的高速采集和 RF 脉冲补偿 T2* 效应的能力。这些序列使每幅图像的采集时间增加了 100 多毫秒,但图像质量得以大幅提高。

应用及局限性

一些典型的 EPI 与 GRASE 图像见图 5.49 至图 5.51,以及第 12 章图像。EPI 和单次激发技术使功能性磁共振成像(fMRI)的应用增多(见第 12 章)。高速扫描克服了生理运动伪影,这有利于心脏和冠状动脉血管成像(见第 8 章),并可进行 MRI 引导介入技术(见第 12 章)。快速成像也使一些生理现象可视化,如血流灌注和血液氧合(见第 12 章)。但有人对安全性表示担忧。因为梯度场的快速切换会刺激人的神经并且梯度噪声很大,所以隔音和对耳朵的保护是必不可少的。此外,EPI 中可见许多伪影,如变形和化学位移伪影。

因为每个回波被快速采集,所以在频率方向上的化学位移相对较小。然而,在相位方向上则有较大的化学位移。这种相位方向上的化学位移伪影在标准的自旋回波和梯度回波中是不会出现的,因为不同相位的回波编码是在激励后的相同时间采集的。然而,单次激发成像时,生成一序列相位编码所需要的时间意味着相位编码在激励后的不同时间进行。这导致脂肪产生 10~20 个像素的化学位移误差,而在自旋回波成像中仅为 1~2 个像素。

其他可见于单次激发成像的伪影还包括模糊和鬼影(ghost)。模糊伪影的产生是由于 T2* 在采集过程中的衰减。如果回波链的衰减时间类似,那么采集结束时的信号将减小,从而导致分辨率降低和模糊。EPI 采集时,半 FOV 鬼影的发生是由读出梯度的时间和形状的细小误差

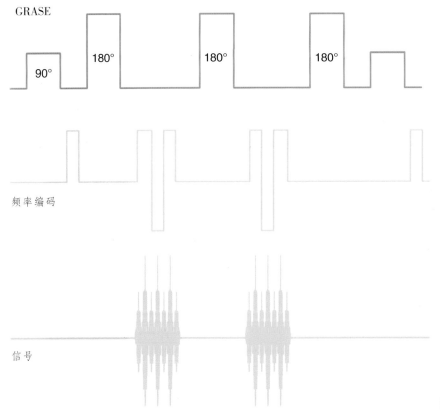

图 5.48   GRASE 序列。

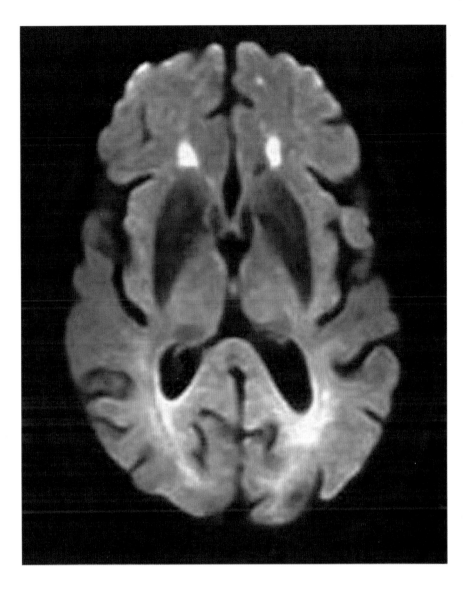

图 5.49　脑的轴位 EPI-FLAIR 序列。注意脑脊液信号如何被抑制为零。

导致的。这导致正向和负向读出梯度回波之间产生差异。这些差异会导致真实图像中出现鬼影,在偏移的相位方向上的一半 FOV 中。这些误差难以消除,所以通常在重建过程中参考扫描过程中获取的信息来进行校正。尽管存在这些问题,这些序列在 MRI 的临床应用中依然意义重大。

并行成像技术

并行成像或敏感度编码成像技术在每个 TR 填充 K 空间的多行,比传统成像技术(如 FSE)更有效。然后,与 FSE 序列不同,这些线条的采集是通过将多个线圈耦合在一起同时采集实现的。因此,我们需要设计专门的线圈以及操控它们的软件。通常使用 2、4、6 或 8 个线圈,排列在

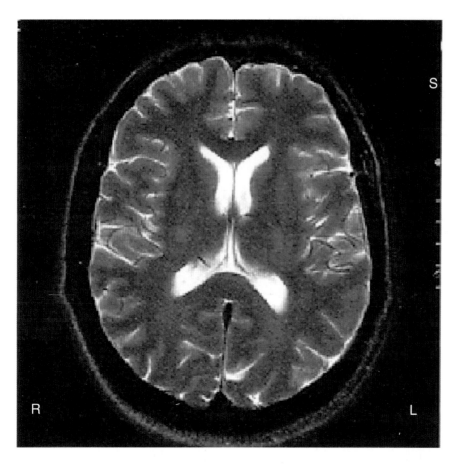

图 5.50　脑的轴位
GRASE 图像。

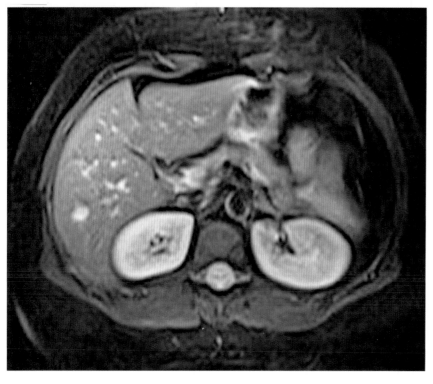

图 5.51　腹部的轴位
SE-EPI 图像。

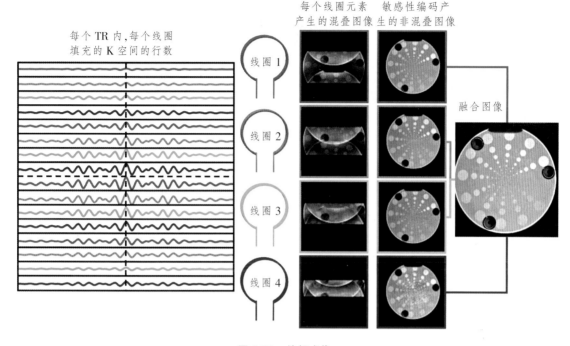

图 5.52　并行成像。

待成像的区域,当然也可能会有更多的线圈和通道,其数目甚至可以超过 32 个。在这个例子中,假设使用的是 4 个线圈(图 5.52):

- 线圈 1 采集第 1 行,其后每隔 3 行采集 1 行
- 线圈 2 采集第 2 行,其后每隔 3 行采集 1 行
- 线圈 3 采集第 3 行,其后每隔 3 行采集 1 行
- 线圈 4 采集第 4 行,其后每隔 3 行采集 1 行

因此,在每一个 TR,都有 4 行 K 空间被填充。在第 1 个 TR 周期:

- 线圈 1 采集第 1 行
- 线圈 2 采集第 2 行
- 线圈 3 采集第 3 行
- 线圈 4 采集第 4 行

在第 2 个 TR 周期:

- 线圈 1 采集第 5 行
- 线圈 3 采集第 6 行
- 线圈 3 采集第 7 行
- 线圈 4 采集第 8 行,以此类推。

重复该过程,直到所有的行被填满。如每个 TR 采集 4 行,则扫描时间缩短为 1/4,这种情况有时称为缩减因子,有时称为加速因子,其类似于 FSE 中的加速因子。缩减因子等于配置的线圈或通道的数目。线圈配置也可以用于提高分辨率,例如,在 128s 内生成 512 矩阵图像,或者降低扫描时间的同时提高图像分辨。例如,2 个线圈或通道用于减半扫描时间,另 2 个用于加倍相位分辨率。

现在,让我们来看看每个线圈获得的线。由图 5.52 可以看出,每个线圈都是每隔 3 行采集一次,相邻两行之间的时间间隔是 K 空间常规填充时的 4 倍。使用第 3 章中的抽屉柜类比,这意味着,每个抽屉的深度增加为 4 倍,并且这个尺寸同相位方向的 FOV 大小成反比,相位方向上 FOV 的大小减小为初始矩形 FOV 的 1/4(见第 4 章)。因此,相位方向上 FOV 以外的组织出现了混叠现象,每个线圈产生缠绕图像(见第 7 章)。为改善这种情况,系统将根据每个线圈的敏感性分布曲线来计算信号来自哪个对应的线圈,以便可以正确地将其映射到图像中。这一曲线是基于信号的振幅来确定信号相对于线圈的位置。从线圈周围采集的信号比离线圈更远的地方采集的信号幅度更大。结果导致图像解缠绕,并且应用一定的算法以及每个线圈的解缠绕数据来产生一幅图像(见图 9.21)。

用途

并行成像技术的出现非常重要,其可以减少扫描时间或者提高分辨率。并行成像可以用于大多数的脉冲序列,并且都有配套的软件和线圈。尽管并行成像在扫描时间和(或)分辨率方面优势明显,但其 SNR 稍低。另外,由于不同线圈间的共振频率不同,因此化学位移有可能增大。患者运动也可能导致彩样数据和参考扫描直接的错误配准。

选择一个合适的脉冲序列通常是相当困难的。现在有这么多可选择的序列,我们更不知选哪个更合适。然而,一般来说,每个脉冲序列都被设计为产生一定的对比度、图像质量和数据采集时间。而选择一个特定的脉冲序列时,这些因素都应考虑在内。有关这方面的应用见表 5.2。表 5.3 对各种快速成像技术进行了对比。

表 5.2 各制造商所用的缩略词的比较

	通用电气	飞利浦	西门子
自旋回波	SE	SE	SE
快速自旋回波	FSE	TSE	TSE
反转恢复	IR	IR	IR
短时反转恢复	STIR	STIR	STIR
液体衰减反转恢复	FLAIR	FLAIR	FLAIR
相干梯度回波	GRASS	FFE	FISP
非相干梯度回波	SPGR	T1FFE	FLASH
平衡梯度回波	FIESTA	BFFE	真正 FISP
稳态自由进动	SSFP	T2FFE	PSIF
快速梯度回波	快速 GRASS/SPGR	TFE	快速 FLASH
回波平面	EPI	EPI	EPI
并行成像	ASSET	SENSE	iPAT
空间预饱和	SAT	REST	SAT
梯度向量复相位	流动补偿	流动补偿	GMR
信号平均	NEX	NSA	AC
抗失真	无相位卷褶	卷褶抑制	过采样
长方形 FOV	长方形 FOV	长方形 FOV	半傅里叶成像
呼吸补偿	呼吸补偿	PEAR	呼吸触发
驱动平衡	FR-FSE	DRIVE	RESTORE

AC：信号采集次数；ASSET：阵列空间敏感编码；DRIVE：驱动平衡；FFE：快速场回波；FIESTA：自由感应激励回波采集；FISP：自由衰减稳态进动；FLAIR：液体衰减反转恢复序列；FLASH：快速小角度激发；FR-FSE：快速恢复快速自旋回波；FSE：快速自旋回波；GMR：梯度磁矩复相位；GRASS：稳态梯度回返采集；iPAT：集成式并行采集技术；MP RAGE：磁化准备快速梯度回波；NEX：激励次数；NSA：信号采集次数；PEAR：相位编码伪影抑制；PSIF：镜像 FISP；REST：区域饱和技术；RESTORE：快速恢复快速自旋回波；SENSE：敏感度编码；SPGR：损毁 GRASS；SSFP：稳态自由进动；STIR：短时反转恢复；TFE：快速场回波；TSE：快速自旋回波；Turbo FLASH：超快速小角度激发

表 5.3 单次激发和多次激发成像方法的比较

	序列	读出	时间
FSE	90°/180°	多个 SE	分/秒
GRASE	90°/180°	GE	分/秒
SE-EPI	90°/180°	GE	秒/亚秒级
GE-EPI	翻转角可变	GE	秒/亚秒级
IR-EPI	180°/90°/180°	GE	秒/亚秒级

 有关本章内容的问题和答案，请访问本书配套网站：www.wiley.com/go/mriinpractice

（冯鑫至 彭洪娟 王海燕 任福欣 译）

第 6 章　流动现象

引言

本章专门探讨在获取数据时因原子核运动而产生的伪影。与周围处于静止状态的质子相比,流动的原子核会表现出不同的信号特征。这些流动的原子核主要存在于血液及脑脊液中。流动原子核的运动导致信号的失映射,从而产生了一种伪影——相位鬼影/伪影。所有导致流动伪影的原因统称为流动现象。主要的流动现象有:

- 时间飞跃
- 进入现象
- 体素内去相位

首先,我们探讨流动的常见机制及类型。

流动的机制

共有 4 种主要的流动类型(图 6.1)。

- 层流是指血管内流速不同但方向一致的流动。由于管壁阻力减缓了流动,因此管壁处的流速慢于管腔中心的流度。然而,管腔内的流速差异是恒定的。
- 螺旋流是指流动的方向是螺旋形的。
- 涡流是指血流最初为层流,通过血管狭窄处后,管腔中心呈高流速,靠近管壁则呈螺旋形的流动。
- 紊流是流速不同且随机波动的流动。整个血管内的流速差异呈不规律变化。

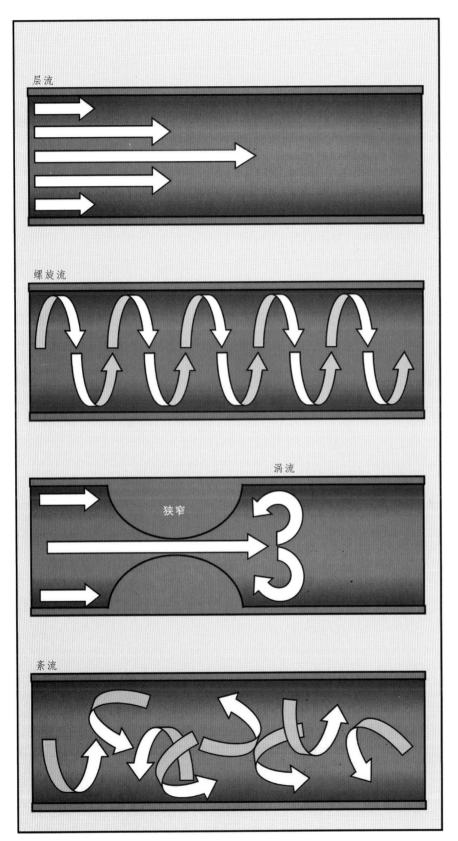

层流

螺旋流

涡流

狭窄

紊流

图 6.1　流动的不同类型。

知识点：流动机制

流动机制通常解释如下：
- 一阶层流运动(恒定流速)
- 二阶加速度运动
- 三阶加加速度运动

只有一阶流动可由系统补偿,因为在数据采集中系统仅能对恒定速度和方向的流动进行校正。

流动现象

时间飞跃现象

原子核要产生信号,必须接收一个激励脉冲和一个复相位脉冲。如果原子核仅接收激励脉冲而没有接收复相位脉冲,那么它不能产生信号。同理,如果原子核仅接收复相位脉冲而没有接收激励脉冲,那么也不能产生信号。静止的原子核常同时接收激励脉冲和复位脉冲,但是位于激励层面的流动的原子核可能在复相位之前已经离开该层面。这就是时间飞跃现象(图6.2)。时间飞跃现象取决于所用脉冲序列的类型。

 见视频 6.1：www.wiley.com/go/mriinpractice

自旋回波脉冲序列的时间飞跃

在一个自旋回波脉冲序列中, 每层扫描均采用一个90°激励脉冲和一个180°复相位脉冲。因此,每一层内的原子核均可被选择性激励及复相位。位于扫描层面内的静止原子核接收90°和180°的射频脉冲,并产生一个信号。

垂直于扫描层面的流动原子核可能在90°脉冲施加于扫描层面时位于该层面,而在180°脉冲施加于扫描层面前离开该层面。这些原子核被激励但没有复相位,所以无法产生信号。同样,原子核在激励时不在扫描层面内,而复相位时位于扫描层面中。这些原子核没有被激励,因此亦无信号产生。时间飞跃现象导致原子核信号缺失,因此血管表现为低信号。时间飞跃效应取决于以下几点：

- 流速。当流速增加时,只有小部分流动的原子核位于施加90°及180°脉冲的层面中,时间飞跃效应增加。这称为高流速信号缺失。当流速减慢时,大部分流动的原子核位于施加90°及180°脉冲的层面中。因此,当流速减慢时,时间飞跃效应降低。这称为流动相关增强。

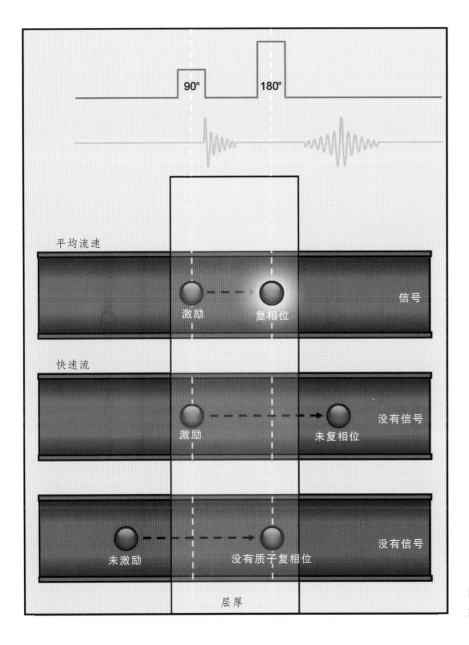

图 6.2 时间飞跃现象。

● TE。当 TE 增加时,大部分流动的原子核会离开施加激励脉冲及 180°复相位脉冲的扫描层面。因此,当增加 TE 时,更多的原子核仅接受一个脉冲,信号缺失增加(图6.3)。

● *层厚*。当流速恒定时,原子核穿过一个厚的扫描层面比穿过一个薄的扫描层面需要花费更多时间。因此,在厚的扫描层面中,可以有更多的原子核同时接受 90°及 180°脉冲。当层厚减小时,原子核仅接受一个脉冲的可能性增大,信号缺失增加。

梯度回波脉冲序列的时间飞跃

在梯度回波脉冲序列中,一个激励脉冲被施加于扫描层面后紧接着进行梯度复相位。每个扫描层面被射频脉冲选择性激励,但梯度复相位被应用于整个人体。换句话说,激励脉冲具有层面选择性,但是梯度复相位没有。因此,当一个流动的原子核受到激励脉冲激励时,无论它在哪一层面,都会被复相位,并产生信号。此外,常应用于梯度回波序列中的短 TR 使得静止的原子核接受重复射频脉冲而趋于饱和, 因此流动的原子核可表现为更高的信号, 这点以后讨论。在梯度回波脉冲序列中,流动信号增强效应增加,这些脉冲序列被称为流动敏感序列。

小　结

- 时间飞跃现象产生流动相关增强及高流速信号缺失。
- 流动相关增强效应增加见于:
  - 流速降低
  - TE 缩短
  - 层厚增加
- 高流速信号缺失见于:
  - 流速增加
  - TE 增加
  - 层厚变薄

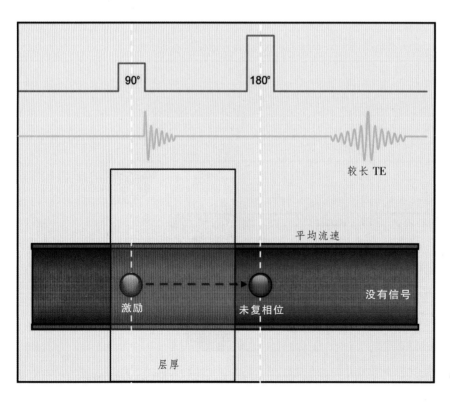

图 6.3　时间飞跃和 TE 对比。

进入现象

进入现象与原子核的激励相关。在一个短 TR 中,原子核接收重复的射频脉冲而达到饱和,因为磁矩更有可能在自旋向下的方向(见第 1 章)。这是因为 TR 不足以使得原子核所在的组织中的纵向磁化恢复。那些没有接收重复射频脉冲的原子核是自由的,因为它们的磁矩主要在自旋向上方向。它们产生的信号不同于饱和原子核产生的信号(图 6.4)。

在受到重复的射频脉冲序列激励后,尤其是短 TR 时,在扫描层面内静止的原子核变得饱和。由于未接受重复激励,垂直于扫描层面的流动的原子核可以自由状态进入扫描层面中,因此它们产生了不同于静止原子核的信号。这一现象称为进入现象或流入效应,其在原子核刚进入扫描层面时最显著。

位于扫描层面中央的进入现象减低,因为随着流动的原子核的进入,其接收更多的激励脉冲。换句话说,它们变得不那么自由而更加饱和,其信号强度主要取决于 TE、TR、翻转角及其周围组织的对比特征。

只有当原子核受到重复激励时,进入现象才会降低。原子核接受激励脉冲的比率决定进入现象的程度。任何影响原子核接收激励脉冲的因素均可影响进入现象的程度。进入现象的程度取决于以下几点。

●TR。TR 是指每个激励脉冲间的时间间隔。一个短的 TR 会导致射频脉冲传递的比率增加。换句话说,短 TR 减少了连续射频脉冲间的时间间隔,因此减弱了进入现象的程度。

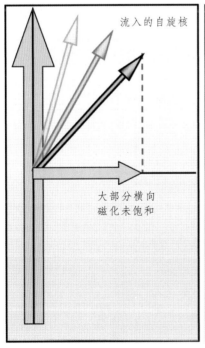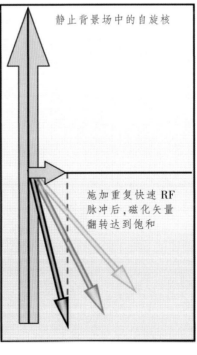

图 6.4　饱和的自旋核与新鲜自旋核的对比度差异。

● 层厚。以恒定速度流动的原子核穿过厚的扫描层面所花费时间多于穿过薄的扫描层面。穿过厚的扫描层面的原子核可能接收更多的射频脉冲。因此,同薄扫描层面相比,厚的扫描层面的进入现象降低。

● 流速。流速也会影响流动原子核接收射频脉冲的比率。流速快的原子核更可能在射频脉冲传递时流入到下一扫描层面。当流速减慢时,进入现象因此降低。

● 流动方向。流动方向可能是决定进入现象程度的最重要因素。同层面选择方向相同的流动称为顺流,同层面选择方向相反的流动称为逆流。

– 顺流。原子核的流动方向同层面选择方向相同。由于流动的原子核从一个层面流向下一层面,因此其接收重复射频脉冲的可能性增大。因此,它们相对快速地被饱和,并且进入现象也降低得快。

– 逆流。原子核的流动方向同层面选择方向相反。由于流动的原子核进入扫描层面时,其接收重复射频脉冲的可能性较小,故其保持自由状态。因此,进入现象没有降低得那么快,并且可能在进入层面很长距离仍表现为进入现象(图 6.5)。

 见视频 6.2:www.wiley.com/go/mriinpractice

知识点:临床影像中的进入现象

图 6.6 至图 6.9 显示自下而上激励的 4 副轴位腹部图像。图 6.6 是层面 1,图 6.7 是层面 2,图 6.8 是层面 3,图 6.9 是层面 4,层面 1 最先获得,而层面 4 最后获得。

图中可见主动脉及下腔静脉内的信号强度。虽然二者内均含血液,并且其内信号本应在所有层面中相同,但事实并非如此。在层面 1 中,下腔静脉呈高信号,主动脉呈低信号。而在层面 4 中正好相反,下腔静脉呈低信号而主动脉呈高信号。此外,层面 4 中下腔静脉内信号强度低于层面 1 中主动脉内信号强度。

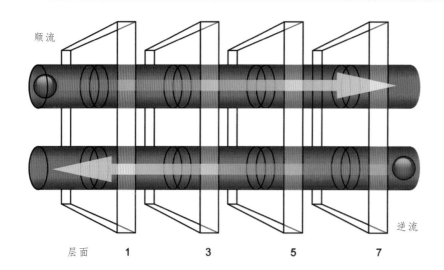

图 6.5　顺流和逆流。

这些表现是由于进入现象导致的。在层面 1 中，下腔静脉内的原子核是自由的，因为它们从大腿向上流入，并且因为它们之前不在扫描层面中而没有接收过射频脉冲。因此，在层面 1 中这些原子核首次接收射频脉冲，并且因为其磁矩主要为自旋向上，且未发生饱和，故下腔静脉内表现为高信号。而位于主动脉中的原子核，由于它们向下流入扫描层面，并且已经被射频脉冲所激励，磁矩主要为自旋向下，故其已被饱和，表现为低信号。

层面 4 中的效应正好同层面 1 相反。位于主动脉中的原子核是自由的，因为它们从头部和肩部流入扫描层面，并且之前未接收射频脉冲。因此在层面 4 中，这些原子核首次接收射频脉冲，并且因为其磁矩主要为自旋向上，故主动脉内呈高信号。对于位于下腔静脉内的原子核，当其流过扫描层面时由于已经接收重复的射频脉冲而饱和，并且其磁矩主要为自旋向下。在层面 2 和 3 中，由于血管内的原子核接收到射频脉冲，因此进入现象降低。

层面 4 中下腔静脉内信号强度低于层面 1 中主动脉内信号强度，这是因为下腔静脉中的流动是顺流而主动脉中的流动是逆流。由于下腔静脉中的原子核的流动方向同层面激励方向相同，因此其接收到更多的射频脉冲。这种进入现象在临床影像中很少见，因为流动补偿技术（如空间预饱和技术）可消除这一效应。这在以后讨论。

小　结

进入现象见于：

- 首次进入扫描层面
- 长 TR
- 薄层扫描
- 高流速
- 逆流

体素内去相位

梯度改变磁场强度、进动频率和原子核的相位。流动的原子核沿着梯度迅速地加速或减速取决于流动和梯度的方向。因此，流动的原子核或者获得相位（如被加速），或者失相位（如被减速）（见第 1 章手表类比）。

在一个体素内，如果一个流动的原子核邻近一个静止的原子核，那么两个原子核间可出现相位差异。这是因为流动的原子核沿着梯度运动会获得相位或失相位。因此，同一体素内的原子核会发生相位失聚，从而体素内信号强度降低，这称为体素内去相位（图 6.10）。体素内去相位的程度取决于湍流的程度。在湍流中，体素内去相位是不可避免的。在层流中，只要流速及流动方向恒定，体素内去相位可以被补偿。

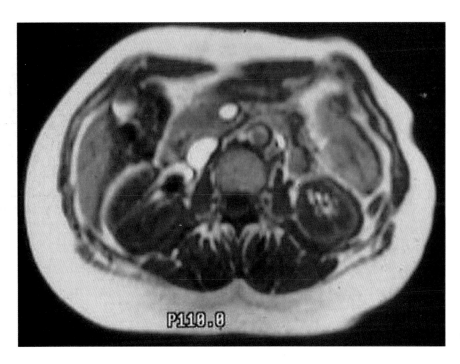

图 6.6 层面 1 轴位 T1 加权图像(最前面)。

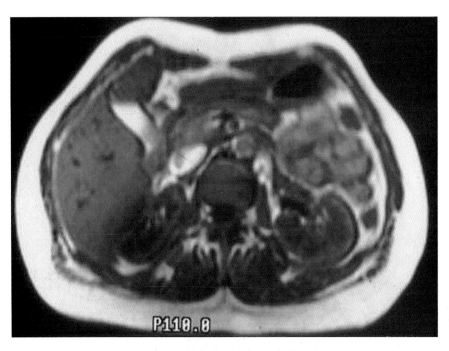

图 6.7 层面 2 轴位 T1 加权图像。

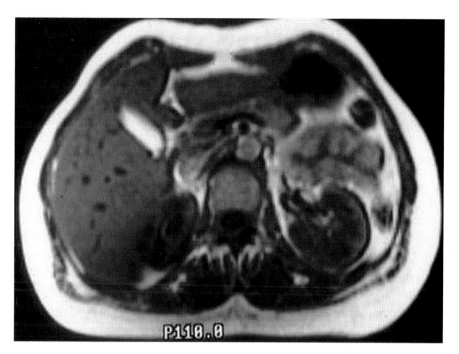

图 6.8 层面 3 轴位 T1 加权图像。

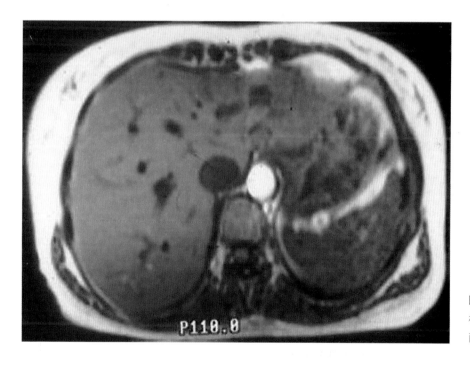

图 6.9 轴位 T1 加权图像层 4（最后面）。

小 结

- 流动影响图像质量。
- 时间飞跃效应导致信号缺失或增强。
- 进入现象导致流动原子核信号强度变化。
- 管腔内信号强度也受到流动机制的影响。

流动现象补偿

引言

流动的原子核可产生多种信号强度的变化。这些变化应该被补偿,从而使其对图像质量的负面效应及干扰最小化。目前有几种补偿技术可减少流动伪影,我们探讨一下。这些技术也可以减少搏动性流动,如血液及脑脊液所致的相位失映射。这一点在第 7 章详细讨论。减少流动现象的方法有:

- 偶数回波复相位
- 梯度磁矩归零
- 空间预饱和

偶数回波复相位

如果在一个自旋回波脉冲序列中产生 2 个或多个回波,那么通过获得第 2 个回波以及后续是第 1 个 TE 倍数的偶数回波,体素内去相位可以减少。例如,2 个回波,第 1 个 TE 为 40ms,第 2 个 TE 为 80ms。流动原子核会在第 1 个 TE 内去相位,而在第 2 个 TE 内复相位。原子核失相位的时间同复相位的时间相同。换句话说,如果第 1 个 TE 的 40ms 原子核是去相位的,那么 40ms 后 (80ms 时)它们会再复相位。这就叫作偶数回波复相位,其可用于减少 T2 加权图像中的伪影。

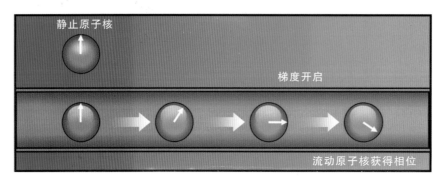

图 6.10 体素内失相位。

梯度磁矩相位重聚(梯度磁矩归零)

梯度磁矩相位重聚补偿的是原子核沿梯度流动而改变的相位值。它采用额外的梯度,将改变的相位恢复到其原有的相位值。它遵循平衡梯度回波序列中平衡梯度系统同样的原则(见第5章)。由于主梯度的存在,流动的原子核不获得相位或失相位。

梯度磁矩相位重聚发生于层面选择梯度和(或)读出梯度。梯度极性从正极性变为双负极性,然后再次回到正极性。沿着这些梯度流动的原子核经历不同的磁场强度,其相位也相应改变。这些示于图6.11。一个流动的原子核在经过第一个正极性梯度时获得90°相位,而通过双负极性梯度时180°失相位。这期间其净相位变化为90°失相位。当通过最后一个正极性梯度时,相位被纠正,净相位变化为0。

梯度磁矩相位重聚能显著降低体素内去相位。当流动原子核的相位移位被纠正,则流动伪影相应减少。主动脉中的伪影在图6.12中可清楚地看到,而在图6.13中由于梯度相位重聚技术的应用,伪影消除。

梯度磁矩相位重聚技术假设原子核一直以恒定的速度和方向流动。它在缓慢层流中最显著,因此被称为一阶运动补偿。搏动流并不恒定,故梯度磁矩相位重聚在静脉中的效果优于动脉。梯度磁矩相位重聚在垂直于层面的快速湍流中的效果不理想。

由于梯度磁矩相位重聚使用额外的梯度,因此它增加了最小TE。如果系统需要添加额外的梯度,那么在它准备读取回波前会花费更多的时间。结果,在给定的TR中层数减少或在固定的层数中扫描时间延长。

空间预饱和

空间预饱和消除了流动原子核的信号,从而由其产生的进入现象及时间飞跃现象被最小化。空间预饱和将一个90°射频脉冲施加于FOV外的组织上。在FOV内流动的原子核接收到90°脉冲。当进入扫描层面时,其接收一个激励脉冲而饱和。如果它被饱和到180°,则没有横向磁化量,并产生信号缺失(图6.14)。

为达到效果,预饱和脉冲应该置于流动原子核和扫描层面之间,从而使得进入FOV的原子核信号消除。在矢状位及轴位图像上,预饱和脉冲常放置于FOV上下,从而流向下的动脉及向上流动的静脉饱和。左右方向的预饱和脉冲有时用于冠状位图像(尤其是胸部),以用于饱和来自锁骨下血管的血流。

空间预饱和脉冲可用于FOV内。它能够使得产生伪影的区域(例如主动脉)被饱和,从而相位失映射能减少(见第7章)。预饱和脉冲只能用于组织,如果它用于空气,则将不会产生效果。它会增加患者接收的射频量,从而增加了热效应(见第10章)。预饱和脉冲的应用也会减少可获得的层数,因此应适当地应用。

未施加梯度

施加强度为 $x1$ 的正极性梯度

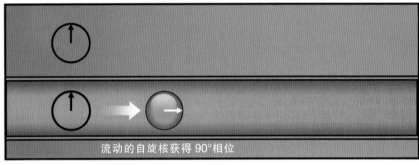

施加强度为 $x2$ 的负极性梯度

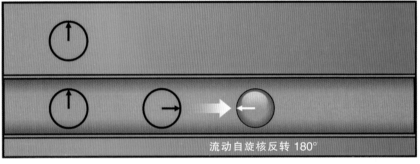

施加强度为 $x1$ 的正极性梯度

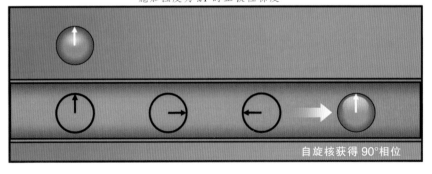

图 6.11 梯度磁矩相位重聚(归零)。

只有 90°预饱和脉冲被流动的原子核接收到才会有效。预饱和脉冲在激励脉冲之前施加于扫描层面周围,因此,TR 及层数决定每个预饱和脉冲间的间隔。为使预饱和达到最优化,所有层面采用给定的 TR。由于预饱和产生信号缺失,它常应用于液体(血液和脑脊液)呈低信号的 T1

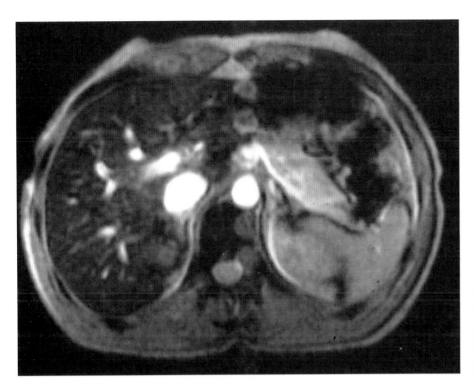

图 6.12 腹部轴位 T2* 相干梯度回波显示主动脉搏动伪影。未使用梯度磁矩相位重聚。

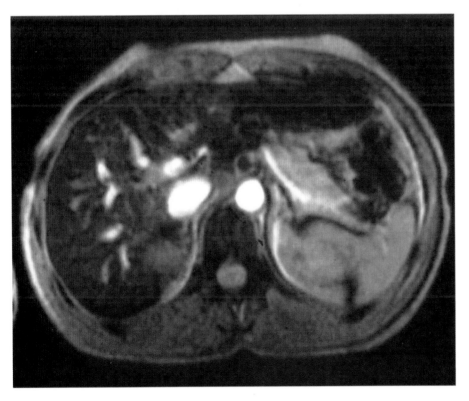

图 6.13 腹部轴位 T2* 相干梯度回波,其使用梯度力矩复相位。主动脉内流动伪影基本消除。

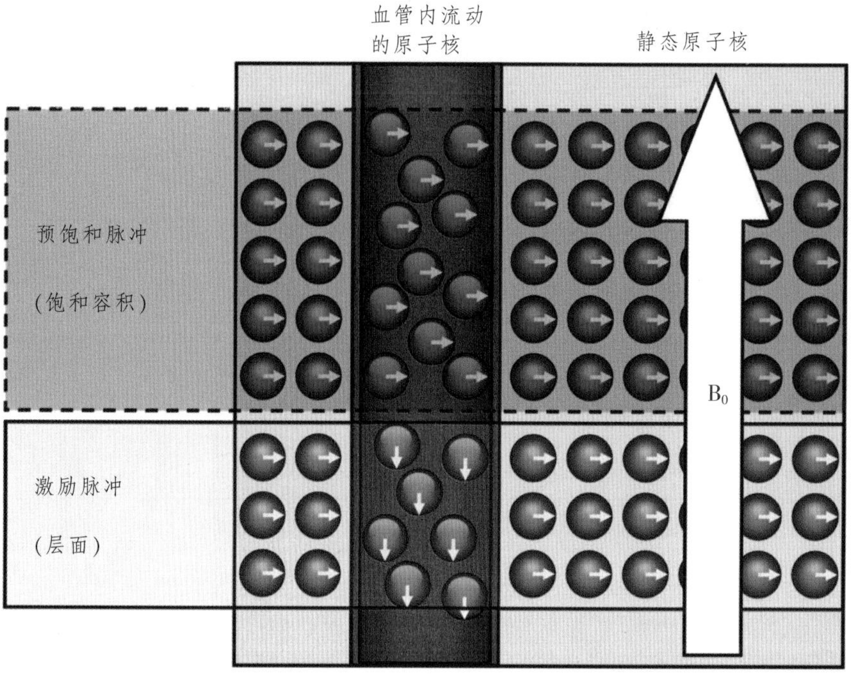

血管内流动
的原子核

静态原子核

预饱和脉冲

(饱和容积)

B_0

激励脉冲

(层面)

图 6.14 空间预饱和。

及质子加权图像中。图 6.15 和图 6.16 分别为施加预饱和和未施加预饱和的腹部轴位 T1 加权梯度回波图像。通过在图 6.16 中使用预饱和脉冲,图 6.15 中主动脉的伪影极大地消除。此外,还可发现应用预饱和后主动脉的信号强度降低。

由于预饱和技术能消除信号,因此常特异性应用于消除某些信号。它主要应用于:

- 化学预饱和
- 空间反转恢复(SPIR)

 见视频 6.3:www.wiley.com/go/mriinpractice

化学预饱和

氢质子存在于人体不同的化学环境中,主要见于脂肪及水中(见第 2 章)。脂肪与水的进动频率略有不同。当主磁场强度增加时,二者的频率差异亦增加。例如,在 1.5T,脂肪和水之间的进动频率差异约为 220Hz,脂肪进动频率低于水 220Hz。在 1.0T,频率差异减至 147Hz。水和脂肪之间的进动差异称为化学位移,这可用于特异性消除脂肪或水的信号。该技术对于鉴别病理组织(主要为水)与正常组织(常含脂肪)非常重要。要饱和或消除脂肪或水,二者间的进动频率必须显著,以便于二者的区分。脂肪或水的饱和在高场强系统中可有效地获得。

脂肪饱和

为了饱和脂肪信号,一个 90°的预饱和脉冲必须以脂肪的进动频率应用于整个 FOV 中(图

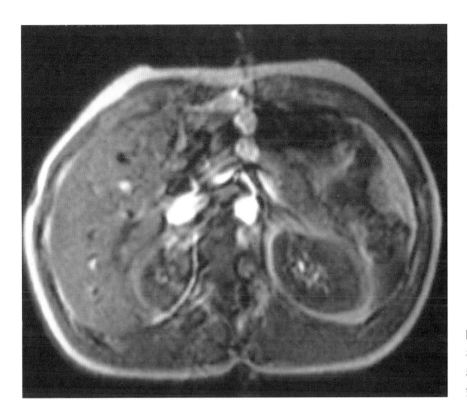

图 6.15　腹部轴位 T1 相干梯度回波显示主动脉搏动伪影。未使用空间预饱和技术。

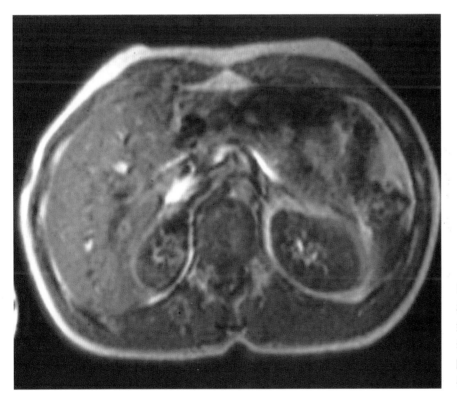

图 6.16　腹部轴位 T1 相干梯度回波，使用空间预饱和技术。主动脉搏动伪影基本消除，并且血流信号降低。

6.17）。然后激励射频脉冲应用于扫描层面中,并且脂肪原子核的磁矩翻转向饱和。如果它们被翻转到180°,那么它们没有横向磁矩,并且产生信号缺失。然而水原子核被激发、复相位并产生信号。图6.18和图6.19比较了有脂肪预饱和与没有脂肪预饱和的腮腺轴位T2加权图像。采用脂肪饱和技术消除了颅底脂肪组织,并增加了病变和正常组织间的CNR。

水饱和

为了饱和水信号,预饱和脉冲必须以水的进动频率应用于整个FOV中(图6.20)。然后激励射频脉冲应用于扫描层面中,并且水中的原子核的磁矩翻转向饱和。如果它们被翻转到180°,那么它们没有横向磁矩,并且产生信号缺失。然而脂肪的原子核被激发、复相位并产生信号。图6.21和图6.22比较了有水饱和与没有水饱和的肝脏轴位T1加权图像。在水饱和后,肝脏内任何脂肪信号都可清晰显示而正常肝脏信号被消除。

为了有效地使用脂肪饱和与水饱和,脂肪或水应在整个FOV内均匀分布。预饱和脉冲应以相同的频率均匀地传输到整个FOV中,以便于脂肪尤其是密集区域与少量脂肪区域接收相同的预饱和能量。在这种情况下,饱和脂肪不太有效。此外,应用于空间编码的梯度随着扫描层面的不同,其频率会发生变化。因为这个原因,化学预饱和常在两个层面间或体积成像中表现为不均匀。因此,适合的饱和应发生于扫描层面的中心或体积成像的中央部分。脂肪预饱和与水预饱和传递额外的射频脉冲到患者,因此在给定的TR内减少了层数。

预饱和脉冲在每一扫描层面被激励前施加于FOV上。两个预饱和脉冲间的间隔称为SAT TR,其等同于扫描TR除以层数。如果SAT TR长于脂肪或水的T1时间,则脂肪或水的磁矩可能不被饱和,因为它们有时间在每个预饱和脉冲传递前恢复。为防止这种情况发生,在给定的

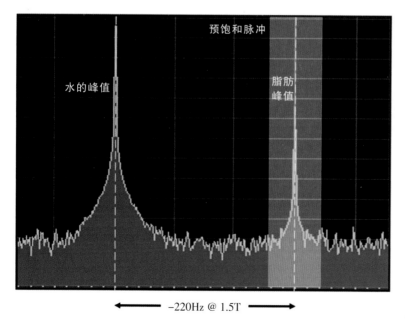

水的峰值

预饱和脉冲

脂肪峰值

←　−220Hz @ 1.5T　→

图6.17　脂肪饱和。

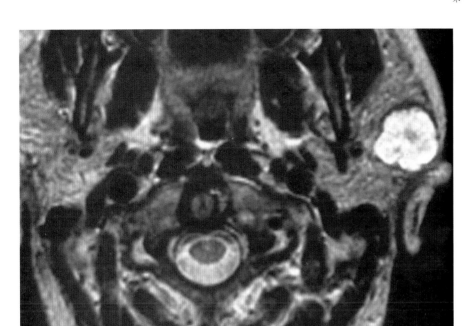

图 6.18 轴位 FSE T2 加权图像，未使用脂肪饱和技术。

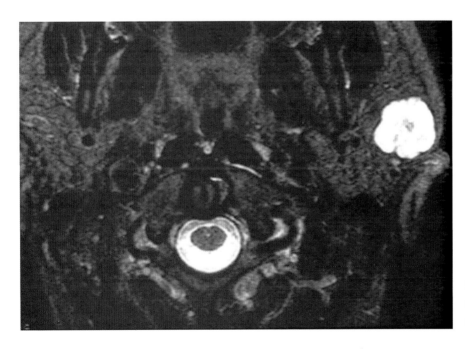

图 6.19 轴位 T2 加权图像，使用脂肪饱和技术。

TR 里常规定最大扫描层数，从而 SAT TR 减小到最小值。

只要匹配其进动频率的射频脉冲在激励前施加于成像体积上，那么任何组织都可通过这种方式消除。例如，在乳房成像中，硅胶可以被饱和以除去其信号。这是应对破裂的移植物很有用的技术。空间预饱和也可用于减少由相位失映射或混淆所导致的伪影(见第 7 章)。

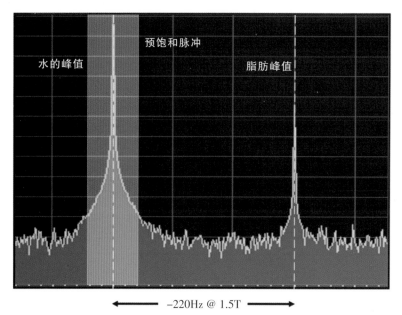

−220Hz @ 1.5T

图 6.20 水饱和。

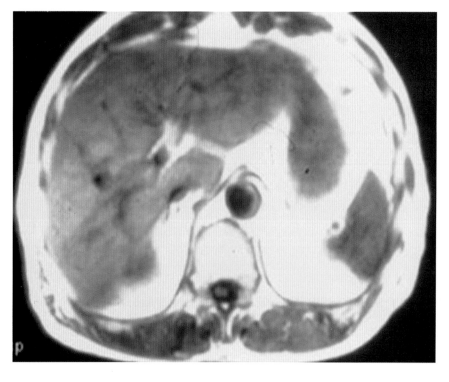

图 6.21 轴位 T1 加权图像,未使用水饱和技术。

空间反转恢复

在这个技术中,一个与脂肪相同进动频率的射频脉冲被应用到成像体积上。同化学预饱和不同的是,该脉冲为 180°。脂肪的磁矩因此完全翻转到 Z 轴。在一个消除脂肪的 TI 时间后,90°

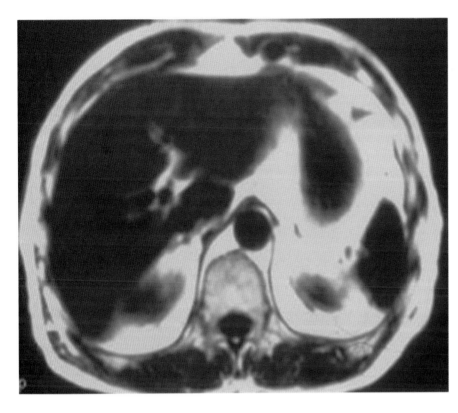

图 6.22 轴位 T1 加权图像，使用水饱和技术。

激励脉冲被应用。由于脂肪此时无纵向磁化，因此激励脉冲不产生横向磁化。因此，脂肪信号被消除(图 6.23 和图 6.24)。

由此可见，这种技术融合了脂肪饱和及类似 STIR 的反转机制(见第 5 章)以消除脂肪信号。然而，这一技术有几个缺点。化学饱和高度依赖主磁场的均一性，因为它需要脂肪的进动频率与整个成像体积的进动频率相同。SPIR 对此不太敏感，因为通过选择一个同脂肪零点对应的反转时间，消除也可发生。这依赖于脂的 T1 恢复时间而不是它的进动频率，弛豫时间不受磁场均一性较小变化的影响。然而，由于 STIR 序列完全依赖 T1 恢复时间而不是它的进动频率来消除信号，那么与脂肪饱和方法，如 SPIR 或脂肪饱和相比，其受到磁场不均匀性影响的可能性更小。

图 6.25 和图 6.26 比较了 STIR 和 SPIR 图像，显示在 STIR 序列中脂肪消除更加均一。但在 STIR 序列中，钆对比剂可能与脂肪一同消除，因为钆对比剂缩短组织的 T1 恢复时间，从而与脂肪形成对比(见第 11 章)。因此，STIR 序列一定不能用于注射钆对比剂后的图像。然而，在 SPIR 序列这不会发生，因为脂肪被选择性反转及消除，从而不会对钆对比剂产生影响。因此，SPIR 可用于注射钆对比剂后的压脂图像。

知识点：抑制技术

我们已经讨论了几种消除脂肪的方法。除非脂肪瘤(一种脂类肿瘤)存在，脂肪常看作

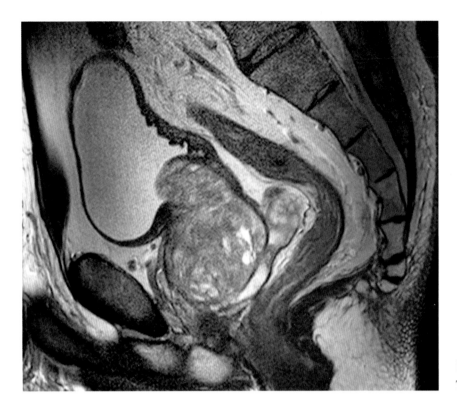

图 6.23　盆腔矢状位 T2 加权 FSE 图像。

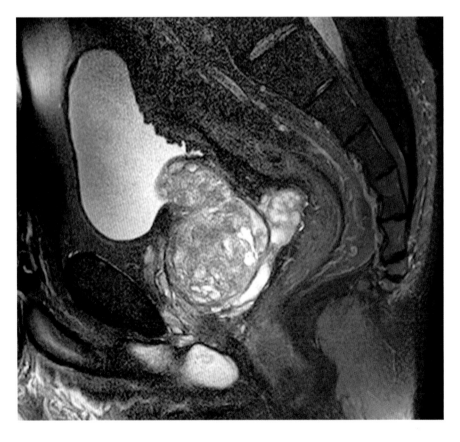

图 6.24　盆腔矢状位 T2 加权 FSE SPIR 图像。脂肪被抑制。

正常组织。在一个既含脂肪又含水或含脂肪和钆对比剂的序列中,常需要将脂肪信号去除,以便更好地显示水(常暗示着病变)。以 T2 加权 TSE 序列为例,目前脂肪消除可用以下几种方法:

- 脂肪饱和
- STIR
- SPIR
- 反相位成像(Dixon 技术)。它应用于梯度回波序列中,以消除脂肪和水原子核同时存在的体素信号。这可通过选择一个脂肪和水都去相位的 TE 而获得。由于它们互不干涉,因此体素内无信号产生(图 6.27 和图 6.28)(在第 7 章可见更多脂肪和水的相位差异)。

消除多种类型组织信号是有可能的。这可以通过在激励脉冲前,在 FOV 中施加一个组织特异性频率的饱和脉冲来实现。通过在激励脉冲前,应用一个同组织消除时间相同的反转脉冲,组织信号也可被消除(见第 5 章)。肝脏和脾脏也可以同消除硅胶一样,被特异性消除。

小　结

偶数回波复相位:

- 运用平衡回波(其中偶数回波较奇数回波去相位少)
- 减少体素内去相位
- 主要应用于 T2 加权序列

梯度磁矩相位重聚:

- 运用外加梯度来校正变化了的相位值
- 减少由于体素内去相位所致的伪影
- 层面内的缓慢层流效果最佳

预饱和:

- 运用额外的 RF 脉冲来消除流动核所致的信号
- 减少由于时间飞跃及进入现象所致的伪影(空间预饱和)
- 给予流动的原子核一空信号区(空间预饱和)
- 主要应用于 T1 加权图像(空间预饱和)
- 对于快速及慢速血流有效(空间预饱和)
- 增加了患者的 RF 积累
- 可应用于 FOV 内以消除脂肪或水的信号,以及减小混叠现象(化学预饱和)

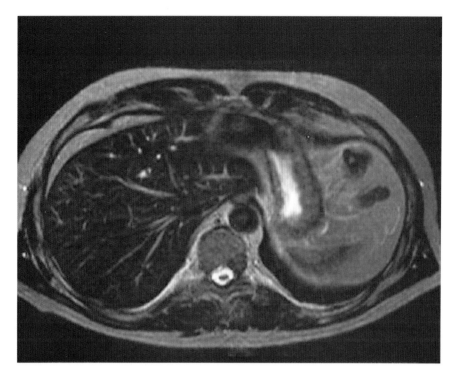

图 6.25   轴位 STIR 图像。脂肪抑制均匀。

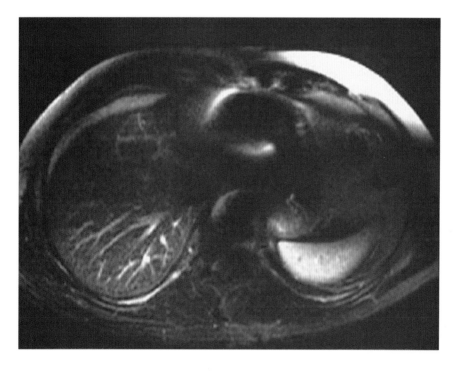

图 6.26   轴位 SPIR 图像。由于磁场不均一,脂肪抑制不均匀。

 有关本章内容的问题和答案,请访问本书配套网站:www.wiley.com/go/mriinpractice

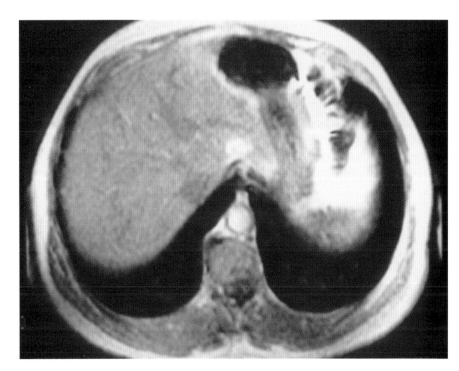

图 6.27　轴位梯度回波同相位图像。

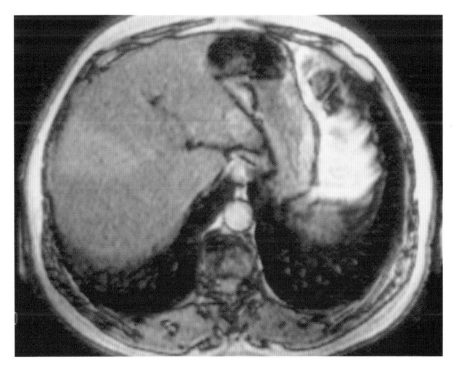

图 6.28　轴位梯度回波反相位图像。

　　我们已经讨论了流动效应,接下来可以探索在 MR 图像上常见的其他伪影。这些伪影将在下一章中讲解。

（赵斌　王海鹏　译）

第 7 章　伪影及其补偿

引言

　　所有的 MRI 图像在一定程度上都有伪影。因此,理解这些伪影的成因并尽可能弥补是十分重要的。某些伪影不可逆,因而只能减少而不能消除。其他伪影则可以避免。本章讨论 MRI 成像中最为常见的伪影的表现、原因以及矫正。

相位错位

表现

　　相位错位或重影为相位编码方向上所成像的解剖结构发生移动产生的重复影。其通常源自扫描野内周期性运动物,如呼吸中的胸壁(图 7.1)、血管及脑脊液的脉动、吞咽以及眼球运动。当我们观看图像时,可以通过相位错位或重影的方向来确定相位编码方向。

原因

　　相位错位是在施加脉冲序列时由于解剖结构沿相位编码梯度发生运动所致。其沿此梯度发生的伪影仅由于以下几个原因。

　　●每一个 TR 的相位编码梯度幅度均不相同,而每一个 TR 的频率和层面选择梯度幅度则相同(见第 3 章)。因此随着解剖结构在扫描过程中运动,其在相位梯度改变时而在相位编码方向发生位移。想象一下在扫描过程中的胸壁运动,如图 7.2 中所示。胸壁在呼气时处于相位编码

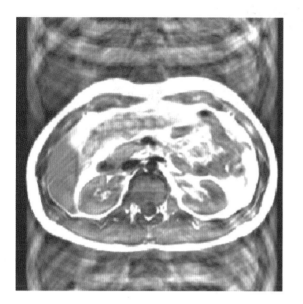

图 7.1 轴位图像示一腹部呼吸所致的相位伪影。

梯度上的某一位置,但在下一次吸气相位编码时可能运动到另一位置。依据其沿梯度的位置,胸壁被赋予不同的相位值,如 3 点钟位置及 2 点钟位置。因此,运动的解剖结构出现了 FOV 内沿相位编码梯度的伪影。

● 在相位编码与读出之间存在着一个时间延迟(图 7.2),因此,在相位编码之间,以及频率编码期间读出信号并填充入 K 空间时,解剖结构可能发生运动。由于在读取信号及数字化时施加频率编码,因此,在频率轴方向上并不发生相位错位。

矫正

减少相位伪影有数种办法。完全消除伪影是不可能的,除非在对一具尸体成像。伪影的矫正方法与其各自原因有关。

相位卷褶及频率卷褶

由于重影仅发生于相位轴上, 相位编码的方向可以被改变, 所以伪影并不干扰感兴趣区。例如,在颈椎矢状面上,频率编码常常在 Z 梯度方向(头至足),因其为患者矢状面上最长轴(图7.3)。因此,相位为前后方向沿 Y 梯度编码。沿相位轴的吞咽及心脏搏可造成脊髓的重影。相位及频率互换,从而 Y 梯度(前后方向)进行频率编码,Z 梯度进行相位编码。将伪影置于头足方向以防止脊髓模糊不清(图 7.4)。此矫正方法也适用于去除膝部矢状位图像上由于腘动脉所致的伪影,以及去除胸部轴位上由于主动脉所致的前纵隔结构的模糊不清。你认为在以上例子中相位及频率应当如何安排?

运用预饱和脉冲

在特定区域采用预饱和(见第 6 章)将使信号为零。在产生伪影的区域放置预饱和区以消除信号、减少伪影。例如,在颈椎矢状位图像上,吞咽可导致沿相位轴的重影(前后方向),并且脊髓模糊不清。在 FOV 内放置一个预饱和脉冲,并将其放置在喉部以减少伪影。此外,预饱和减少了血管内流动原子核的伪影。预饱和可降低这些原子核的信号且放置于血流及 FOV 之间时最为有效。

运用呼吸补偿技术

当对胸部及腹部成像时,沿相位轴的呼吸运动可致相位错位。在快速序列上,患者可屏气以消除伪影。在较长的序列中,一种称为呼吸补偿或呼吸有序相位编码(ROPE)的方法可以大幅

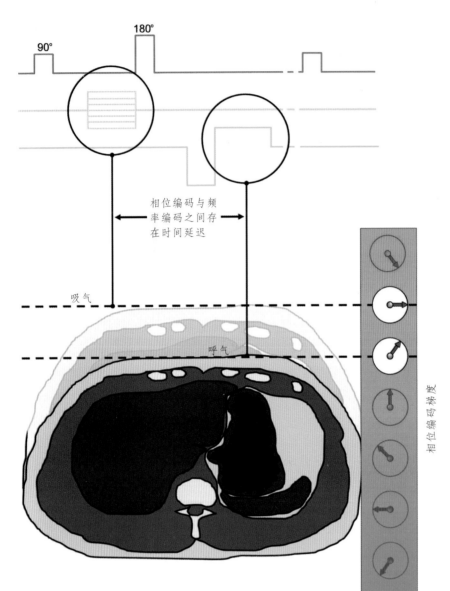

图 7.2 相位错位的产生原因。

减少呼吸伪影。在对胸部或腹部成像时,此方法需在患者胸部放置一系列波纹管。这些波纹管中部呈波浪状、可扩展,随着患者呼吸而伸缩(图7.5)。此伸缩导致空气通过波纹管往复运动。这些波纹管通过橡胶管连于位于系统中的传感器。传感器是一个将在波纹管中往复运动的空气的机械运动转变为电信号的装置。此系统可以分析信号,其幅度与胸壁在呼吸运动中的最大及最小运动一致。呼吸补偿不影响扫描时间或图像的对比度。此方法唯一的缺点是在给定的 TR 期间可获得的层数会略微减少。

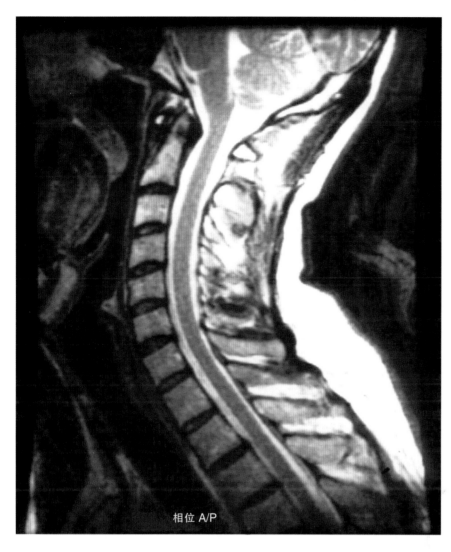

相位 A/P

图 7.3 在前后方向上进行相位编码的颈椎矢状位 T2 加权成像，而相位重影映射在前后方向。

知识点：呼吸补偿及 K 空间填充

正如第 3 章已讨论过的，K 空间中心线的填充是在平缓相位编码梯度之后（可获得高信号及对比度），而外部线的填充是在陡峭的相位编码梯度之后（可获得高空间分辨力）。解剖结构沿平缓相位编码梯度运动可产生最大伪影，因为在成像中存在伪影较高的信号。解剖结构沿陡峭的相位编码梯度运动则产生较小伪影，因其在成像中存在伪影较低的信号。

系统可读取来自传感器的电信号并执行缓相位编码梯度，当胸壁或腹壁在最低限度上运动时，其填充 K 空间中心线。依此方法，当胸壁运动缓慢时，大部分数据提供所需的图像信号及对比。当胸壁在最大限度上运动时，陡峭相位编码梯度留作填充外部线（图 7.6）。本质上，数据以此方式在 K 空间分布看起来为非周期性的，因此呼吸运动的重影伪影得以消减，如图 7.7 和图 7.8，图 7.7 中所见的相位错位在图 7.8 中经过运用呼吸补偿得以消减。

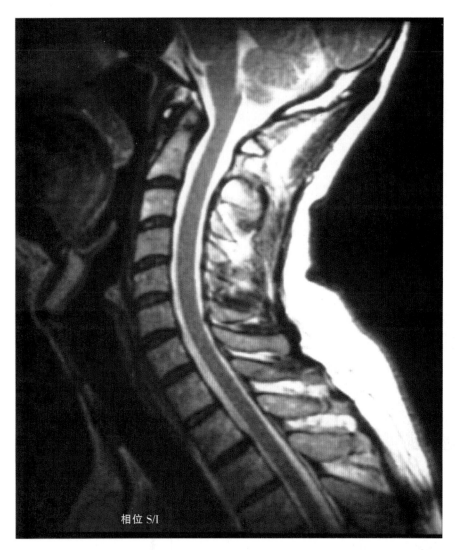

相位 S/I

图 7.4 在上下方向上进行相位编码的颈椎矢状位 T2 加权图像，而相位重影映射在上下方向。相比于图 7.3，注意颈髓的可视性稍有改善。

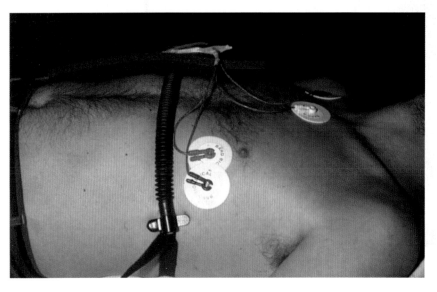

图 7.5 呼吸补偿波纹管及心脏门控引线的放置。

波纹管产生的呼吸信号

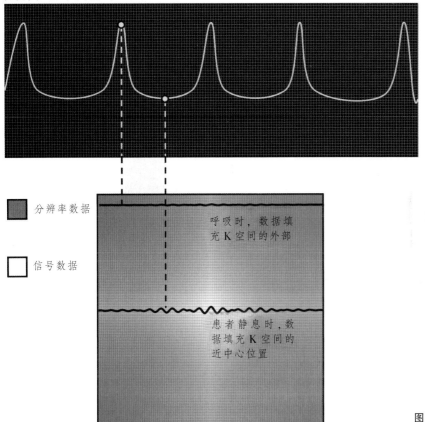

分辨率数据

信号数据

呼吸时，数据填充 K 空间的外部

患者静息时，数据填充 K 空间的近中心位置

图 7.6　呼吸补偿与 K 空间。

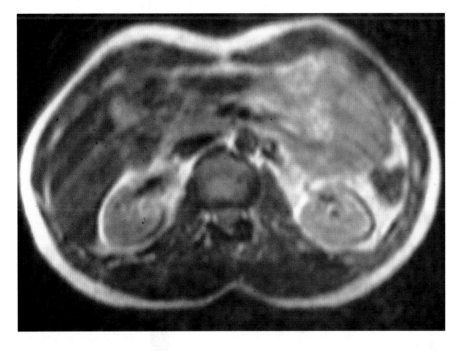

图 7.7　胸壁轴位 T1加权图像显示呼吸所致的相位重影。

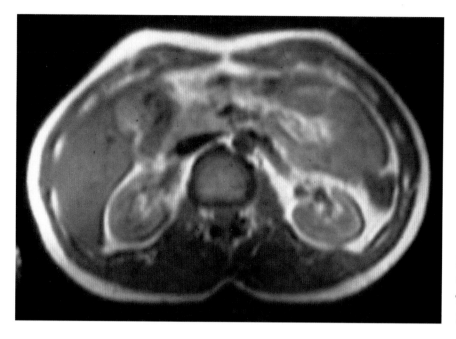

图 7.8 运用了呼吸补偿技术的胸壁轴位 T1 加权图像。相位重影得以消减。

系统也可以运用一种称为呼吸门控或者触发的方法依据呼吸特定的相位来定时激励脉冲。获取的每一层都是在呼吸的相同时相上获得的。然而,此方法存在几个缺陷。首先,TR 与对比取决于呼吸的迅速性。其次,呼吸速率一般较 TR 长,从而扫描时间被延长,并且图像对比可能改变。呼吸导航回波亦可运用于减少呼吸运动引起的相位错位。在此技术中,在冠状位或矢状位定位像中,感兴趣区(ROI)置于膈肌中间。系统监控着 ROI 内的信号强度,并排除规定范围外所获得的数据。此方法较为有效,随着信号的去除,扫描时间会延长和(或)SNR 降低。

心脏门控

门控是一个用于描述一项可以减少由呼吸、心跳、脉动引起的周期运动所致伪影的技术的总括。正如呼吸门控监控呼吸,心脏门控通过使激励脉冲与心脏收缩的 R 波一致来监控心脏运动。通过运用心脏运动所产生的电信号来触发每一次激励脉冲来完成。有两种门控方式。

● 心电图(ECG、EKG)门控运用连接于患者胸部的电极以及导线来产生 ECG(图 7.5)。用于决定每一次激励脉冲的触发时间。每一层都是在心动周期的同一时相获取,因此心脏运动所致的相位错位得以消减。ECG 门控可以运用于胸部、心脏以及大血管的成像。

● 外周门控运用连接于患者手指的光传感器来检测毛细血管的搏动。搏动用于触发激励脉冲,这样,每一层都是在心动周期的同一时相获取的。外周门控不如 ECG 门控精确,因此在心脏成像中并不是十分有帮助。然而,其对于减少小血管成像或脊髓成像(脑脊液可使图像信号降低)时的伪影十分有效。ECG 及周围门控将在第 8 章详细讨论。

梯度磁矩归零

其可减少由沿梯度(见第 6 章)流动的原子核所致的伪影。这些流动的原子核产生一明亮的信号,并且也显著减少重影。它对于成像平面内缓慢、规律的血流效果最佳。

其他运动减低技术

某些自主运动,例如眼球运动,可通过要求患者将其眼睛聚焦于磁体/房间的某一特定位置而加以消减。其他不自主运动,如肠管运动,可通过服用解痉剂(图 7.9 和图 7.10)加以消减。增加 NEX 也有所帮助,但其增加信号平均时间的次数。运动伪影在图像上最终达到平衡,而相比于信号本身,实际上的运动更为随机。此外,推进器(见第 3 章)有效地在 K 空间中心区域运用多重 NEX,并在每个 TR 内填充 K 空间内的多重区域,因而减少了扫描。这两种方法均可减少运动伪影。自主运动可通过尽量使患者舒适、运用衬垫及皮带固定患者加以消减。紧张不安的患者将从周到的过程解释获益,并且通过系统的对讲机一直保持提示也可使其保持不动。在某些情况下允许一名亲戚或朋友在房间内陪同是有帮助的。在极端病例中,可能需要对患者进行镇静。

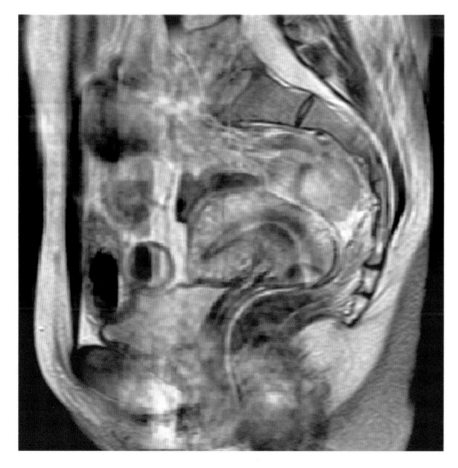

图 7.9　盆腔矢状位 T2 加权图像。肠管运动导致结构的模糊。

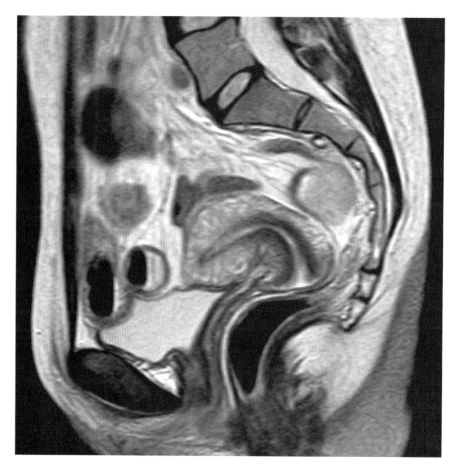

图 7.10　运用解痉剂后的盆腔矢状位 T2 加权图像。肠管运动得以消减。

混叠现象或卷褶

表现

卷褶或混叠现象是指成像时 FOV 之外的解剖结构折叠到 FOV 之内的解剖结构之上。图 7.11 中,头部相位方向的 FOV 较前后径小。因此,相位方向上 FOV 之外的信号被卷褶到图像中。

原因

混叠的产生是由于存在于 FOV 之外的解剖结构映射入 FOV 之内。如果选定 FOV 之外的解剖结构与接收线圈靠得很近,则仍然会产生信号。其信号数据必须被编码,如分配像素位置。如果数据欠采样,这些信号会被错误映射到 FOV 内,而不是在外面。混叠现象既可发生于频率轴,也可发生于相位轴。

频率卷褶

沿频率编码轴方向的混叠现象称为频率卷褶。它是由于欠采样回声中出现的频率所致。这

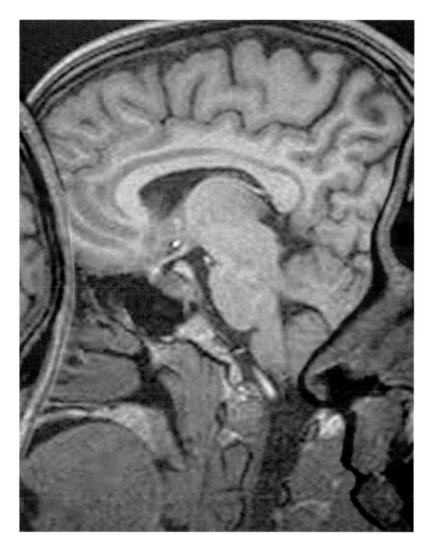

图 7.11 脑矢状位成像示混
叠伪影或卷褶。

些频率可源自任何信号，不论解剖结构在选定的 FOV 内或之外。理想情况下，只有源自 FOV 内
的频率可分配像素位置。此种情况仅发生于频率经常采样足够。根据奈奎斯特定理 (见第 3 章)，
为了正确成像，频率在每个周期中必须至少采样两次。如果不遵循奈奎斯特定理，并且频率欠采
样，则频率编码方向上 FOV 以外的部分将在 FOV 内成像 (图 7.12，下图)。卷褶将在频率编码轴
上发生。

相位卷褶

沿相位轴发生的混叠现象称为相位卷褶。它是由于沿相位轴方向上欠采样所致。FFT 后
每个相位值从 0° 至 360° (或 12 点钟方向至下一 12 点钟方向) 都必须在相位编码方向上 FOV
内成像 (图 7.13)。此相位曲线沿相位轴在 FOV 两面都会重复。任一信号依据其沿曲线的位置
分配一相位值。当曲线重复时，在相位方向上源自 FOV 外的信号被分配一个相位值，此相位
值已分配给源自 FOV 内的信号。因此，出现了两次相位值。此重复导致了沿相位轴上的相位

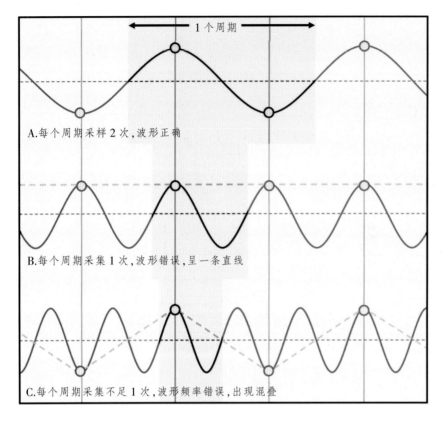

图 7.12 混叠现象与欠采样。

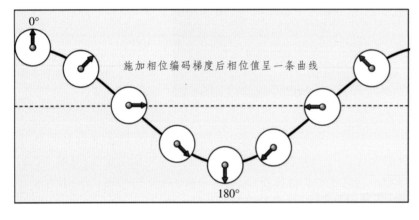

图 7.13 相位曲线。

卷褶。

观察图 7.14，FOV 在腹部轴位左右相位轴方向的图像较其他径线小。在此方向上应用了相位编码梯度，并产生了经磁体孔 X 轴的相位的变化。在此特定的梯度，FOV 以外的自旋核与 FOV 以内的自旋核有着相同的相位值（图中红色及蓝色区域）。由于有着相同的相位值，红色及蓝色区域被卷褶到图像中，因其与 FOV 内的自旋核有着完全一致的相位值。

腹部轴位层面,施加相位编码梯度后自旋核按照相位曲线分布

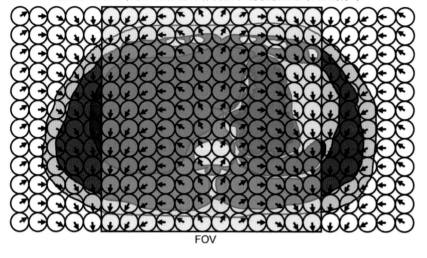

FOV

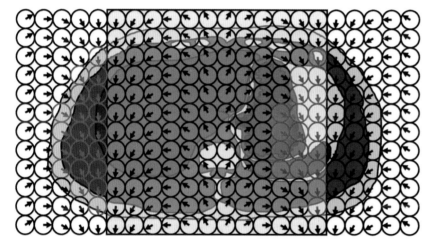

FOV 外面的自旋核与 FOV 内部的自旋核相位值相同

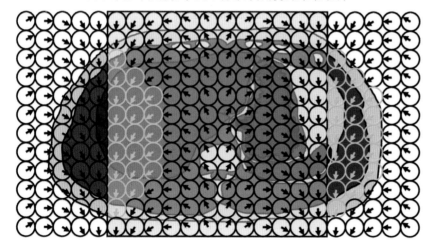

图 7.14 相位卷褶。

矫正

沿频率及相位轴发生的混叠伪影可使图像质量明显降低,因此应当加以补偿。扩大 FOV 以便将所有解剖部位产生的信号全部包括,但同时导致空间分辨率的损失。有时在 FOV 外的区域放置的预饱和带卷褶到图像中可致那些区域完全无信号,从而消减混叠现象。然而,也有两种抗混叠软件方法可以矫正卷褶。

沿频率轴方向上的抗混叠

增加采集率从而使得各个频率得以充分数字化,这样可以消除频率方向上的混叠。然而,这样做也会增加图像内的噪声。因此,可应用一频率滤波器来滤除所选 FOV 区域外的频率。源自 FOV 以外的沿频率轴方向的信号被滤除,因而不会继续错误映射(图 7.15)。大多数系统自动应用此方法,从而使沿频率编码轴方向上的混叠不再发生,其类似于有图像均衡器的音乐系统可滤除低音部以及高音部。

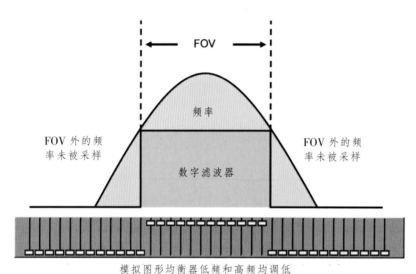

模拟图形均衡器低频和高频均调低

图 7.15 沿频率轴的抗混叠。

沿相位轴方向上的抗混叠

又称为无相位卷褶、相位过采样或抗折叠。通过完成增加相位编码数量,沿相位编码轴可无相位卷褶过采样。可通过在相位方向上扩大 FOV 得以实现,这样,相位曲线可延续至解剖结构的广泛区域。因 FOV 外信号相位值与内部的并不相同,所以相位值并不会出现重复。解剖结构不再会出现错误映射,并且混叠也不会发生(图 7.16)。然而,扩大 FOV 导致了空间分辨率的损失,需增加相位编码的数量来加以补偿。增加相位编码的数量导致扫描时间延长,因此一些系统自动减少了 NEX 或平均信号来加以补偿。然而,其他系统并不运用此选项增加扫描时间。

在系统中,NEX 自动减少以便保持扫描时间,在重建过程中扩大的 FOV 部分被摒弃,这样则仅展现选定的 FOV。在不自动减少 NEX 的系统中,扩大部分未被摒弃,因此相位 FOV 增加。虽然 SNR 在两个选项中的改变均不显著,但图像质量可在无相位卷褶情况下轻微受损。由于 NEX 的下降减少了信号平均值的数量,因此运动伪影可更为显著。观察第 4 章中的图 4.25 和图 4.26,其分别为 1 NEX 及 4 NEX 获取。在图 4.25 中,可以注意到沿上矢状窦分布的重影。其在图 4.26 中得以消减,因其运用了更高的 NEX。

知识点:无相位卷褶、K 空间及抽屉柜

抽屉柜类比可以很好地描述这一观点。柜子的高度决定了图像相位方向上像素的数量(例如,选择 1 个 256 矩阵,然后抽屉+/-128 填充数据,即顶部和底部抽屉)。为了减少这种伪影,需要实施更多的相位编码,因此需要填充更多的抽屉。为了填充更多的抽屉,并保持柜子的高度不变,那么每个抽屉应更薄(如第 4 章所讨论的)。作为频率 FOV 百分比,抽屉的深度与相位方向上的 FOV 成反比,所以把每个抽屉的深度二等分可使相位方向上的 FOV 是频率方向上的 2 倍,从而可允许解剖结构被包括在一个更大的 FOV,并防止混叠现象。使相位编码数目或抽屉数增加为 2 倍,扫描时间会翻倍,某些系统使 NEX 减半(填充每个抽屉的时间)来加以补偿(图 7.16)。因此,在这些系统中这种方法减少了混叠现象(只要解剖结构在更大的 FOV 之外),且保持了原有的分辨率、FOV 以及扫描时间(图 7.17 和图 7.18)。

化学位移伪影

表现

化学位移伪影使脂肪与水之间产生一个黑色的条带。它仅沿着频率编码轴产生。图 7.19 示双侧肾脏的右侧都出现了黑色的条带。这就是化学位移伪影。

原因

化学位移伪影是由于脂肪和水处于不同的化学环境而产生的。尽管脂肪和水都是由氢原子组成,但是脂肪由氢和碳组成,而水由氢和氧组成(见第 2 章)。因此,脂肪的进动频率低于水。这种进动频率的差异与主磁场强度 B_0 是成比例的。例如,在 1.5T 的场强下此进动频率的差异是 220Hz,即脂肪的进动频率比水低 220Hz。在 1.0T 场强下此进动频率的差异是 147Hz,并且在更低的场强(0.5T 或更低)下这种差异往往是毫无意义的。然而,在较高的场强下,它能够产生一种伪影——化学位移伪影。化学位移常以主磁场强度的百万分之一(ppm)为单位。其值总是独立于主磁场强度,等于 3.5ppm。由此可见,脂肪和水之间的化学位移可以在不同的磁场强度中估算。

原有的 FOV

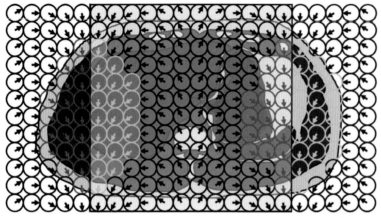

K 空间

相位曲线可延伸并覆盖新的 FOV

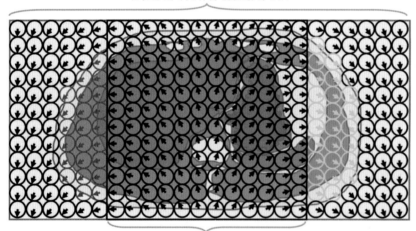

FOV 的中心部分可显示

K 空间范围不变，
增加的数据二等分

图 7.16 沿相位轴的抗混叠现象。

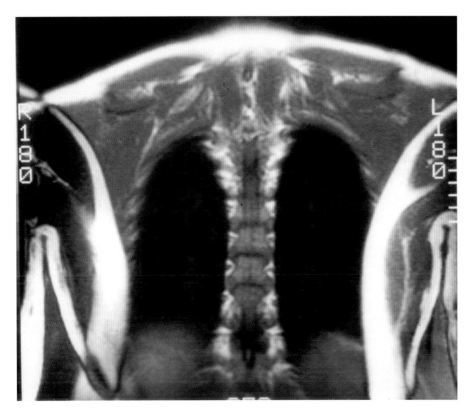

图 7.17 胸部冠状位图像显示相位卷褶。

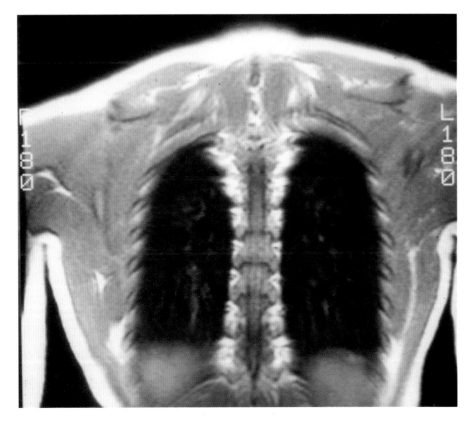

图 7.18 胸部冠状位抗混叠图像，卷褶已消除。

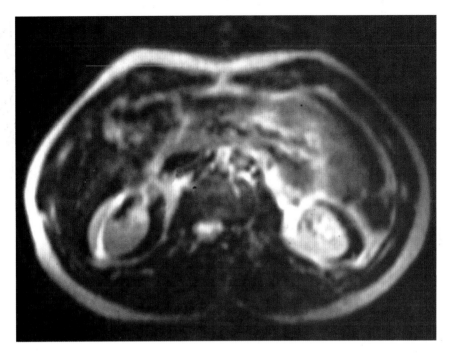

图 7.19 化学位移伪影呈黑色条带，位于每个肾脏的右侧。

接收带宽决定了频率的范围必须映射到整个 FOV。FOV 被分成许多像素，像素的数量由矩阵的大小决定。如果选择了 256 个频率样本，那么接收带宽必须映射到 FOV 中的 256 个像素。接收带宽和频率样本的数量决定了每一个像素或频率列的带宽。

例如，如果接收带宽为 +/−16KHz，那么 32 000Hz 映射到 FOV。如果收集了 256 个频率样本，那么 FOV 被分成 256 个频率列或像素。因此，每一列有一个每像素 125Hz(32 000/256Hz)的独立的频率范围(图 7.20)。在 1.5T 场强下，脂肪和水的进动频率差异为 220Hz，因此，运用上述例子，在患者体内相邻存在的脂肪和水质子被分别映射到 1.76 个像素中(220/125)(图 7.20，中图)。这种与水相关的脂肪像素偏移被称为化学位移伪影。这种伪影的实际大小与 FOV 的大小有关，因此它决定了每一个像素的大小。例如，一个 24cm、256 频率列的 FOV 产生了 0.93mm 大小的像素。每 1.76 像素位移导致了脂肪和水之间 1.63mm(0.93mm×1.76mm)的实际化学位移。随着 FOV 扩大，这种大小增加。

矫正

在较低场强下进行扫描和最大限度减小 FOV 能够减少化学位移。在高场强下，改变接收带宽的大小是减少化学位移的一个途径。随着接收带宽的缩小，必须有一个较小的频率范围来映射到同样数量的频率列，比如 256 个。因此，每一像素单独的频率范围就减少了，并且在脂肪和水之间的 220Hz 进动频率的差异被转换成一个大的像素位移(图 7.20，下图)。例如，如果接收带宽减少到 +/−8KHz，那么此时仅有 16 000Hz 映射到 256 个频率列。每个像素范围仅有 62.5Hz(16 000/256Hz)。在两个相邻的脂肪和水质子之间的 220Hz 进动频率的差异此时被转换成 3.52

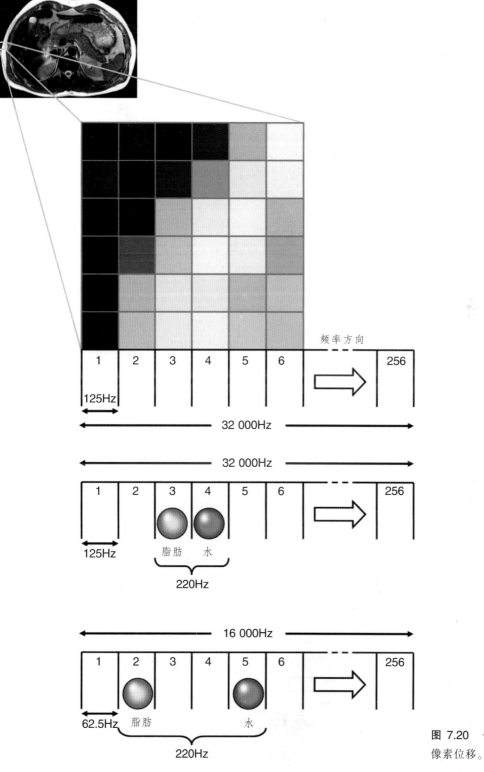

图 7.20 化学位移与像素位移。

像素(220/62.5)的像素位移(图7.20,下图)。

为减少化学位移伪影,常用最大的接收带宽来保持良好的信噪比(见第3章和第4章)以及最小FOV的可能(图7.21)。如果通过减少带宽来提高信噪比,那么需运用化学饱和技术将脂肪和水的信号消除(见第6章)。通过这种方法,无论是脂肪还是水的信号消失,组织没有偏移,所以化学位移伪影也就消失了。这些方法其实只在较高的场强下才有效。在0.5T或更低的场强下,化学位移伪影可被忽略,并且往往不需要弥补。

反相位伪影(化学配准不良)

表现

当脂肪和水同相位时,它们的信号相互叠加,当其处于反相位时,它们的信号相互抵消。这种抵消现象称为反相位伪影或化学配准不良,当脂肪和水在同一体素相互交界时,在器官的周围产生一环形暗信号,例如肾脏(图7.22)。这对梯度回波脉冲序列图像影响显著,此时梯度反转是无效的。

原因

反相位伪影是由于脂肪和水之间存在进动频率差异而产生的。该伪影的产生是由于脂肪和水在某一时期处于同相位,而在其他时期处于反相位,源于它们进动频率的差异。它们在进动路径上以不同的速度进动,并且它们在进动路径上处于不同的位置,但是它们周期性地回到相同的位置,因此它们处于同相位。

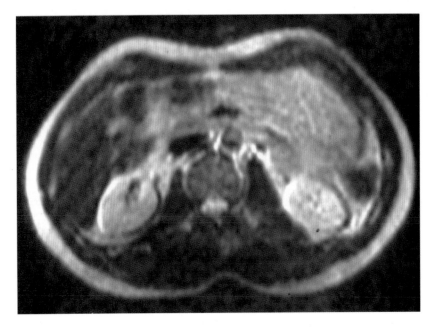

图7.21 腹部轴位图像获得了较宽的接收带宽。图7.19中的化学位移伪影已减少。

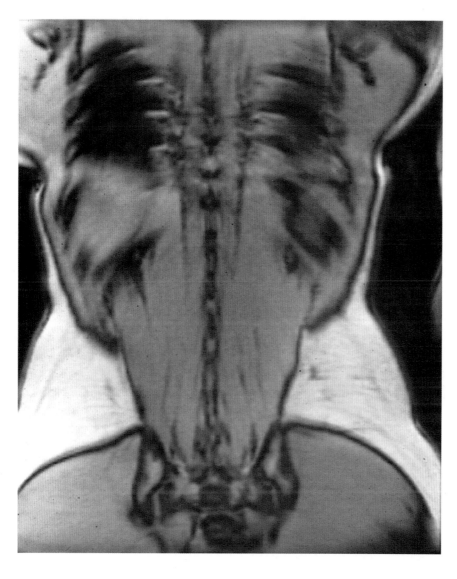

图 7.22 化学配准不良在腹部器官周围呈黑线状。

知识点:化学配准不良与时钟类比

这可以比作一个时钟的时针和分针。两个指针以不同的速度绕着时钟转动:时针 12 小时转动 360°,而分针 1 小时转动 360°。然而,在一天内的特定时刻,两个指针相互重叠或处于同相位,如中午 12 点,上午 1:05、2:10、3:15 等(图 7.23)。

矫正

选择与磁场强度中脂肪和水的周期相匹配的 TE。水和脂肪的周期取决于磁场强度(图 7.24)。例如,在 1.5T 场强下,选择 TE=4.2ms 以减少化学配准不良伪影,而在 0.5T 场强下,脂肪和水的周期为 7ms。此外,使用自旋回波序列而不是梯度回波序列,因为通过 180°射频脉冲补偿

同相位

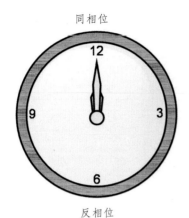

反相位

同相位

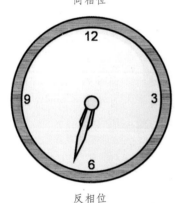

反相位

图 7.23 反相位伪影与时钟类比。

脂肪和水之间的相位差是非常有效的,同时梯度回波序列对此效果很差。

 见视频 7.1:www.wiley.com/go/mriinpractice

截断伪影

表现

这种伪影在高、低信号的交界面产生一个带状的伪影。图 7.25 中,在颅骨的低信号与头皮脂肪的高信号相邻的脑边缘出现了这一伪影。

原因

这个伪影是由数据的欠采样(太少的 K 空间线填充)导致的,从而高、低信号的交界面被错误地显示在图像上。截断伪影仅在相位方向发生并且产生一个穿越高强度区的低强度带。

矫正

必须避免数据的欠采样。为达到此目的,需增加相位的编码数。例如,使用 256×256 矩阵代替 256×128 矩阵。

磁敏感性伪影

表现

此伪影产生图像失真和大信号丢失。图 7.26 显示了在成像容积中发夹产生的磁敏感性伪影。

原因

磁化率是物质被磁化的能力。不同组织的磁化程度不同,从而导致了不同的进动频率和相位差。这导致了组织交界面的去相位和信号丢失。在实践中,产生这种伪影的主要原因是成像容积内的金属,但也可见于自然发生的出血中的铁,这些将比周围组织获得更大程度的磁化。铁磁性

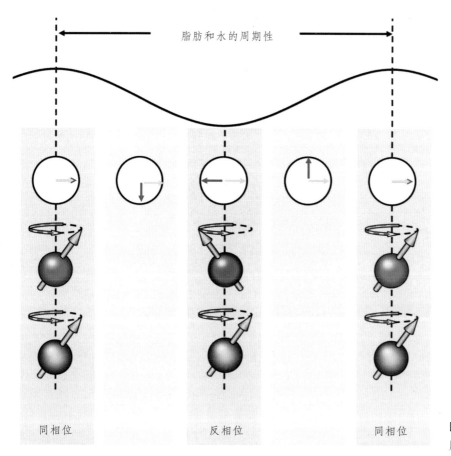

脂肪和水的周期性

同相位 反相位 同相位

图 7.24 脂肪和水的周期性。

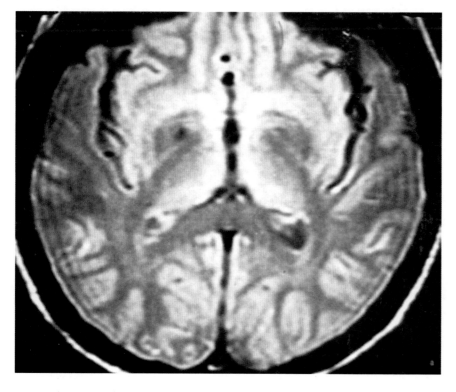

图 7.25 颅脑轴位图像示截断伪影在邻近颅骨-脑交界面的地方呈微弱的线状。

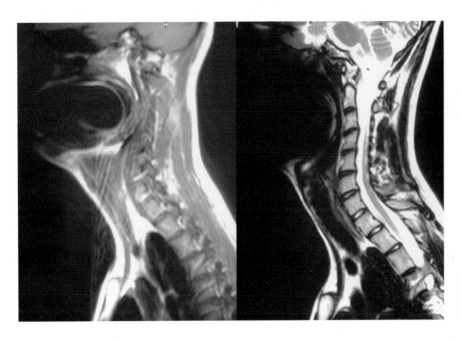

图 7.26 发夹的磁敏感性伪影导致图像严重失真。

物质具有很高的磁化率并且能够导致图像失真。磁敏感性伪影在梯度回波序列中更为明显，因为梯度反转无法弥补组织交界面处的相位差。

矫正

在某些情况下，此伪影可以辅助诊断。特别是有些仅仅凭磁敏感效应才能观察到的小出血。然而，此类伪影一般是不合乎图像要求的并且可以毁掉图像。以下列出了几种有效的改进措施。

● 去除所有的金属物。始终确保患者在扫描前已经去除了所有可能部位的金属物。经常检查患者是否有动脉瘤夹或金属植入物。大多数的植入物是可以进行扫描的，但可能会造成局部发热（见第 10 章）。

● 使用自旋回波序列代替梯度回波序列。自旋回波序列中的 180° 反相脉冲对于补偿脂肪和水之间的相位差是非常有效的，而梯度回波序列在这方面非常差。图 7.27 和图 7.28 分别应用了梯度回波和自旋回波序列。在两幅图中都出现了胫骨中金属伪影产生的磁敏感性伪影，但是在自旋回波序列中则显著减少。相对于标准 FSE，当采用 SS-SE 序列时也会产生同样的效果。在单次激发图像中的长回波链通过增加 180° 去相位脉冲增加了去相位。因此，伪影可以显著减少。

● 减少 TE。较长的回波时间允许在有敏感性差异的组织之间有更多的去相位，因此使用短 TE 可以降低这种伪影。宽的接收带宽也能够减少 TE（见第 3 章），因此当遇到此类伪影时，这也是一个有效的补救措施。

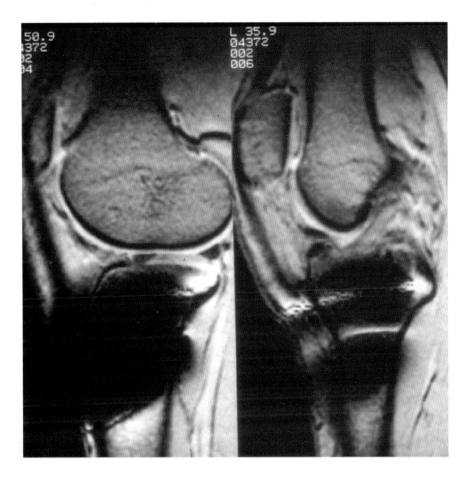

图 7.27　矢状位膝关节梯度回波图像示胫骨存在钉子。磁化率导致大量图像失真。

交叉激励和层间干扰

表现

所获取的相邻层面有不同的图像对比度(图 7.29)。

原因

RF 激励脉冲不是完全一致的。脉冲的宽度应该是其振幅的 1/2,但这通常有变化,最多可达 10%。因此,与 RF 激励脉冲相邻的层面的原子核可能被激发。相邻层面接收了来自其邻近 RF 激励脉冲的能量(图 7.30)。

此能量推动原子核的 NMV 横向运动,因此,当它们受到激励时可能会变得饱和。这种效应被称为交叉激励,它能够影响图像的对比度。相邻层面的能量消失会产生同样的效应,因此所选择的层面内的原子核回到 B_0。这些原子核由于自旋-晶格弛豫而失去能量,并且可能使邻近层面内的原子核能量消失。这称为层间干扰,不应与交叉激励混淆。

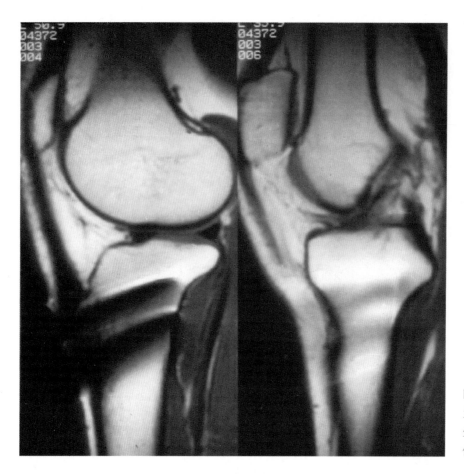

图 7.28 与图 7.27为同一患者，此为其矢状位自旋回波图像。伪影减少。

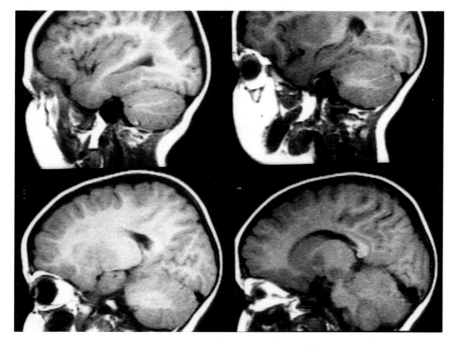

图 7.29 由于交叉激励导致了层面间对比度的改变。

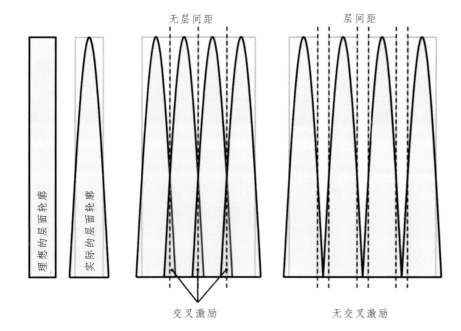

图 7.30 交叉激励。

矫正

层间干扰从不会消除,因为它是由于原子核能量的自然消散而引起的。通过确保层面之间至少有 30% 的间距可以减少交叉激励。这是指层厚本身的 30%,可以降低射频激励相邻层面的可能性。

例如,如果选择的层厚为 5mm,那么使用 2mm(40% 为 5mm)层间距,而不是 1mm 层间距(20% 为 5mm)。此外,大多数系统在获得图像时跳跃地激发层面,因此相邻层面的交叉激励在即将要受到激发之前仍有一些衰退时间。例如,层面的激发顺序是 1,3,5,7,2,4,6,8。当第 2~8 层正在被激发时(大约 1/2 TR),第 1~7 层有衰减其交叉激励的时间。

被称为隔层扫描或分次采集的过程更进一步延长了这一时间。当隔层扫描时,交替的层面被激发并且分别接收。以这种方式,相邻层面的交叉激励在即将受到激励之前有整个的采集时间去衰减。例如,在第一次采集中,层面的激发顺序是 1,3,5,7,而在第二次采集中,层面的激发顺序是 2,4,6,8。当第 2~8 层正在被激发时,第 1~7 层有整个的采集时间(几分钟)衰减。当使用隔层采集时,层面之间可以没有间隔。

一些系统使用软件来"抵御"射频脉冲,因此相邻的原子核不太可能被激励。这减少了交叉激励但往往导致一些信号的丢失,因此在抵御的过程中,射频脉冲的比例下降。当运用该软件时,使用 10% 的小间距仍然是明智的。

拉链伪影

表现

拉链伪影在一个特定点的图像中呈现密集的线(图 7.31)。

原因

这是由于外部的 RF 以一定的频率进入空间并且干扰患者固有的弱信号。它是由空间内RF防护的漏洞引起的。

矫正

致电工程师,然后找到漏洞并进行修复。

遮蔽伪影

表现

此伪影在图像中产生了信号强度的差异。

原因

遮蔽伪影是图像中的一部分信号强度降低。其主要原因是由于射频脉冲翻转角不是 90°和

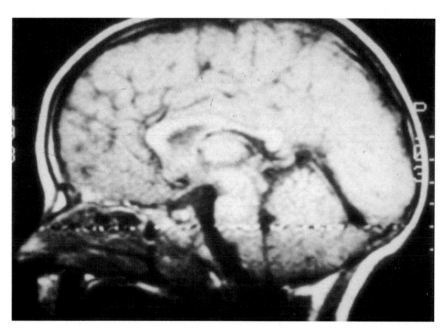

图 7.31 拉链伪影呈一条水平线横穿图像。

180°,患者体内的原子核受到不均匀激发。也常由于在某一点不正常加载或耦合线圈而引起阴影。这可能发生在一个体型较胖的患者,其身体接触体线圈的一边并且在该点耦合。阴影也可以由主磁场的不均匀性引起,这可以通过匀场来改善(见第 9 章)。

矫正

始终确保线圈正确加载,即正确的线圈大小是能够包绕需要检查的解剖结构的,并且患者不接触线圈的任何位置。在线圈和患者之间使用足够的泡沫垫或水袋。此外,还需在扫描前确保获得适当的预扫描参数(见第 3 章),因为这些决定了正确的射频脉冲激发频率和振幅。

波纹状伪影

表现

图 7.32 显示,在 FOV 的边缘显示为黑白相间的条纹伪影,常见于梯度回波图像。

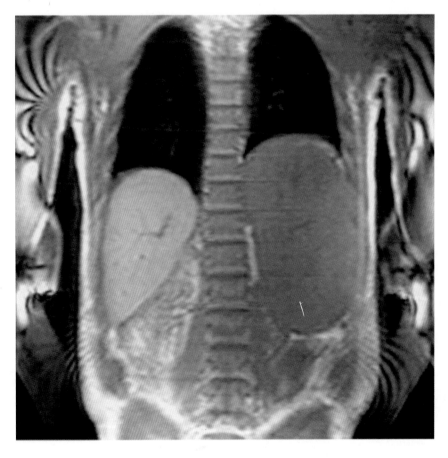

图 7.32　波纹状伪影在 FOV 边缘呈斑马线状。

原因

这是由于在梯度回波序列中卷褶和磁场的非均匀性相结合产生的。在身体的冠状位图像中,特别是当患者的手臂接触磁体的孔时,因为解剖结构的范围大于 FOV,但是能够产生信号,所以像素被卷褶在彼此的上面。磁场的不均匀性导致卷褶为同相位和反相位,呈现为带状。

矫正

运用自旋回波序列或确保患者将手臂置于 FOV 内。

魔角效应

表现

此效应出现在含有高信号强度的胶原蛋白(如肌腱)的组织中。在图 7.33 中,此效应出现在

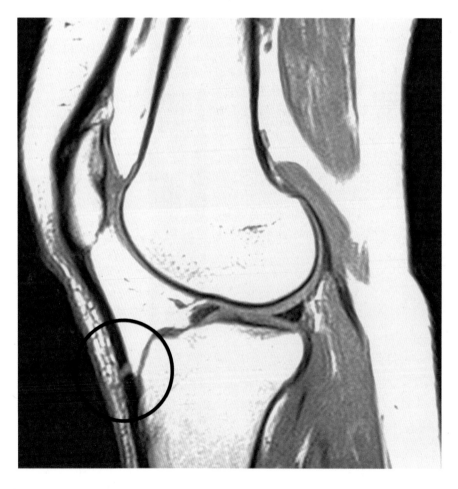

图 7.33 魔角效应伪影在髌韧带下缘呈高信号。

髌韧带并且可能模拟病理。

原因

这是由于含有胶原蛋白的结构的走向与主磁场方向的夹角呈 55°。胶原蛋白分子形状的各向异性导致自旋相互作用减少到零，因此当含有胶原蛋白的结构走向与 B_0 方向的夹角呈 55° 时，T2 衰减时间增加。当使用短 TE 时，结构中的信号强度增加。

矫正

改变结构的角度或改变 TE。

设备故障会引起一些其他伪影。例如，一个梯度的缺失引起了图像的失真，并且涡电流引起的梯度线圈可以产生相位伪影，从而为它们创造了更多不必要的相位位移。此外，数据采集错误会导致各种不同的伪影，其中大部分类似衣物或呈斜纹。重复扫描通常会使这些伪影消失。

然而，总体上，MR 产生的伪影可以在一定程度上得以矫正，详见表 7.1。

 有关本章内容的问题和答案，请访问本书配套网站 www.wiley.com/go/mriinpractice

表 7.1 伪影及其矫正

伪影	轴	矫正	相应变化
流动伪影	相位	相位和频率方向转换	可能需要抗混叠
		门控	变化的 TR
			图像对比度变化
			增加扫描时间
		预饱和	可能丢失 1 层
		梯度磁矩相位重聚	增加最小的 TE
化学位移伪影	频率	增加带宽	减少可能的最小 TE
			减少 SNR
		减小 FOV	减少 SNR
			增加分辨率
		使用化学饱和	减少 SNR
			可能丢失层面
反相位伪影	频率和相位	选择脂肪和水周期性 TE	如 TE 显著增加，可能丢失层面
混叠现象	频率和相位	无频率卷褶	无
		无相位卷褶	可能减少 SNR
			可能增加扫描时间（西门子）
			增加运动伪影(GE/飞利浦)
		增大 FOV（西门子）	降低分辨率
拉链伪影	频率	致电工程师	愤怒的工程师！
磁敏感性伪影	频率和相位	应用自旋回波	无流动敏感性
			血液成分（出血）可能被漏掉
		去除金属	无
遮蔽伪影	频率和相位	局部匀场	无
		使用正确线圈	无
患者运动	相位	使用解痉药物	额外花费
			侵入性
		固定患者	无
		安抚患者	无
		流动补偿的所有方法	见前
		镇静	可能有副作用
			侵入性
			额外花费
			需要进行监测
层间干扰	层面选择	无	无
交叉激励	层面选择	隔层采集	扫描时间加倍
		使用正方形 RF 脉冲	SNR 降低
波纹状伪影	频率和相位	使用 SE	无
		患者不要触及磁体孔内壁	无
魔角效应	频率和相位	轻微改变 TE	无
		改变体位	无

（王铁铮 吴超 译）

第 **8** 章　心血管成像

引言

在 MRI 和磁共振血管造影术(MRA)出现之前,患者需要进行常规血管和(或)心脏导管介入以了解血管解剖,并进行多普勒超声检查以了解血流速度和方向。MRI 能够直接显示血流动力学流速和血管形态结构,而不给或只给患者带来轻度不适。

MRI 和(或)MRA 可通过多种方式评估脑血管、心血管及外周血管。一系列 MR 血管成像技术能够非侵入性地评估形态(血管解剖)及血流动力学特点(血管内的血流),这些技术包括常规 MRI(显示血管)和 MRA(显示流动的血液)。

MRI 技术包括:

- 带有空间预置饱和的自旋回波序列(黑血)

- 带有梯度磁矩归零技术的梯度回波序列(亮血)

- 减影技术(在收缩期和舒张期分别采集图像,然后进行减影)以显示血管结构

MRA 技术包括:

- 数字减影 MRA(注射或不注射钆对比剂)

- 时间飞跃法(TOF-MRA,2D 或 3D)

- 相位对比法(PC-MRA,2D 或 3D)

- 对比增强 MRA,多时相扫描和电影成像

MRI 及 MRA 技术依赖血管内血液的流动(并非血管结构本身)来使血管在 MR 图像上显示。此外,血流成像主要依靠一阶运动来获得理想的图像质量(见第 6 章)。

血液流动速度并不是恒定的,而是呈脉冲性的。脉冲性运动更类似于三阶或二阶运动而非

一阶运动(详见第6章)。因此,在MR血管成像的实际应用中有许多需要考虑的问题。本章讨论血管MR成像技术,包括MRI及MRA。

常规MRI血管成像技术

很多类型的脉冲序列可将流动的血液与其他组织区别开,因此常规MRI能够用来评价血管结构。下列序列可用于MR血管成像:

- 自旋回波
- 快速自旋回波
- 反转恢复
- 梯度回波(图8.1)

在自旋回波、快速自旋回波以及反转恢复序列(使用90°和180°射频脉冲组合)的图像上,血液信号被完全消除了,得到的即是黑血图像。在梯度回波序列图像上血液呈高信号,得到的即是亮血图像(见第5章)。

此外,还有一些技术可以作为这些序列的补充,如梯度磁矩归零技术(GMN——减少高信号流入血液导致的错误映射)以及空间预饱和技术(SAT——减少血液流入产生的信号)。第6章中已经谈到一些技术可以用来减少原子核流动引起的运动伪影和(或)使血管腔呈低或高信号。这些技术可以作为MRA的补充序列和(或)在没有MRA序列时用来显示血管病变。本章所提及的成像序列(SE、FSE、IR和GE)以及其他补充技术(GMN和SAT)都是在血管成像这一范围内进行描述的。

黑血成像

流动依赖性MRA的主要目标是增加血管的显著程度,使管腔的信号比周围组织更亮或更黑。一些技术可以用来产生血管呈低信号的图像,包括自旋回波(在成像范围之外施加预置饱

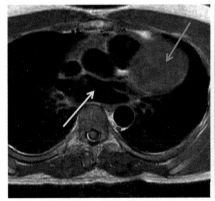

轴位 T1 SE 序列图像

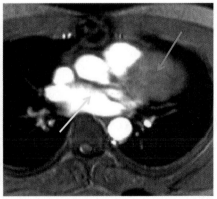

轴位 T1 GE 序列图像

图 8.1 胸部肺动脉(黄色箭头)水平的自旋回波(SE)黑血图像(左)和梯度回波(GE)亮血图像(右)。血管结构在GE图像上呈很亮的高信号而在SE图像上呈低信号。此例患者的右心房肿块(红色箭头)在SE及GE图像上具有相同的信号特点(灰色)。

和脉冲)和(或)反转恢复序列(使用多个 IR 脉冲,称为双反转恢复或三反转恢复序列)。

在自旋回波序列中,流动的血液一般呈低信号,使血管能够与周围组织区分开(图 8.2)。为探测 MR 图像上的自旋回波信号,质子核必须接受至少两个射频脉冲的激发。最有效的射频脉冲组合是由一个 90°激发脉冲和随后的 180°重聚脉冲组成的。自旋回波序列中 90°和 180°射频脉冲被用来进行层面选择,因此,只有被选中层面内的组织才能接收并被这两个脉冲激发。流动的质子核可能只能接收到一个脉冲,但是这同时也取决于层厚、流速及 TE 时间(见第 6 章)。

想象血液在血管,如腹主动脉内流动。在肝脏轴位层面上,肝脏的静态组织接收了 90°和 180°脉冲,而在主动脉内流动的血液却正在垂直地流经该层面,考虑到层厚、TE 时间及流速等因素, 这些流动的自旋核可能不会接收到两个射频脉冲。这一现象被称为时间飞跃信号丢失, 涉及自旋核在一定时间(TE 时间)内流过一定距离(层面厚度)所要花费的时间。最终导致的结果是使主动脉内的血流呈低信号(图 8.3)。

除了常规自旋回波成像外,FSE 序列同样使用 90°激发脉冲和 180°重聚脉冲链进行层面选择,得到血管内血液呈流空信号的图像。

反转恢复(IR)序列也使用了 90°/180°脉冲的组合,同样能够提供黑血图像。然而,依据扫描参数的不同,IR 序列的扫描时间可能长至 20min。为了减少扫描时间,可以使用快速反转恢复序列(见第 5 章)。在 IR 序列中,反转脉冲可于 FSE 序列之前施加,此时,在 180°反转脉冲之后便是常见的快速自旋回波 90°/180°/180°/180°/180°脉冲组合。这种序列被称为快速 IR 序列或 FSE-IR 序列。需要记住的是,90°激发脉冲之后的 180°脉冲个数即所谓的回波链长(ETL)或加速因子,影响扫描时间。

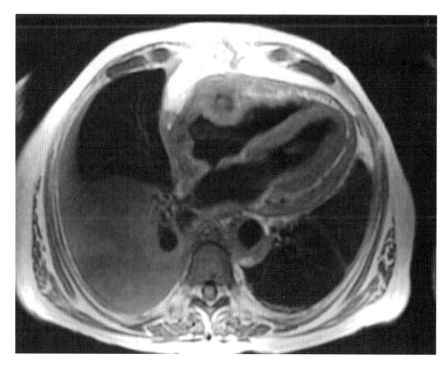

图 8.2 心脏轴位黑血图像。心室和胸主动脉内的血液呈低信号。

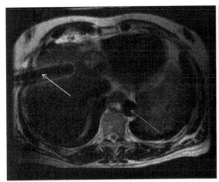 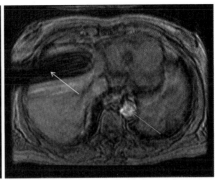

轴位 T1 SE 序列图像　　　　　　　　　轴位 T1 GE 序列图像

图 8.3　腹部肝脏层面的快速自旋回波黑血图像(左)和梯度回波亮血图像(右)。在 GE 图像上血管(主动脉，红色箭头)很亮，而在 SE 图像上呈明显低信号。活检针(肝内)在 GE 序列上引起的磁敏感伪影更明显。

在快速 IR 序列中，使用多重反转脉冲得到的流动血液的信号更低。双反转恢复预备脉冲采用一个非层面选择性 180°脉冲及随后的层面选择 180°脉冲，后者将使被选层面的纵向磁化矢量迅速恢复。血液内自旋核流入被选层面的零点时间与 TI 时间相等，确保这部分血流能够被 90°脉冲激发达到饱和(图 8.4)。额外的层面选择反转脉冲可能同样要在这个 TI 时间内施加，使被选层面内的脂肪信号变为零。第三个 180°射频脉冲的施加时间必须与脂肪和自旋核的零点时间相吻合，只有这样才能使血液和脂肪都被饱和(三反转恢复预备)。

所有类型的自旋回波序列都能与 SAT 脉冲相结合(见第 6 章)。使用自旋回波成像，并在成像区域之外施加预饱和脉冲能够有效地降低流入血液的信号，这种方法尤其适用于 T1 加权成像。作为一种液体，血液在 T1 加权图像上本身就是低信号，预饱和脉冲确保流入的自旋核在进入成像容积之前具有最低的横向磁化。这一技术尤其适用于显示内膜结构，易于辨识低信号血流和内膜下区域相对高信号的出血。

空间预饱和(即 SAT 脉冲或 SAT 带)可用于评价整个心血管系统的开放程度。由于预置饱和使用了外加的射频脉冲，特殊吸收率(SAR,详见第 10 章)增大，扫描层数(一般在给定 TR 时间时)也会减少。预置饱和脉冲应用于成像层面(或成像 FOV 或成像容积)之外的区域，使其内的自旋核的磁化矢量从 90°翻转到横向平面(图 8.5)。随后,流动的自旋核

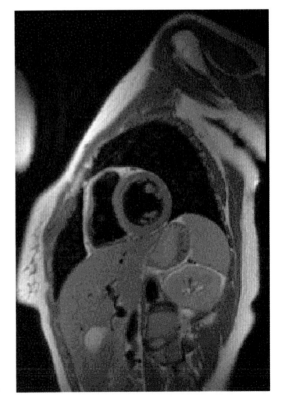

图 8.4　使用双反转恢复预备序列获得的心脏短轴层面图像。由于心脏呈斜位位于胸腔内，为得到其轴位图像需进行双重斜位采集。

血液中自旋核的纵向磁化矢量

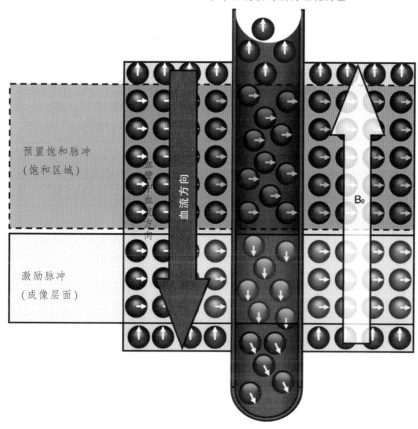

预置饱和脉冲
(饱和区域)

血管中血流方向

血流方向

B_0

激励脉冲
(成像层面)

图 8.5 使用空间预置饱和产生黑血图像。血管内原子核的磁矩(图中最顶部)与主磁场(B_0)方向相同,都是沿着 Z 轴方向。随着血液流入饱和区域或 SAT 带施加部位,各原子核将接收一个 90°射频脉冲,使它们的磁化矢量进入水平面(XY 平面)。随着血液继续向前流动并进入成像层面,原子核将接收另外一个 90°射频脉冲,使原子核磁矩方向与原始方向呈 180°(图中最顶部),此时(无恢复时间)层面内血管内的原子核呈饱和状态(在图像上呈黑色)。

流入成像层面并接收 90°激发射频脉冲,使其磁化矢量再翻转 90°。由于这些流入成像层面或成像容积的质子已经分别接收了 90°饱和脉冲及 90°激发脉冲(共 180°),因此它们已经处于饱和状态。由于没有时间让这些质子进行磁化矢量的恢复,从而发生了信号饱和现象。既然血管内流动的血液应该呈黑色,那么在使用 SAT 脉冲之后,如果管腔内信号仍保持不变,则提示血液流速较低、血凝块或血管闭塞。

亮血成像

通过使血管呈高信号而不是低信号同样也可以显示血管结构。一些 MRI 技术可以用来提高流动血液产生的信号,包括梯度回波脉冲序列,一些成像补充技术如梯度磁矩相位重聚(也称为梯度磁矩归零,GMN)以及对比增强。

在梯度回波序列中,流动的血液呈很亮的信号,使血管相对于周围组织更加显著。为探测梯度回波信号,原子核必须接收至少一个射频激发脉冲以及随后的梯度相位重聚脉冲。激发脉冲可以是 90°射频脉冲或不同翻转角的射频脉冲(取决于对图像对比的要求)。射频激发脉冲可以同时用来进行层面选择,但梯度脉冲是施加于整个成像容积的。因此无论处于成像容积内的什么位置,流动的自旋核均发生了相位重聚而产生了高信号。

想象血液在血管,如腹主动脉内流动。在肝脏轴位层面上,被选层面内所有的自旋核均接收了90°激发脉冲,而正在垂直地流经该层面的在主动脉内流动的自旋核同时也接收了这个激发脉冲。随后,梯度重聚脉冲施加于整个成像容积,使所有流动的自旋核均产生信号,前提是这些质子在施加重聚脉冲前的某个时间点已经被激发了。例如,一个在施加激发脉冲时刚好位于层面1的自旋核,梯度场施加相位重聚脉冲时其正穿过层面10,此时它仍会发出信号。因此,这种技术被称为亮血成像(图 8.6)。

除常规梯度成像技术外,另一种成像技术是将稳态自由进动序列与平衡梯度系统相结合(见第 5 章平衡梯度回波部分)。使用这种平衡梯度技术可以引起自旋净相位变化。平衡梯度回波成像使用了非常短的 TR 和 TE 值,事实上,TE 值一般是 TR 值的 1/2。例如,如果 TR 为 8ms,则 TE 为 4ms(取决于成像系统梯度场的能力)。稳态采集得到的图像对比是 T2/T1 加权,具有高T2/T1 比的组织(静态组织或流动的液体,如脑脊液或血液)在稳态图像上呈高信号。平衡梯度序列常用于心脏成像(图 8.7)、MR 胰胆管成像(MRCP)、MR 脊髓成像和内听道(IAC)的评估(见图 5.40 和图 5.41)。

梯度回波成像可进一步与其他一些成像技术相结合, 如 GMN 或称为梯度磁矩相位重聚(GMR)(见第 6 章)。GMN 一般视为一阶流速补偿技术,可用于移动中的自旋核发生重聚,从而

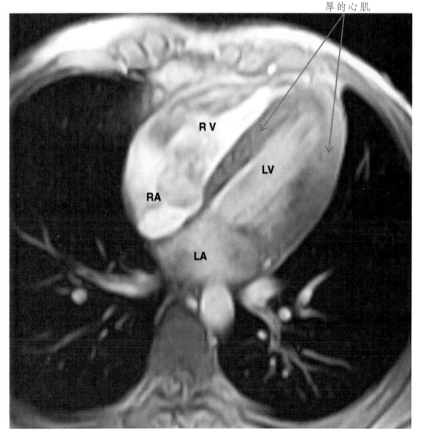

图 8.6 胸部轴位 GE 图像,使用了 GMN 技术。肺动脉及心腔内流动的血液呈高信号。图像采集时正在进行对比增强。右心(右心房及右心室)内的对比剂多于左心(左心房及左心室)。

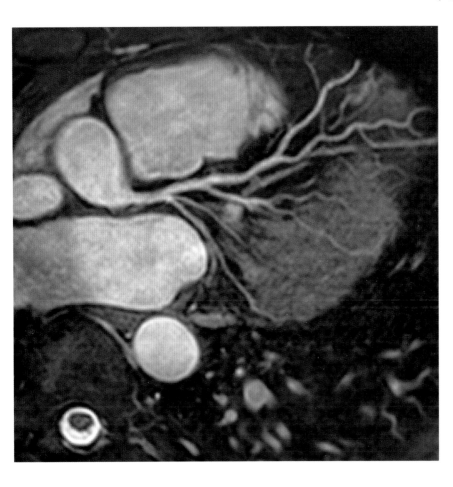

图 8.7　稳态平衡梯度回波序列用于冠脉成像,这一技术可使冠脉内液体信号得到充分的显示。

使移动较慢的质子可视化。即使移动中的质子(包括流动的静脉血或脑脊液)并不完全遵循一阶运动,这些质子也倾向于对这种成像方法做出响应,即移动中的质子同静态自旋核均发生相位重聚,使体素内去相位减少。GMN 通过使血管(含有慢流速自旋核)呈高信号来进行流动补偿,从而使血液和脑脊液的信号明显增强。

　　GMN 广泛应用于脑部、体部(胸部和腹部)和四肢部位,并在脊髓 T2 加权像显示脑脊液情况,达到脊髓造影的效果。然而,使用 GMN 技术也需要进行利弊权衡。其中之一,由于这一技术要施加额外的梯度脉冲从而需要更长的最小 TE 值,最终导致可扫描层数的减少。另外一个问题是,GMR 技术对快速流动的液体(如胸部和腹部主动脉的血流)效果并不非常好。尽管如此,GMN 技术仍然对这些部位慢速流动液体的显示非常有帮助。

知识点:血管成像中的流动补偿和流动饱和

　　预置饱和可用于自旋回波和梯度回波序列,在某些情况下,SAT 和 GMN 可同时应用于一个序列。另一种增强流动血液信号的方法是应用对比剂(见第 11 章)。

磁共振血管造影术

MRA 是一种更加复杂的血管成像技术,它使用变化的梯度回波使流动血液呈高信号。通过提高流动自旋核的信号和(或)抑制静态自旋核的信号,从而使血管与周围组织的对比最大化。当静态自旋核的信号被抑制, 而非饱和质子刚刚流入成像容积内并首次接收射频信号的激发(有时称为流入效应,但更准确的叫法应该是层面进入现象),这些质子的信号明显高于静态组织,最终使血管结构得以清晰显示。有两种方法可以实现静态组织自旋的抑制。第一种方法是进行两次信号采集,静态组织前后变化不大,但能够将流动的自旋核区分开来,最后将得到的两组图像进行减影。第二种方法是使用短 TR 序列使成像容积内的组织达到饱和,再结合流入效应得到血管高对比图像。MRA 显示的并不是血管本身,而是血管内流动的血液。目前有四种基本 MRA 技术,利用上述现象来增加流动自旋核的信号,可进行无创性心血管系统评价。这些技术包括:

- 数字减影 MRA(DS-MRA)
- 时间飞跃法 MRA(TOF-MRA)
- 相位对比法 MRA(PC-MRA)
- 对比增强 MRA(CE-MRA)

数字减影 MRA

数字减影 MRA 也称新鲜血液成像,与其他流动相关 MRA 方法相比,这种技术实现的血管成像可以在一个更大的 FOV 内进行。基本技术方法包括两次 T2 加权数据采集,分别在收缩期和舒张期进行。由于舒张期血流较慢,此期图像上动静脉均呈高信号。而在收缩期图像上,由于腔内去相位的原因,动脉信号丢失。

将两组数据相减可以分离出动脉或静脉的信号,而背景组织信号就被减掉了。

与 CE-MRA 相比,这一成像技术具有一些优势,尤其是能够获得较大视野图像,而在较敏感患者中不会引起钆对比剂注射相关风险。但应注意的是,使用这种成像方法得到的组织对比依赖于血液的流动,因此所得到的图像并不一定是对解剖结构的真实反映。

时间飞跃法 MRA(流入 MRA)

时间飞跃法 MRA 产生的血管信号依赖流动相关增强(FRE)。这就意味着 TOF-MRA 技术得到的血管信号来自于血液的流动。此外, 其提供的是垂直于扫描层面的血液流动信号。TOF-MRA 使用了一个扰相(毁损或 T1)梯度回波序列,结合梯度磁矩相位重聚技术来增强流动信号。选择的翻转角和 TR 值刚好能使静态组织被饱和,而完全磁化的刚刚流入的自旋核形成了流入效应,产生了非常高的血管信号。开放血管内的流动自旋核在图像上呈高信号。使用合适的翻转角和 TR 值,TOF-MRA 可以得到血管很亮的图像。然而,如果 TR 太短,流入自旋核的信号可能和静态组织的自旋信号一样被抑制,降低了血管的显著程度。TOF-MRA 可以进行 2D 或 3D 采集。

2D 与 3D TOF-MRA 的比较

TOF-MRA 可以进行 2D(逐层)或 3D(容积)采集。一般来说,3D TOF-MRA 得到的分辨率更高,适用于观察流速高的小血管(颅内血管及 Willis 环)。2D TOF-MRA 能够显示流速较慢的血管,且成像范围较大。

2D TOF-MRA 使用 45°~60°翻转角及 40~50ms TR 值,基本能够满足血管信号最大化,不会引起流动原子核信号的抑制。在这个翻转角和 TR 值范围内,流动质子饱和只发生在流速低于 3cm/s 的情况之下。2D TOF 适用于慢流速血管(颈动脉、周围血管和静脉)的成像,或者用于需要进行大范围视野血管成像时。尽管 2D-TOF 采集可用于颈动脉评估,但颈部各种运动(呼吸、吞咽、脑脊液流动和血液流动)会引起运动伪影和血管信号流空。因此,颈部血管成像可以考虑使用 CE-MRA。CE-MRA 将在本章稍后做进一步讨论。

总的来说,3D 成像提供了较高的 SNR,而连续薄层采集使其分辨率较高。然而,这一技术也有其局限性。首先,自旋核流经 3D 层块所需的时间长于流经 2D 层面所需的时间,这一问题使自旋核接收更多的射频脉冲而出现一定程度的饱和,尤其以慢速血流的饱和为显著,因此 3D 流入成像序列不适用于静脉成像。

其次,即使快速血流能够在同一时间点开始饱和——这一问题决定了 3D 层块厚度的最大值,层块厚度的增加总会达到一个临界点,再继续增加厚度将毫无益处,因为此时流入的动脉自旋核在完全失去信号之前只能在层块内流动一段距离。

为了相应增加扫描范围的同时保证扫描野内的血流信号,可以使用一种被称为多层面重叠薄层血管成像(MOTSA)的技术。MOTSA 能够提供 3D 流入技术的高分辨率和 2D 流入 MRA 的较大扫描覆盖范围。感兴趣区被数个小的 3D 层块覆盖,每个层块之间存在一定重叠,重叠程度定义为重叠厚度占层块厚度的百分比,或者是层数,其大小可由使用者决定。重叠可用于防止百叶窗伪影的出现,这种伪影是由离开 A 层块和进入 B 层块的自旋核之间的饱和度差异造成的,表现为层块之间存在一个明显的边界,在重建图像上观察血管结构就像隔着一个水平方向的百叶窗。

大多数流入相关性成像希望只显示某一个方向的血流。如果动脉和静脉同时显示,就会对图像后处理造成一定困难。

为了避免潜在的缺陷,施加于成像容积之外的饱和脉冲将被置于需要被抑制的血液的流动方向(例如,在颈动脉成像时,饱和脉冲将置于成像容积的上方来抑制颈静脉的信号)。

TOF-MRA 对垂直于 FOV 和扫描层面的流动最敏感,而与 FOV 平行的血液(或仍在 FOV 内的流动血液)将与静态组织一起被饱和,尤其是血液流速相对 TR 较慢时。此外,FOV 内的血流可能会出现一定程度的饱和,这是由流动血液在层块内停留的时间较长从而接收了足够的射频脉冲引起的(图 8.8 和图 8.9)。这一现象最终将导致血管信号的降低。

TOF-MRA 序列基于 T1(扰相或毁损)梯度回波技术,T1 时间短的组织(如脂肪或出血)在 TOF-MRA 图像上可呈亮信号。例如在颅脑 TOF-MRA 中,眶后脂肪可以呈高信号而遮挡血管。通过选择一个合适的 TE 值可以将这种影响尽量减小,在这个 TE 值上,脂肪和水的信号正处于反相位从而使彼此的信号相互抵消。但是仍要保证选择的 TE 值相对较短,以使体素内去相位、相位重影和信号丢失等问题的影响最小。

另一个抑制背景信号的方法是磁化传递对比(MTC)。在成像过程中通过施加非共振射频脉冲去抑制大分子物质(与在脑组织灰白质中发现的大分子相似,见第 4 章)的信号,使亮的血管结构显示得更加清晰。

MTC 和 TE 选择这两种方法均有助于抑制背景信号,适用于 TOF-MRA 和(或)对比增强脑部成像。通过抑制脑组织的信号,MRA 的血管结构或强化的脑内病灶能够更清晰地显示出来。此外,血液内短 T1 恢复时间的组成成分,如正铁血红蛋白,在 TOF-MRA 上呈高信号。然而,在

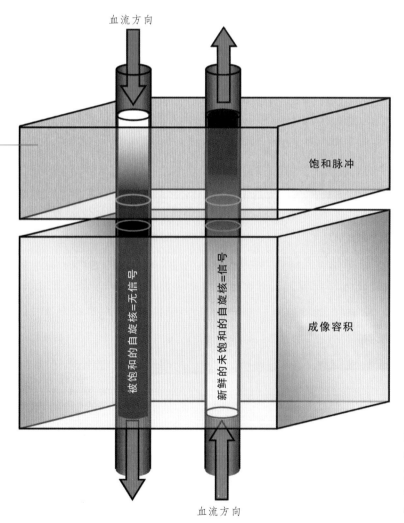

图 8.8 饱和脉冲(SAT 带或饱和容积)与成像容积的相对位置关系。上方的饱和脉冲抑制流入成像容积的血液(向下方流动)的信号。

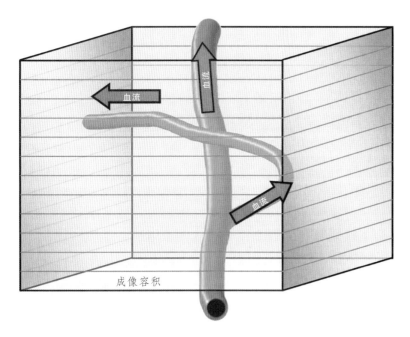

图 8.9　弯曲血管内的血流。选择的 TR 值和翻转角刚好能够使静态组织达到饱和状态。当血流较慢或在弯曲血管内流动时，由于原子核在成像容积内停留的时间足够长，其信号与静态组织的信号一样被抑制。

TOF-MRA 图像上分辨亚急性出血与流动血液还是存在一定困难。

随着磁场的提高，MRA 图像的 SNR 和对比噪声比(CNR)也会有显著提高(图 8.10)。

TOF-MRA 参数及临床应用建议

颈动脉分叉、外周循环和皮质静脉成像可以使用 2D TOF-MRA。不同厂商使用的 2D TOF-MRA 参数不同，但遵循以下原则基本能够获得较好的图像质量：

- TR　45ms
- TE　允许的最小值
- 翻转角　约 60°

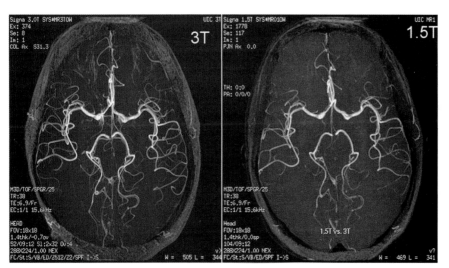

图 8.10　脑部轴位 3D-TOF MRA 图像，显示 Willis 环。这两组图像分别在 3T(左)和 1.5T(右)设备上采集。3T 图像的 SNR 和 CNR 都较高，使其显示的血管对比更好。

短 TR 和中等翻转角使静态组织达到饱和,而血管内的血液却包含了刚刚到达该层面的新的自旋核,形成明显的血管图像对比。使用短 TE 可以减少梯度回波图像上的体素内去相位、相位重影和磁敏感伪影。梯度磁矩相位重聚联合饱和脉冲能够抑制非成像区域的流动信号,这一技术可以用来提高血管与静态组织之间的对比。轴位扫描,层厚 1.5mm(颈动脉成像和皮质静脉成像)至 2.9mm(周围静脉成像)基本能够满足临床应用的需要。

TOF-MRA 的优点
- 扫描时间合理(通常少于 5min)
- 对慢流速敏感
- 对体素内去相位不太敏感

TOF-MRA 的缺点
- 对 T1 效应敏感——T1 弛豫时间短的组织呈高信号,因此出血灶可能与血管相混淆
- 层面内流动饱和(任何处于 FOV 或组织容积内的流动液体都会与背景组织一起被饱和)
- 只有流入 FOV 的液体或者是流速非常高的液体才会呈明显的高信号

2D TOF-MRA 的优点
- 扫描范围大(与 3D 流入相关成像方法相比)
- 对慢速流动液体敏感

2D TOF-MRA 的缺点
- 分辨率低于 3D 方法
- 层面内流动饱和
- 患者运动可以造成不同层面之间采集数据的不匹配
- 由于进行的是非各向同性体素扫描,重建的血管可能出现锯齿形边缘

3D TOF-MRA 的优点
- 高分辨率,可以显示小血管
- 相比 2D 方法,对患者运动的容忍性更高
- 高 SNR
- 重建血管的锯齿更少

3D TOF-MRA 的缺点
- 层面内流动液体的饱和
- 扫描范围较小

克服 TOF-MRA 的缺点

有很多方法可以用来克服 2D 和 3D TOF-MRA 的局限性。前文列出的这些成像技术本身的缺点可以通过成像补充和修改扫描协议的方法进行弥补。下文将对 TOF-MRA 图像常见的伪影和成像难点进行小结，并对如何解决这些问题提出一些建议。

为了减少 MRA 的磁敏感性伪影(与所有梯度回波序列相同)，应选择短 TE 和小体素。总体上，TE 越长，允许的去相位程度就越大，因此，当 TE<4ms 时，这种伪影的影响将达到最小。体素越大，体素内去相位效应就越明显，而小 FOV、薄层和精细矩阵可减少这一效应。

当背景组织抑制效果较差时，可以调整 TE 值，在水与脂肪处于反相位时进行数据采集，或使用磁化传递技术。反相位图像可使包含水和脂质(脂肪)的体素的信号最小化。MTC 可抑制脂肪、灰质和白质内大分子的信号。通过提高背景组织的抑制程度，可使小的周围血管也清晰地显示出来(见第 4 章)。此外，PC-MRA 技术能够提供具有良好背景组织抑制的 MRA 图像，这一技术将在本章稍后进行讨论。

层面内血管信号的抑制在 3D 方法中尤为严重，可通过使用可变翻转角射频技术来克服。这一方法对整个 3D 采集数据施加不同角度的翻转角，在层块容积内施加的翻转角是逐渐增大的，这样可以使自旋核的横向磁化矢量保持的时间更长，即使到达成像容积深部也能继续发出信号。

运动伪影有多种来源，包括呼吸、吞咽(颈部成像)和血流搏动。在扫描前应向患者进行解释，使他们在扫描过程中尽量减少吞咽动作从而减少运动伪影。使数据采集的时机与心动周期相配合可以减少搏动伪影，这一技术即门控技术，相关内容将在本章稍后讨论。

要解决 3D TOF-MRA 扫描范围较小的问题，可以尝试从另一个方位进行扫描，或者将 3D 数据采集与 MOTSA 技术相结合。这一方法可将一些高分辨率的 3D 数据结合起来形成一张具有高分辨率和大扫描范围的图像。此外，通过选择合适的层块重叠程度，保证每个层块不要太厚，再通过数学图像处理算法，可以明显减少 MOTSA 技术导致的百叶窗伪影。

MRA 图像重建

MRA 图像数据重建方式在很大程度上决定了对血管结构的观察方法。一些技术，包括最大密度投影(MIP)和表面遮盖显示(SSD)等，都可以用来进行 MRA 图像重建。每种技术都有其自身的优势和缺陷。MIP 方法的重建图像似乎被投影在一个 2D 表面上。由于失去了深度层次感，观察者会发现很难区分哪条血管在前，哪条血管在后。表面遮盖显示使用了 3D 计算机图形领域的一个公式——Phong 公式，这提高了数据的 3D 效果。这一技术使用边缘探测方法对数据进行分段，简单来讲就是将高低信号的边界作为一个表面，并将其覆盖在重建数据之上，好像重建后的结构被来自某个方向的光照射一样。这一重建方法的优势在于得到的结构是立体的，靠近观察者视点的血管看上去位于其他结构的前方。

最大密度投影重建方法首先确定每个体素的灰度值，然后将每层图像上的每行或每列的最大密度值投影至一个二维平面上,最终得到的数据可以从不同角度进行观察。在流动相关性血管成像中,观察角度一般与采集层面呈直角,这与本章前面提及的流动成像要求扫描层面与血流方向垂直有关。层厚影响着重建图像的空间分辨率,这也是使用 3D 方法而非 2D 方法进行流动成像的主要原因。

最终得到的图像是正射投影图,这是因为用于图像重建的数据在行或列方向上是平行的。这种方法使图像缺乏深度感,但其可以通过从不同角度重建图像而得到一定缓解。按递增的投射角度进行图像采集,得到的所有图像可以进行循环电影播放,在一定程度上能够提高数据的三维视觉效果(图 8.11 至图 8.13)。

相位对比 MRA

相位对比 MRA(PC-MRA)血管信号的产生依靠的是流动引起的相位变化。这就意味着,PC-MRA 的血管信号增高是由流动血液的相位变化引起的。相位漂移与血流速度、流动方向和扫描序列类型相关,因此 PC-MRA 能够提供血管结构、流速、多方向血流和血流方向的信息。血流速度与血管类型、大小,以及血管病理情况和生理条件(心动周期)相关,血流速度的改变可引起相位变化。

对脉冲序列施加额外的梯度脉冲也可以引起相位变化。PC-MRA 使用一个小翻转角梯度回波序列和额外的梯度脉冲,使流动血液中原子核的相位发生变化。在 PC-MRA 中使用的梯度脉冲一般是双向梯度脉冲。双向梯度由两个方向相反(一个为正向梯度,一个为负向梯度)但强度相同的脉冲构成。尽管双向梯度脉冲施加于成像容积中的所有组织,但其却能够将静态组织的

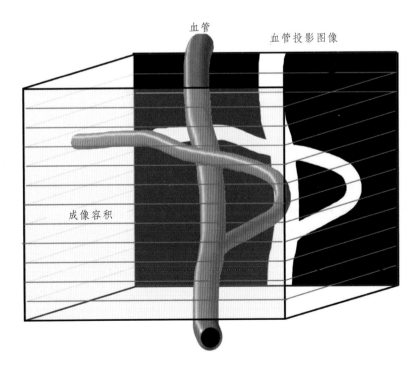

图 8.11 MIP 重建,显示投影的血管。经过 MIP 后处理计算(图 8.12)就可以得到一张血管图像。

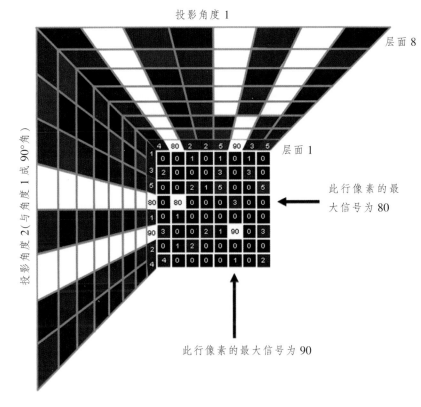

图 8.12　MIP 重建。最大密度投影首先确定每行或列像素的最大信号值,再将这个值赋给投影层面内的相应像素。本图中有两个这样的投影层面,分别代表着数据的前位和侧位投影。由于图像为正射投影图,旋转超过 180°获得的图像与 180°以内的对应图像是完全对称的,因此不会带来更多的诊断信息。

自旋核和流动血液中的自旋核区分开来。

　　双向梯度的应用需分步进行。第一步首先施加正向梯度,随后为负向梯度(图 8.14)。第二步首先施加负向梯度,随后为正向梯度。首次施加双向梯度的过程中,静态组织和血流的自旋核均发生相位变化(对二者的影响相同)。随后施加的双向梯度与前一个双向梯度方向相反但强度相同(或提高)。相同的过程就发生在相位对比 MRA 中,通过控制自旋核的相位位置,获得移动血流和静态组织之间的对比。相位对比 MRA 使用了小翻转角梯度回波序列以防止发生饱和现象,而额外施加的双向梯度被称为流速编码梯度或 VENC。

　　使用 VENC 的目的是使流动自旋核的相位变化大于静态组织的相位变化,这是由于静态自旋核的进动频率受 VENC 第 1 个波瓣的影响会短暂地发生相位超前(或相位延迟),但重要的是强度相同、方向相反的 VENC 第 2 个波瓣会使这种相位变化恢复到原始状态。

　　然而,对于移动的自旋核来说,在第 1 个和第 2 个波瓣的施加过程中,质子的位置已经发生了变化,因此不会接收第二个相同和相反的梯度脉冲。这就使采集到的数据中,静态自旋核的相位位于 12 点钟位置而流动自旋核的相位位于 6 点钟位置。

　　整个过程需要进行数次数据采集,以获得三个正交方向上的流动敏感数据,并建立流动补偿数据集来进行数字减影。

　　采集蒙片时需要采用梯度磁矩归零技术,以使采集到的数据中流动自旋核和静态背景自旋核均在相同的相位上。在获得流动敏感数据之后将其与蒙片进行相减,得到一张只显示流动自

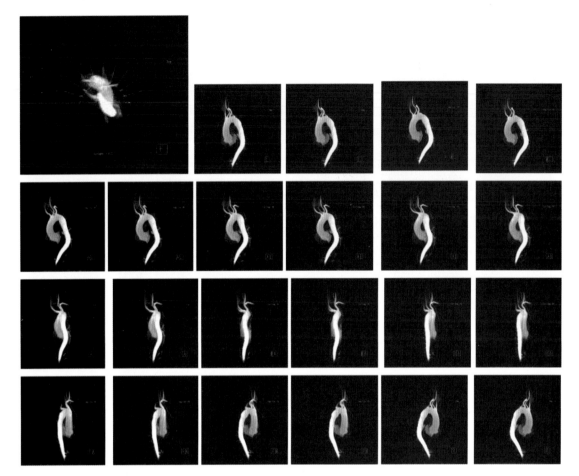

图 8.13　放射状 MIP 后处理图像。本例 24 幅重建图像之间存在 15° 投射角度的差异。血管共旋转了 180°。

旋质子的图像。

流速编码(VENC)

　　流速编码梯度脉冲的强度和持续时间要按照成像部位的血流速度来进行选择。VENC 设置使用的单位是厘米每秒(cm/s),要选择与被检血流流速相同的 VENC 值才能产生信号。例如,要评价流速为 10cm/s 的慢速静脉结构,VENC 值也应设为 10cm/s。要评价流速为 80cm/s 的快流速动脉结构,VENC 值也应设为 80cm/s。一般来说,中等 VENC 值 50cm/s 可用于测量动脉和静脉血流(图 8.15)。

　　VENC 设置值决定了双向梯度脉冲的幅度和(或)持续时间。要显示动脉血流(高流速),就需要较高的 VENC 值。虽然看起来并不明显,但高 VENC 使用的是低幅梯度脉冲,反之亦然。为了理解这一概念,假设我们想要将快速和慢速血流中的自旋核的相位均改变 45°。在快速血流中,自旋核沿梯度方向快速移动,因此,仅需要平缓的梯度(幅度低)就能达到 45° 相位偏移的目的。相反,对于慢速血流,需要施加高幅度梯度脉冲以获得同等程度的相位变化(图 8.15)。

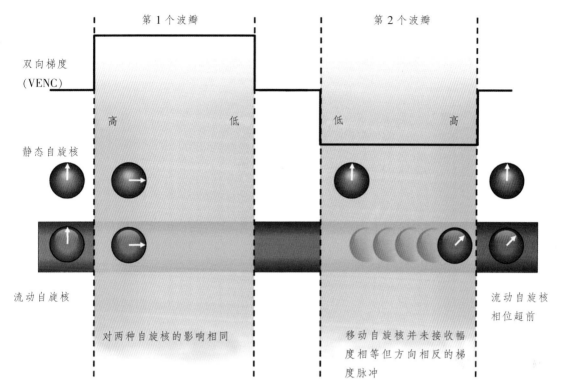

图 8.14 PC-MRA 使用的双向梯度,图中分别显示了沿血管流动的血液在双向梯度脉冲之前、施加正向梯度时和施加负向梯度时的情况。注意施加各梯度脉冲造成的自旋相位变化。

当 VENC 的设置值低于血管中血液的流速时会发生卷褶,造成血管中心部分出现低信号,但对血管壁的显示却更加清晰。卷褶的发生是由于层流血液存在一定的黏性,使其对血管壁产生了牵拉或摩擦,使血液流速最高的部分位于血管中心,这部分血流的信号被卷褶或被错误地映射于管腔之外。然而,即使管腔内出现了流空信号,血管壁信号在背景噪声水平之上,其显示会更加清晰。相反,VENC 设置过高会提高管腔内信号而使管壁显示变差(图 8.16)。

血流编码轴向

流动敏感化是沿双向梯度施加方向获得的。如果双向梯度脉冲沿 Z 轴方向施加,只有从上向下(或从下向上)流动的血液才会发生相位变化,那么 PC-MRA 的流动敏感方向也是自头向足的。但血液流动也可以发生在其他方向(即多方向流动),此时双向梯度就应施加在三维方向上,而流动敏感化也应该在 X、Y 和 Z 轴方向上进行(图 8.17 和图 8.18),即所谓的血流编码轴向。然而,增加序列编码轴向的数量会增加扫描时间(第 1 次采集未施加双向梯度,第 2 次采集施加 Z 方向梯度,第 3 次采集施加 Y 方向梯度,第四次采集施加 X 方向梯度)。

PC-MRA 的优点之一是它能够对多方向血流进行评价 (TOF-MRA 只能显示垂直于扫描层面流动的血流)。如果需要评价自头向足(或相反)方向流动的血流,梯度就沿着 Z 轴方向施加。如果需要评价从左向右(或相反)流动的血流,梯度就沿着 X 轴方向施加。如果需要评价从前向

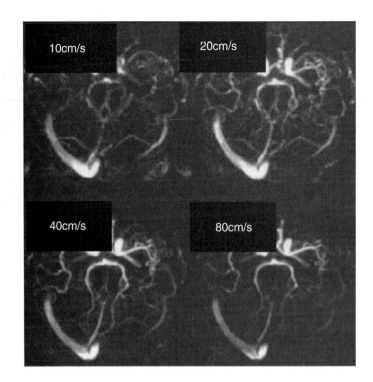

低 VENC

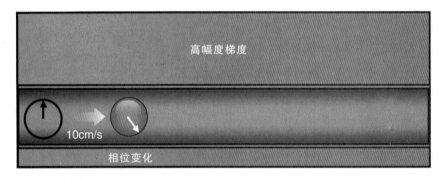

高 VENC

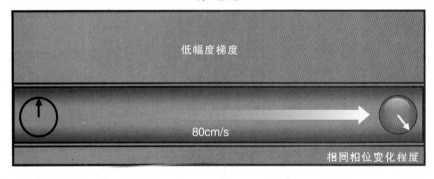

图 8.15 使用不同流速编码(VENC)设置(10cm/s、20cm/s、40cm/s 和 80cm/s)获得的 PC-MRA 图像。低 VENC 值(10cm/s)图像能够显示低流速血管(静脉)。高 VENC 值(80cm/s)图像能显示高流速血管(Willis 环等动脉结构)。高 VENC 值使用的是低幅度双向梯度脉冲,反之亦然。

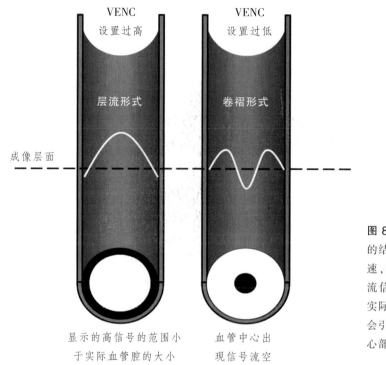

图 8.16 不准确 VENC 设置值导致的结果。左侧,VENC 设置高于血液流速,由于高速血流呈层流,获得的血流信号使图像显示的管腔大小小于实际血管腔的大小。VENC 设置过低会引起卷褶,在图像上表现为血管中心部分出现流空信号(右侧)。

后(或相反)流动的血流,梯度就沿着 Y 轴方向施加。如果需要评价多个方向流动的血流,梯度就沿着三个轴方向施加(Z、Y 和 X)。

相位对比 MRA 的优势在于其能够产生两组图像——幅度图和相位图。

幅度图看上去与其他 MRA 图像非常相似,血管呈高信号,背景组织的信号被抑制。而相位图具有像素化的、像噪声一样的背景,但它却能够显示血流方向,其中与 VENC 同向的血流呈白色,反向的血流呈黑色。

2D 和 3D PC-MRA

PC-MRA 序列能显示多个流动方向以及含有不同流速血液的血管。此外,2D 或 3D 方法均可实现 PC-MRA。3D 方法获得的图像 SNR 和分辨率优于 2D 方法,并能对数据进行多个成像方位的重建。

3D PC-MRA 技术一般用于显示较小的血管,在需要获得多方向血管信息,如流速和流动方向等时也应使用这一技术,例如,用于评价动静脉畸形(AVM)和颅内动脉瘤。但 3D PC-MRA 的成像时间随着 TR、NEX、相位编码步数、扫描层数和流动编码轴向数的增加而逐渐增加,因此,扫描时间接近 15min 甚至更长。

2D PC-MRA 技术能够在可接受的成像时间范围内(1~3min)提供血流方向、流速和多方向血流等信息。如果 2D PC-MRA 进行了从上到下方向的流动编码,从头流向足方向的血流就呈白色,而从足流向头方向的血流就呈黑色。例如,为了评价是否存在矢状窦栓塞,可以对上矢状

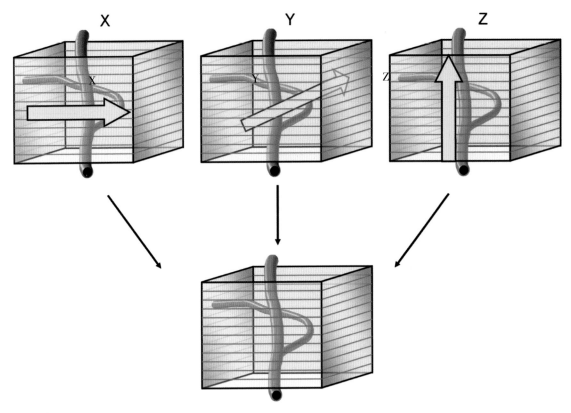

图 8.17 血流编码轴向,梯度脉冲分别施加于 X、Y 和 Z 轴方向。当同时在这三个方向上施加梯度脉冲时就能显示多个方向的血流。

窦进行 2D PC-MRA,并在一个方向如前后方向上进行流动编码。然而,2D 方法采集的图像分辨率低于 3D 方法,且无法进行重建或从其他成像方位进行观察。

PC-MRA 参数及临床应用建议

要评价流速、多方向血流和明确血液流动方向时应使用 PC-MRA。因此,PC-MRA 可以有效地评价动静脉畸形(AVM)、动脉瘤、静脉闭塞、先天性畸形和外伤性颅内血管损伤。3D 容积成像可用来显示颅内血管(图 8.19)。建议使用的参数包括:

- 28 层容积图像,1mm 层厚
- 翻转角 20°(如果要扫描 60 层容积图像,翻转角应减至 15°)
- TR ≤25ms
- VENC 40~60cm/s
- 三个方向流动编码

2D 方法需要的扫描时间更短,为 1~3min。2D PC-MRA 用于显示颅内血管时的参数:

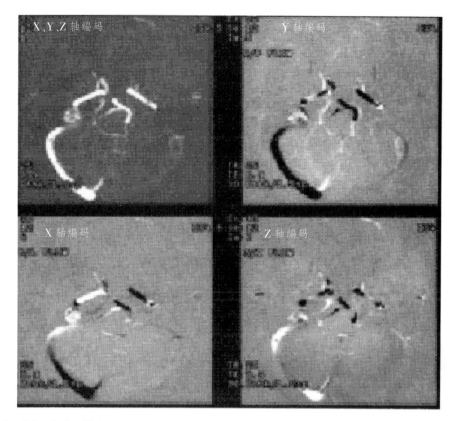

图 8.18　由不同血流编码轴向 PC-MRA 获得的图像。左上图为在三个正交方向上均进行了编码之后获得的幅度图。右上和下面两张图像为沿某一个方向进行了编码的相位图。右上图为在 Y 轴方向（从前向后）进行了编码，使从前向后（沿编码方向）流动的血流呈白色，而从后向前（逆编码方向）流动的血流呈黑色。左下图为在 X 轴方向（从右向左）进行了编码，从右向左（沿编码方向）流动的血流呈白色，而从左向右（逆编码方向）流动的血流呈黑色。右下图为在 Z 轴方向（从上向下）进行了编码，从上向下（沿编码方向）流动的血流呈白色，而从下向上（逆编码方向）流动的血流呈黑色。

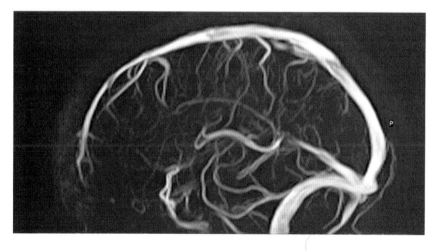

图 8.19　上矢状窦的矢状位 PC-MRA 图像。使用 3D PC 技术，进行了三个方向的流动编码（X、Y 和 Z）。

- TR 18~20ms
- 翻转角 20°
- 层厚 20~60mm
- VENC 静脉血流:20~30cm/s
    高流速血流:40~60cm/s,会出现一定程度的卷褶
    确定流速和血流方向:60~80cm/s

颈动脉 2D PC-MRA 参数:

- 翻转角 20°~30°
- TR 20ms
- VENC 显示血管形态,但伴有卷褶:40~60cm/s
    测量流速和血流方向:60~80cm/s

流速编码技术

流速编码技术可用来测量血流速度和方向,其提供的信息与多普勒超声相似。投影方位与激发方位成直角。最重要的是,这一技术不会产生图像,而是得到一张像心电监控图一样的波形图。投影方位上血管信号的位置显示的就是血流方向(向上波动代表动脉血流,向下波动代表静脉血流),而投影长度(或波形高度)决定血流速度。高波形代表动脉血流(高流速),低波形代表静脉血流(低流速)。这种流速编码技术并不常用,但值得简要地介绍一下。

PC-MRA 的优点

- 对血流速度的变化敏感(可进行血液流速的测量)
- 对 FOV 内的流动敏感(可对多方向血流进行显示)
- 减少体素内去相位
- 增加背景抑制
- 可得到幅度图和相位图(用于分析血流方向)

PC-MRA 的缺点

- 3D 方法扫描时间长
- 对涡流更敏感

对比增强 MRA

TOF 和 PC-MRA 是评价头部血管结构的标准成像方法。然而,这两种方法均存在一些缺

陷,尤其在用于体部血管成像时这些缺陷会更加显著,如运动伪影和层面内血流引起的血管信号丢失等。因此,评价颈部、体部(胸、腹和盆腔)和外周血管的标准方法仍然是 CE-MRA。CE-MRA 使用 T1 3D 梯度回波序列,在团注钆对比剂之后进行动态成像。分别在注射对比剂之前、之中和之后进行图像采集,各采集时间分别对应血液循环动脉期、间质期和静脉期(图8.20)。增强 MRA 的技术要点包括:

- 序列参数
- 注射方式
- 对比剂的类型和剂量
- 扫描时间

CE-MRA 的参数和选择项

对于 CE-MRA 来说,参数的选择应该在可以接受的成像时间范围内尽量降低静态组织的信号,然后通过注射钆对比剂明显提高血流的信号。理想的 CE-MRA 应兼备高空间分辨率(小体素)和高时间分辨率(快速成像)。然而,高空间分辨率和高时间分辨率通常是不可兼得的。例如,采集高空间分辨率图像需要花费的扫描时间更长(优化 SNR、CNR 和图像质量)(见第 4 章)。快速采集技术通常是以分辨率为代价的。为了在可接受成像时间内获得高空间分辨率图像,CE-MRA 通常在注射对比剂的同时扫描屏气快速 3D T1 梯度回波序列。应选择快速扫描使用的 TR 值并与合适的翻转角相结合,使静态组织的信号达到饱和 (与TOF-MRA 序列类似),从而提高 T1 对比。应尽量选择短 TE 以减少体素内去相位的影响,并使 T2 对比最小化。体素内去相位会使血管内信号变得不太理想。另外一种减少体素内去相位的方法是使用小体素(小 FOV,薄层,大矩阵)。采集小体素 CE-MRA 图像能够获得高空间分辨率。尽管高分辨率图像可用于显示小血管,但这种图像的 SNR 普遍较低。因此,选择合适的射频脉冲线圈非常重要。一般来说,多通道相控阵线圈可用于体部对比增强 MRA。

CE-MRA 扫描方位的选择取决于血管的解剖结构,以图像能最大范围地覆盖血管结构为最佳。例如,为了完整显示主动脉弓,矢状位(斜矢状位)扫描最为理想。冠状位扫描更适于评价肺动脉、肾动脉、腹主动脉和外周血管。

CE-MRA 的注射方式

尽管手动注射也可行,但要想在 CE-MRA 扫描的同时进行钆对比剂团注就要使用高压注射器。高压注射器可以提供准确的团注和恒定的注射速度(用于随访检查的患者),并且可以使整个 CE-MRA 过程由一位技师完成。

对比剂类型和剂量

推荐的钆对比剂剂量是 0.1mmol/kg 体重(0.2mL/kg 或约 0.1mL/lb)。一些特殊类型的对比剂

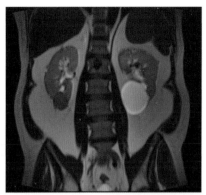

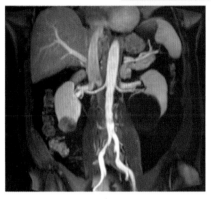
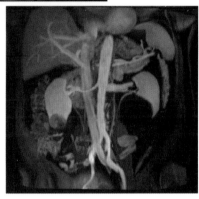

图 8.20 对比剂注射前（上面）和注射后（下面）腹部冠状位 CE-MRA 图像。左下图是动脉期图像，右下图是动脉期之后的图像（即刻或皮质静脉期）。

准许将剂量提高至 0.3mmol/kg 体重或大部分钆对比剂的 3 倍剂量。很多机构在进行 CE-MRA 时都使用双倍剂量的钆对比剂或使用高弛豫率的对比剂。例如，对体重为 100lb(45.5kg) 的患者，9.1mL 钆剂为标准剂量，而使用 18.2mL 的双倍剂量（或约 20mL 剂量）进行血管成像被认为是较为合理的选择。完成对比剂注射后还应团注生理盐水。

选择扫描时间

想要获得理想的 CE-MRA 图像，扫描时间选择是关键。为了能够清晰显示血管结构，扫描时间必须保证对比剂填充感兴趣血管时采集到的数据能够填充至 K 空间的中心部分。对比剂注射后，如果 CE-MRA 图像采集得过早，得到的图像上就不会显示钆对比剂，而采集过晚图像就会显示静脉（不是动脉）。因此，应参考扫描时间并使用 K 空间填充法（正常、线性、中心性、螺旋性）以确定准确的延迟时间（关于 K 空间详见第 3 章）。例如，假设扫描时间为 30s 并使用了中心性 K 空间填充方法，那么扫描延迟就是 30s，在注射对比剂之后应立即开始扫描。

一些技术可以用于扫描时间的优化，如测试性团注、对比剂跟踪和"透视"触发。自动确定扫描延迟的扫描方法包括对比剂跟踪（跟踪脉冲置于主动脉管腔内以探测信号变化，当对比剂到达使信号升高时开始扫描）和（或）透视触发（采用导航式信号采集，时间分辨率高）等。图像实时显示，观察者能够看到感兴趣血管内对比剂团的达到并手动触发主要 MRA 序列的扫描。这些技术可使 CE-MRA 延迟扫描更加准确。另一种确定扫描时间的方法是测试性团注。注射 1mL 或

2mL 小剂量对比剂并进行重复扫描,以探测开始扫描的准确时间。医师应获知对比剂到达感兴趣血管的时间并按这一时间进行扫描。

　　CE-MRA 图像可以使用 MIP 或 SSD 技术进行后处理。然而,即使是后处理之后的 MIP 图像,CE-MRA 采集的背景抑制仍不十分理想。为了使 CE-MRA 对血管的观察不受到背景组织的影响,可以使用减影技术,将对比增强的图像与未注射对比剂的图像相减,得到的图像上,血管的显示将不再受背景组织信号的影响(图 8.21)。

MRA 小结

　　PC-MRA 和 TOF-MRA 与传统血管造影术提供的信息不同,因为 MRA 提供的是流动敏感的图像,而不是形态的图像。相比精细的解剖细节,临床更需要血流动力学信息,因此,MRA 更适合。MRA 能清晰显示层流。然而,由于湍流引起的速度弥散会导致单体素去相位,会降低信号强度。MRA 提供的信息结合了多普勒超声检查的流动信息和常规血管造影中的形态学信息,尤其是在使用 PC-MRA 和 TOF-MRA 速度编码技术时。

心脏 MRI

心脏解剖

　　心脏成像具有多种挑战,包括运动以及心脏在胸腔的位置。运动包括周期性的运动、生理性的运动(如心脏跳动、血管运动和呼吸运动)和非周期性的运动(如患者的运动和胃运动)。心

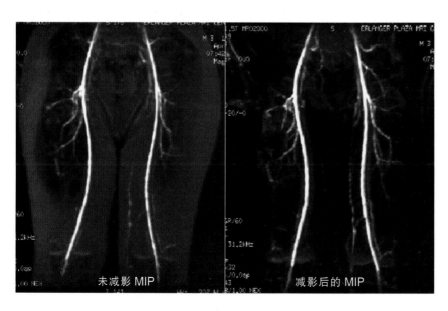

图 8.21　经 MIP 技术后处理之后的 3D T1 梯度回波 CE-MRA 图像。左侧图像为未减影的 MIP 图像,右侧图像为减影后的 MIP 图像。减影技术能够提高血管的显示,抑制背景组织。

脏在胸部的相对位置是"双斜位"的。基于这些原因,即使是经验丰富的技师、放射科医师或心内科医师,心脏成像也是具有挑战性的。

心脏是一个三角形器官,倒置在胸腔内。心脏的"基底"位于上方,"尖"位于下方。一般来说,基底是指结构的底部,"尖"为顶部。然而,在这种情况下,尖和基底用于描述一个"三角形"。在几何学中,三角形的平面部分是基底,"尖"是顶点。

心脏分为四腔,包括两个心房和两个心室,隔着间隔。心房位于在上后方,心室位于左下方。三角形的底包含右心房和左心房(由房间隔分开),顶点包含左心室和右心室(由室间隔分开)。除了其独特的形状,心脏在胸腔内处于双斜的方向。心肌倾斜位置使它具备倾斜的 P-A (后–前),L-R(左–右)和 S-I(上–下)。心脏最下位置是左心室(LV),最上位置是右心室(RV)。RV 位于上部,朝向胸廓后部并向右斜。

心脏 MRI 成像平面

为了正确评估心脏,应该相对心脏本身平面获得图像而不是胸部。例如,胸腔的轴位图不是心肌和心腔的轴位。因此,必须评价心脏多方位图像。这些视图(或平面)需从不同角度显示心腔,包括短轴切面(心脏轴位平面)、长轴或两腔观(心脏矢状平面)和四腔观(心脏冠状平面)。可选择多种角度扫描心脏本身。如果系统不允许多斜面成像(自动获取),可手动选择这些序列。一旦采集了短轴图像,可以确定两腔和四腔切面。两腔心切面平行于室间隔,四腔心切面垂直于室间隔。

心脏 MRI 成像选择

心脏成像带来了一系列挑战,包括运动和心脏的位置。虽然扫描平面可以定位它们的轴位、矢状位和冠状位,但心脏的生理性运动、周期性和非周期性运动仍可导致心脏 MR 图像质量的下降。为显示心脏和大血管,获得良好的图像质量,必须补偿心脏运动。补偿技术被称为心电门控,可用来减少生理运动造成的不必要的伪影。心电门控对显示心脏解剖和血管必不可少。不恰当的门控会降低图像质量。

心电门控

心电门控可减少心脏运动和血液脉动的相位错误映射而引起的心脏 MR 图像的运动伪影。其通过心电信号或血管床的机械流量来触发每个脉冲序列(见图 8.23)。采用以下两种方法。

- 心电图(ECG,EKG)门控通过将电极和导线放置在患者胸部来检测心脏电活动。
- 周围门控通过将光电传感器放置于患者手指来检测毛细血管床脉冲。

ECG

心电图是通过测量连接到患者胸部 2 个(3 个或 4 个)电极之间的电压差而获得的(称为心

电图导联)。大多数设备用不同颜色标示电极,从而能够正确地放置在患者身上。红色和白色的电极通常放置在心脏水平,以测量两点之间的电压差。绿色电极接地,应放在靠近(但不接触)红色/白色电极的位置。不同供应商生产的电极位置会有所变化。务必阅读系统要求和建议,以免烧伤患者。心电图的构成如下:

- P 波代表心房收缩
- QRS 波代表心室收缩
- T 波代表心室舒张期(放松)(图 8.22)

在心电门控技术中,射频脉冲(及脉冲序列)是由 R 波发起的。由于 R 波具有电学最大振幅,其峰值用来启动(触发)每个脉冲序列(图 8.23),这种技术被称为前瞻性门控。前瞻性意味着扫描时间确定,在采集过程中根据心跳触发。前瞻性门控是在图像采集过程中应用的技术,与回顾性门控相反。回顾性门控(用在许多心脏电影的采集中)则是先采集数据,然后在重建图像时分布到心动周期中不同位置(扫描采集数据后——回顾性)。

有效 TR

心电门控使用 R 波触发脉冲序列,TR 完全取决于每个 R 波之间的时间间隔。这就是所谓的 R-R 间期,由患者的心率控制(图 8.23)。如果患者心率快,则 R-R 间期短,反之亦然。依然扫描是由 R 波触发的,相邻 R 波之间的间隔为 TR。那么,TR、图像加权和层数完全取决于心率。

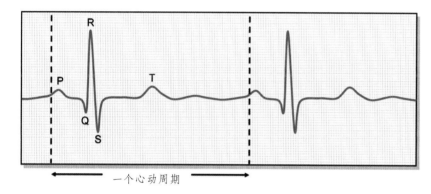

图 8.22　心电图。

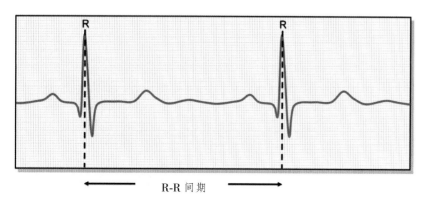

图 8.23　R-R 间期和心电门控图像的有效 TR。

TR 现在被称为"有效"是因为心率不会完全不变,而是每个心跳周期均可变化。

例如,心率为 60 次/分,则:

R-R 间期=60 000ms/60=1000ms

(每分钟 60s,每秒 1000ms,或每秒一次心跳)

R-R 间期=1s 或 1000ms,TR=1000ms

如果患者心率为 120 次/分,则:

R-R 间期=0.5s 或 500ms,TR=500ms

在前瞻性心电门控中,门控可以限制权重(TR)和层数。在一定程度上可以说,R-R 间期没法控制。在某些患者,有效 TR 为 500ms,其他患者 TR 为 1000ms 以上,明显降低了 T1 加权。当采用前瞻性心电门控技术来降低心脏运动的伪影时,这点可以接受。

获得 T2 加权图像更复杂,但大多数系统使用的方法是每两个或三个 R 波作一次触发。有效 TR 延长(长有效 TR),因此饱和(T1 加权)不明显,可获得质子密度(短 TE)和 T2(长 TE)图像。

例如,心率为 60 次/分,R-R 间期为 1000ms,则:

1/2 R-R 间期为有效 TR=500ms

1 R-R 间期为有效 TR=1000ms

2 R-R 间期为有效 TR=2000ms

3 R-R 间期为有效 TR=3000ms

利用心电门控获得 T1 加权图像时,每个 R 波进行触发(1×RR)。在上面的例子中(1×RR),选择(1×1000ms)= 1000ms R-R 间期,因此 TR 为 1000ms。

有些供应商允许选择一个较短的 TR 值(1/2×RR)。上面的例子中,患者心率为 60 次/分,则:

心率 = 60 次/分

1min=60s

1s = 1000ms

R 波之间间隔为 1s

R-R 间期=1s

R-R 间期=1000ms

(1/2×RR)或(1/2×1000ms)

有效 TR=500ms

对于质子密度和 T2 加权,第二个(2×RR)或第三个(3×RR)R 波是用来触发的,导致有效 TR 为 2000~3000ms。

层面采集

有效 TR 内层面采集与常规成像相同。随着 TR 增加,采集的层数增加。每层相位编码的数据是在 R-R 间期内获得的。在下一个间期采集另一个相位编码步骤的数据(图 8.24)。重复采集直至完整采集完每层数据(或所有的相位编码步骤)。每层数据都是在心动周期的相同相位采集的。即,层 1 总是在心动周期的特定位置采集的,层 2、层 3 亦然。这样可减少每一层的运动伪影。

当然,这仅适用于患者心率在整个扫描中恒定不变时。如果心率不断变化,则在心动周期的不同时间采集数据,图像质量受影响。即使对于健康的患者,心跳会周期性地发生轻微的变化。大多数患者的心率不能总是保持"完美"不变,会由于焦虑和(或)序列中的梯度噪声而波动。

为了弥补这一点,会建立安全措施来保证有效 TR,使门控更有效。这些安全措施是围绕每个 R 波的等待时间。许多成像系统自动为脉冲序列建立等待时间。还有一些为用户提供的可选参数。这两个等待时间被称为触发窗和触发延迟。

触发窗

每个 R 波之前的等待期通常被称为触发窗,是一个时间延迟,通常表示为占总 R-R 间期的百分比,系统停止扫描并等待下一个 R 波(图 8.25)。

延迟允许患者扫描过程中可能的心率增加,移动 R 波至窗口起始处。如果系统已停止扫描并等待下一个 R 波,无论 R 波是否比预期的更早发生,它会触发脉冲序列。如果心率加快,R 波发生时系统仍在采集数据,从而错失 R 波,有效的 TR 会突然延长(图 8.26)。

有时患者会在采集过程中入睡。当患者睡眠时,心率通常减慢,使 R 波远离窗口的起始处。然而,系统仍在等待触发扫描,直至当它检测到下一个 R 波。有效的 TR 加长,R 波便不会错失了(图 8.27)。

触发窗通常表示为一个 R-R 间期的百分比。显然,必须选择正确的窗口,以补偿增加的心率。选择一个非常大的窗口,然后减少层面采集的时间,这样可以获得平衡。实际上,大多数患者的心率在扫描过程中相差约 10%,选择一个 10%~20%的窗口可以充分补偿心率的任何变

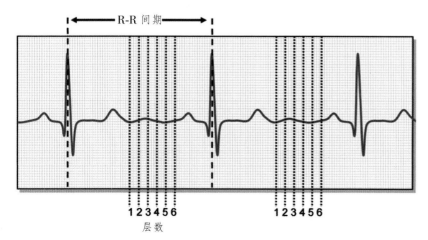

图 8.24　采集 6 层的 ECG 门控序列,每层在心动周期的相同相位采集。例如,层 1 的相位编码是在 T 波后获得。出于这个原因,每个相位编码图将在心动周期的同一时间采集 (T 波之后),好像心脏静止并冻结在特定相位。

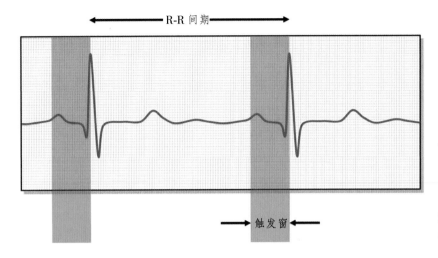

图 8.25　心电图跟踪的触发窗。如果触发窗设置为 10%，实际的延迟是 1000ms（有效 TR）减去 10%，层面采集的时间是 900ms，这被称为可用的成像时间（AIT）。

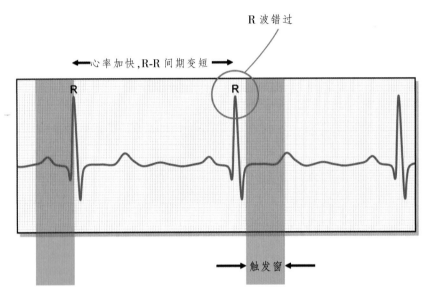

图 8.26　图像采集过程中错过 R 波的 ECG 门控序列。在这种情况下，由于心率增加，一个 R 波错过。

化，仍然允许获得合理的层数（图 8.28）。对已知的心律失常患者，触发窗增加（高达 25%）将会优化心律失常患者的门控图像。

触发延迟

每个 R 波后的等待期，通常被称为延迟后触发或触发延迟。在系统检测到 R 波与激发第一层的传输射频之间有轻微的硬件延迟，通常只有几毫秒。这一时期往往可以延长，延迟层面采集直至心脏的舒张期，因此相对静止（图 8.29）。

可用的成像时间

可用的成像时间是可用的获得层数时间。它的定义是有效 TR 减去触发窗和延迟触发后的

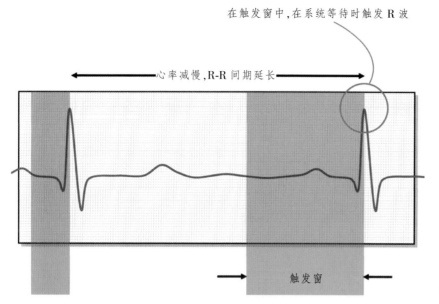

图 8.27　心率减慢,R 波没有错失。

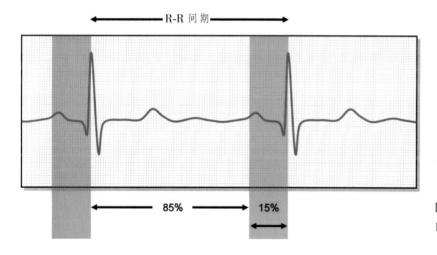

图 8.28　如果 R-R 间期为 1000ms,触发窗是多少?

时间。

可用的成像时间=R-R 间期−(触发窗+触发延迟)

如果 R-R 间期为 1000ms,触发窗为 10%,触发延迟为 100ms,则可用的获取数据的时间为:

$$1000ms-100ms-100ms=800ms$$

可用的成像时间不是有效的 TR,有效的 TR 是激发第一个 R-R 间期的第一层至其激发第二个 R-R 间期的时间。可用的成像时间纯粹是采集数据和管理可获得层数的时间(图 8.30)。

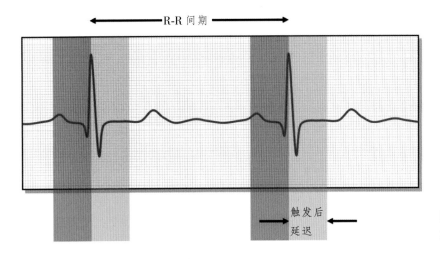

图 8.29　等待时间称为触发后延迟。

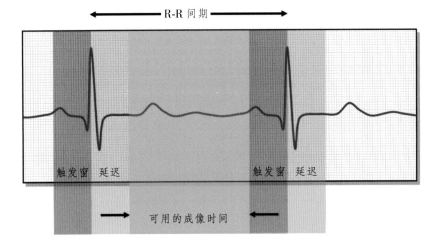

图 8.30　可用的成像时间。

周围门控

周围门控与心电门控作用机制相同。连接到患者手指的光传感器可检测收缩期毛细血管床增加的血容量,这反过来会影响反射回传感器的光线并得到波形。波峰称为 R 波,但这些代表出现在心电图 R 波后约 250ms 的外周脉搏。触发器的触发窗、触发延迟和可用的成像时间仍适用。

门控参数

T1 加权:

● 短 TE

● 1 个 R-R 间期

PD/T2 加权：

- 短 TE(PD)/长 TE(T2)
- 2 个或 3 个 R-R 间期

门控安全性

门控中电极连接到导体,因此电缆能够携带相对高的电流。电缆位于梯度场的高强度区和图像采集过程中的射频场中。因此,电缆中可能有感应电流,它能存储和传递热量给患者。如果不遵守严格的安全规则,可能会烧伤或烫伤患者。

应经常检查电缆和电极,以免损坏。如果有磨损或破裂,在任何情况下都不要使用。放置电缆时,应避免环绕或互相交叉。交叉点会产生多余的热量,可能燃烧电缆的绝缘材料。当患者定位在磁体孔内时,应确保电缆不接触患者或磁体孔。应使电缆位于患者中心,避免与孔接触,在电缆和患者之间应放置衬垫,以避免损伤(图 8.31)。关于线圈和电缆的安全信息见第10 章。

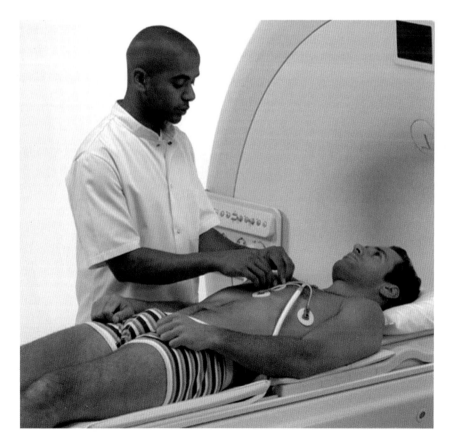

图 8.31 特定的门控系统中,门控导联的建议放置位置。

门控的使用

当对包含搏动血流的任何区域或心脏本身进行成像时,门控技术非常有用。这包括胸部大血管、腹部、脊髓(脑脊液搏动)和大脑,几乎任何地方的搏动均会降低图像,因此可采取某种门控。选择使用心电图还是周围门控往往较为困难。心电门控电极的放置更费时,而且心律失常时系统往往无法检测到足以触发的 R 波。这些困难在周围门控中通常不存在,但对于心脏成像周围门控是不够的。一般来说,周围门控对脑、脊柱和远离心脏的血管是足够的。心电门控应该用于心脏本身的成像。

由于扫描时间由患者的心率决定,因此,门控是一个相当长的过程。当使用门控时通常不控制 TR、加权或层数。门控相对耗时,特别是对于心率慢的患者。基于这个原因,患者心动过缓时扫描时间会很长,这是 MRI 扫描的挑战。心动过缓患者的门控将导致更长的 R-R 间期,因此需要更长、更有效的 TR 和较长的扫描时间。由于这个原因,许多地方只在心脏和(或)胸部成像时应用心电门控。

伪门控

心电门控需要安装电极在患者身上以减少运动的影响,从而更好地显示解剖和无伪影的图像。伪门控是一个非常简单的门控方法,包括选择一个与 R-R 间期相匹配的 TR。伪门控并不需要心电图和周围门控。相反,检查前需要测试患者的心率,计算 R-R 间期并选择相应的 TR。只要在图像采集过程中心率没有显著改变[如患者焦虑水平增加和(或)患者入睡],在传统的门控相同时间的心动周期期间从每一层获取数据。当常规门控由于 ECG 信号很差或外周脉搏低时,这种技术可非常有效。然而,要保证有效,心率必须在检查期间保持不变。

当研究心脏和大血管的解剖和病理时,门控不可缺少。这种技术可获取心脏图像来评估解剖和病理,也可获取心功能方面的信息。心功能的研究需要在心动周期的多个相位获得的多个图像(在同一层位置),这可以使用多相位成像或电影成像。

多时相心脏成像

图 8.22 显示了典型的心电图追踪。追踪心动周期扫描可减少生理性心脏运动的伪影,这称为(单时相)前瞻性门控。门控(单时相)获取可降低运动伪影的图像,以准确评价心脏的解剖和病理。多时相心脏图像可准确获得生理或功能评价。在多时相成像中,采集的图像是针对心动周期每个相位的特定位置。如在图 8.22 中,有可能是在心动周期多达 7 个时相相同的层面位置获得的图像。多时相图像可以作为电影被"播放",用于评价心脏的跳动。列举了多时相功能图像的例子。

多时相图像可以通过单层或多层的采集技术获得。多层采集,第一层的位置是在心动周期的 4 期的每一期进行采集。其他层面位置也是这个过程的重复。每层位置获取的所有图像可以循环播放,因此它们可以迅速地一个接一个,像一个心脏电影一样播放。在这种方式中,心壁运动可视化并可对心功能进行评价。缺点是成像时间会随着层数和(或)时相的增加而延长。例如,一个 2min 的自旋回波采集,可获得 4 层的位置,如果要获得 4 个时相,扫描时间为 32min。按目前的标准,这个时间是不可接受的。

电影成像

多时相图像可以用来评估心脏室壁运动及心功能 (功能成像)。多时相自旋回波之前已经讨论过。另一种方法,是通过梯度回波电影对心功能进行评价。大多数心脏电影是通过回顾性门控技术的梯度回波序列获得的。必须使用心电图或周围门控,但数据采集是连续的(之后回顾性分析,分别对应到不同的心脏时相),而不是触发的。心电图是纯粹用来重建心动周期、确定其多个时相的。梯度回波采集数据后,系统可将其分类并重建心动周期全过程的图像。心脏电影通常采用梯度回波序列,流动的血液是亮的。前瞻性和回顾性门控产生的图像均可以以电影形式循环播放(或电影),这使运动心肌及心功能可视化。表 8.1 是两种功能技术的比较。

表 8.1 比较了典型的多时相技术的结合。记住,可使用前瞻性门控采集梯度回波电影,也有可能使用回顾性门控技术获得自旋回波多时相图像。

电影的参数

血管和周围组织良好的对比度对于优化电影成像是必需的。使用 T2* 加权同步梯度回波序列使血液或脑脊液变亮。梯度回波序列是流动敏感的,因为梯度翻转不是层面选择性的(同自旋回波)。因此,无论激励时层面位置在哪,一个流动的质子在梯度重聚相位后均会产生信号 (见第 6 章)。采用同步横向磁化与稳态相结合的脉冲序列可以使 T2* 加权最大化。短 TR(40ms)与 30°~45° 翻转角的结合可用于保持稳定的状态。

表 8.1 使用自旋回波的多时相成像与梯度回波电影的比较

多时相成像–梯度回波	多时相成像–自旋回波
回顾性门控	前瞻性门控
需要 ECG 导联	需要 ECG 导联
在心动周期全称连续采集数据	由 R 波触发并固定时相采集数据——前瞻性
扫描结束对时相进行后处理——回顾性	每层位置的数据可以在心动周期的不同时相采集
GE–血流呈高信号(亮血)	SE–血流呈低信号(黑血)

使用短 TR 可确保层内静态自旋核被饱和,或被快速连续的 RF 脉冲击偏转,而流动自旋核进入层面是相对新鲜的。这饱和了背景组织并提高了流动质子的亮度。TE 应相对较长,以增加 T2* 加权(约 20ms),并利用梯度磁矩重聚以使对比度最大化。一些系统还允许使用非相干梯度回波序列进行电影成像。这些可以用来进行 T1 加权电影成像。为优化血管的对比度,可使用:

- 相干梯度回波序列
- TR 少于 50ms
- 翻转角 30°~45°(维持稳态,饱和静态质子)
- TE 15~25ms(T2 最大化)
- 梯度磁矩重聚(增加血液亮度)

数据采集

在回顾性门控,每一层图像数据可在整个心动周期内以一定的间隔收集。R-R 间期和有效 TR 决定这些数据在每个心动周期可收集多少次(心动周期的时相)。每个单独的电影图像可在 R-R 间期获得(均匀分布)。此外,可以选择心脏电影循环所需的心动周期时相的数目。

图 8.32 是下列情况的一个例子。如果选择 16 个时相,则必须在一个心动周期中 16 个不同位置(与多时相成像的四相比较)进行数据收据。在这种情况下,每个时相可获得 4 层的位置,4 个时相共 16 张图像。如果均匀分布在 R-R 间期获取这些图像,那么图像应在特定的时间点获得。在这个例子中,TR 是 50ms。为了均匀的空间相位采集,16 时相/图像在 1000ms 的 R-R 间期内均匀采集。

心率=60 次/分

R–R 间期=1000ms

TR=50ms

层间期=1000ms÷16 相位=62.5ms

第 1 张图像/时相将在 62.5ms 时获得的,之后是 125ms、187.5ms、250ms 等,时间间隔为 62.5ms。为了准确性,采集的数据必须尽可能关联每个心脏时相(图 8.32)。每个数据点必须配合每个心脏时相。如果需要重建心动周期的特定时相,那么只有在该时间点采集数据才能得到最佳图像。如果系统不能匹配数据点和时相,它会从一个点采集一些数据,再从另一个点采集,并在所需要的时相形成图像。在上面的例子中,如果需要一张 100ms 的图像,62.5ms 采集的数据图像可以与 125ms 采集的图像数据相结合,形成 100ms 的图像。在这种情况下,电影效果不佳(图 8.33)。

在这个例子中,如果一个给定 TR=25ms 的电影序列,患者的心率是 60 次/分,那么有可能获得 40 个时相。在本例中，R-R 间期为 1000ms，以 25ms TR 分隔，会得到 40 个均匀分布在心动周期的时相。

　　这类似于帧/秒，但电影指每个心动周期的时相数。目前，心脏电影序列能够获取心动周期的 64 个时相。随着时相数增加，时间分辨率也会增加。时间分辨率随着时相数的增加而增加。

　　然而，在实践中，系统通过一个给定的 R-R 间期来计算能够采集多少数据点非常重要，并要确保选择的时相数不超过这些数据点。数据点的数量可以用有效 TR 除 R-R 间期获得，在心脏电影，每层有效 TR 等于选择的 TR 乘以规定层面的数量。

　　例如，如果选择一个 40ms 的 TR 扫描 2 层，则有效 TR 为 80ms。因此，心脏电影的有效 TR

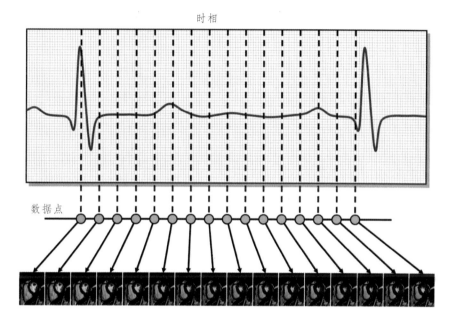

图 8.32　电影成像的数据采集。电影采集的图像是在个时相采集 4 个位置采集的，4 个时相共 16 张图像。

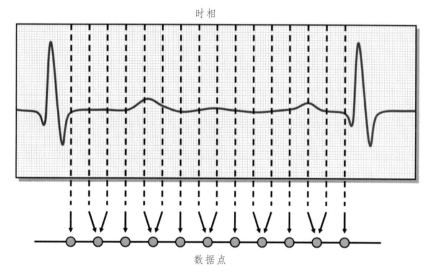

图 8.33　当需要一个特定的时相而该时间点未采集数据时，由邻近时间点数据内插算出。这将导致数据点的不匹配。

与使用门控的有效 TR 是不同的,这两个不应混淆。使用门控时,TR 是不可选的,因为它是由 R-R 间期决定的。虽然电影中使用门控,但数据是在整个心动周期采集的,TR 是可选的。心电图跟踪纯粹是系统用来测量心脏周期而不触发脉冲序列。

电影成像中每层的有效 TR 是每层数据收集的时间间隔。因此,收集的数据点的数目取决于每层的有效 TR 和每个心动周期的 R-R 间期。如果有效 TR 为 80ms,R-R 间期为 800ms,那么每个心动周期可收集 10 个数据点。在该例中,为了有效地进行心脏成像,重建的心脏时相的数目不应该超过 10 个。

电影的使用

电影可动态显示血管和脑脊液。例如,电影可以准确评估主动脉夹层和心功能。它还可以动态地显示脑积水患者的脑脊液流动。

磁化空间调制

目前,除了经典的心脏成像技术,还有新技术正在研究中,其中包括磁化空间调制(SPAMM)。SPAMM 调制磁化,从而在图像上制造饱和效果,即图像上出现交叉的条纹。SPAMM 通常与多层多时相采集联合应用,沿左心室短轴采集数据。对于正常心脏,条纹是沿着心肌走行的。然而,出现心肌梗死时,梗死区域不沿正常的肌肉收缩,因此,通过条纹可以很容易地确定病灶(图 8.34)。

在一系列的临床评价中,心脏和血管成像是一个有价值的工具。然而,它有许多逻辑缺点。运动伪影是常见的问题,患者配合非常重要。此外,要想获得一致的诊断性的心脏和血管图像,技师培训是基础。随着 EPI 序列和允许 K 空间快速填充软件的应用,心脏 MRI 质量在提高且应用也在增加(见第 3 章和第 5 章)。除了幅度图像,相位成像已成为评价心血管系统的一个有价值的工具(图 8.35)。

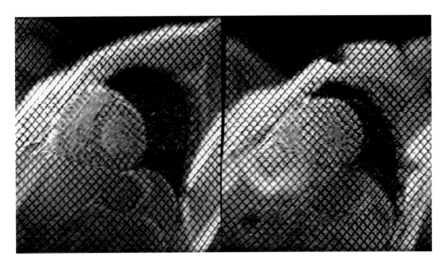

图 8.34 这些图像使用 SPAMM 标记获得,显示正常心脏(左)和肥厚型心肌病(右)。

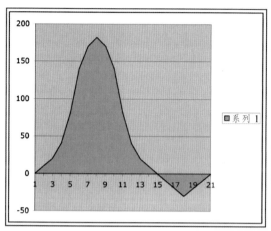

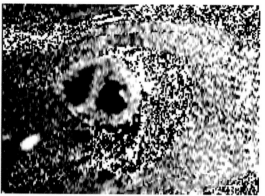

相位图像

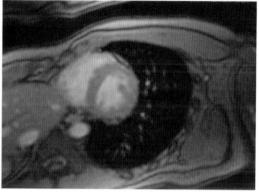

幅度图像

图 8.35　相位成像(上)和幅度成像(下)的数据采集。示意图中显示的是相位变化。

有关本章内容的问题和答案,请访问本书配套网站: www.wiley.com/go/ mriinpractice

(郝雯　刘波　译)

第 **9** 章　仪器和设备

引言

　　获得一幅 MR 图像需要完成几个进程,包括图像采集和图像形成。要完成这些进程,需要一些系统组件,包括硬件(仪器和设备)和软件(脉冲序列和图像形成程序)。这些进程包括核磁排列、射频激励、空间编码和图像形成,完成这些进程需要的硬件包括:

- 主磁场——核磁排列
- 射频源——射频激励
- 梯度磁场——空间编码
- 计算机系统——图像形成和人机交互界面
- 图像处理器——将"信号"转化为图像

　　磁场使原子核进入低能(平行排列)和高能(反向平行)状态(见第 1 章)。磁场越强,就会有更多的原子核进入低能状态。低能自旋核越多,自旋量就越大,信号就越强,图像质量就越好(见第 4 章)。要保持磁场的均匀性,匀场系统是必需的。磁场越均匀,图像质量越好。射频源激励原子核。射频系统包括发射和接收。要实现共振,射频脉冲的频率必须与层面中原子核磁矩的进动频率一致(见第 1 章)。梯度磁场决定了射频信号的空间位置(见第 3 章)。通过一系列数学公式,如傅里叶变换,MR 信号从自由感应衰减(FID)转换成为易于理解的频谱形式,这一进程借助阵列处理器完成。MR 信号通过阵列处理器转换为灰度的形式,在 MR 图像上呈现为像素,这一进程在图像处理器完成。主机负责这一进程并允许操作者通过一定手段介入这一过程(图 9.1)。本章将详细讨论 MR 仪器。首先,对磁性及磁性能进行简单介绍,这有助于理解不同

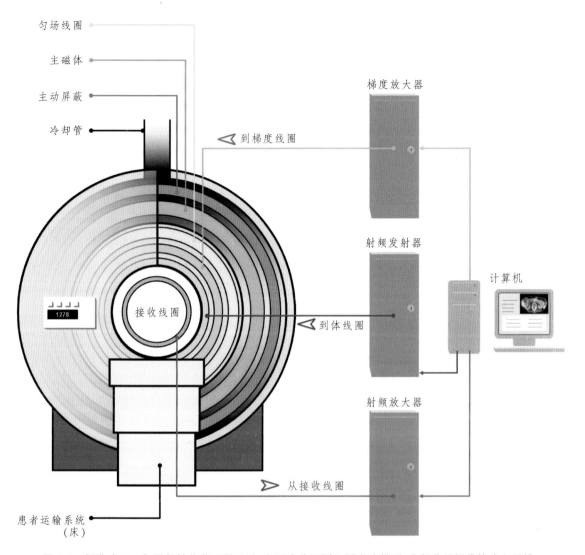

图 9.1 闭孔式 MR 扫描仪轴位截面图显示,主要成分以同心圆方式排列,大部分是螺线管式电磁铁。

类型的磁场。

磁性

就像某一物质的质量和电荷,磁性也是物质的基本属性。所有物质都会与所施加的磁场相互作用,即使是那些被认为是非磁性的物质。在外加磁场的作用下,材料的磁性表现方式由磁化率来决定。

磁敏感性

敏感性指一种物质在外界因素影响下的敏感程度。例如, 对催眠敏感的人容易被催眠。在 MRI 中,磁敏感这一概念指材料易于被磁化。可以想象,存在一个磁化谱,包括不易于被磁化的材料,甚至那些积极抵制外部磁场的物质。

某　物质的磁化程度与其原子的磁偶极子的特性有关。这些磁偶极子是由原子中运动的电子产生的。在原子经典模型中,电子主要表现为两种运动方式:绕核的旋转和绕自身轴的自旋。电磁感应定律表明,当一个带电粒子如电子运动时,就会感应生成相应的磁场(见第1章)。一个原子的静磁矩是所有电子磁矩的总和。

原子的能量壳表现为电子的自旋向上或自旋向下,这取决于电子自旋的方向。通常,在一个充满能量的电子壳层中各种类型的电子数目相同。这些极性相反的电子相互抵消,静磁矩为零。在某些原子壳层中存在不成对的电子,它们的存在导致原子中出现一个静磁场效应。

因此,一个原子的磁性是由围绕它旋转的电子的结构来决定的。根据不同原子的电子结构,可分为四类。按照磁场强度增加的顺序,这些类别分别是:

- 抗磁性
- 顺磁性
- 超顺磁性
- 铁磁性

抗磁性

抗磁性物质有着成对的电子。没有外加磁场时,抗磁性物质如铜和铅没有静磁矩,这是由于它们运动的电子流总和为零。然而,在外部磁场的作用下,这些抗磁性物质表现为一个与外加磁场相反的小磁矩。因此,这种类型的物质不能被外磁场吸引,而是轻度排斥外磁场。样品中,抗磁性物质有着较小的抗磁化率,磁场强度轻度下降(图9.2)。抗磁性物质包括铋、碳(金刚石)、碳(石墨)、铜、汞、铅和水。

顺磁性

顺磁性物质具有未成对的电子。由于原子中未成对电子的存在,顺磁性物质有一个较小的磁矩。没有外加磁场时,这些小磁矩呈杂乱无章排列,因此可相互抵消。然而,在外加磁场的作用下,顺磁性物质按照磁场的方向平行排列且磁矩叠加在一起(图9.3)。因此,顺磁性物质积极地影响外部磁场,吸引外部磁场,导致局部磁场强度增加。顺磁性物质有一个较低的、正向磁化率。顺磁性物质包括钨、铯、锂、铝、镁和钠。另一个更广为人知的顺磁材料是钆螯合物,可作为MR对比剂。

抗磁性效应存在于所有物质中。然而,某些物质具有抗磁性(低负性)和顺磁性(低正性)两种特性,正顺磁效应大于负抗磁性效应时,物质表现为顺磁性。一个原子的表观磁化强度可用

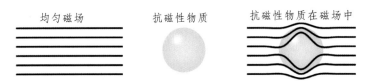

图9.2　抗磁性物质在均匀磁场中。

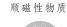均匀磁场 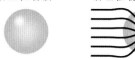顺磁性物质 顺磁性物质在磁场中

图 9.3 顺磁性物质在均匀磁场中。

以下公式表示：

$$B_0 = H_0(1 + x)$$

其中，B_0 为磁场，H_0 为磁场强度。

物质为抗磁性时（低负），$x<0$；物质为顺磁性时（低正），$x>0$。

铁磁性

铁磁性物质具有一半未充满的电子壳层。基于此，铁磁性物质与抗磁性和顺磁性物质有很大不同。当一个铁磁性物质，如铁靠近磁场时，会出现强烈吸引并对齐排列。无意中将铁磁性材料的物质带到强磁场中会很危险。而且，当外部磁场移除时，铁磁性物质仍然保留磁性。铁磁性材料保留磁性，并永久磁化，成为永磁体。永磁体的磁场甚至可以上百倍、千倍地超过外部施加的磁场强度（图 9.4）。相比抗磁性（低负）和顺磁性（低正）材料，铁磁性物质具有很高的正磁化率。铁磁性物质包括铁、钢以及处于自然状态、低于居里点温度的钆。

超顺磁性

超顺磁性材料具有一个中等的正磁化率，其高于顺磁性物质（低正），低于铁磁性物质（高正）。这类物质包括氧化铁离子，可作为 T2 或 T2* 对比剂用于 MRI。超顺磁性材料具有中等的正磁化率。超顺磁性材料包括氧化铁对比剂。

磁体

当铁磁性材料置于外磁场中，它就会保留磁性且成为磁体。外磁场移除时，磁场仍然存在，

均匀磁场 铁磁性物质 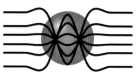铁磁性物质在磁场中

铁磁性物质从外磁场
中移除

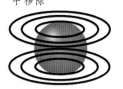

图 9.4 铁磁性。

铁磁性材料被称为永磁体。永磁体一般有两个极,即南极和北极。由永磁体产生的磁场的磁力线,从南极指向北极。地球磁场也可以说明这一现象,指南针可以证明这一点。指南针的磁针与地球磁场磁力线平行,且指向北极。

磁场强度可通过两个单位衡量:高斯(G)或特斯拉(T)。单位高斯(G)用来测量低磁场强度。例如,地球磁场强度大约是0.6G(取决于人相对于赤道的位置)。在MRI中,单位高斯(G)用来测量超出主磁场中心位置边缘磁场的强度。FDA规定,主磁场周边公众所接受的散射场的强度不能超过5G。另一方面,特斯拉(T)用来测量较高磁场的强度。在MRI中,磁体孔内磁场强度的单位是T。测量单位的换算关系如下:

$$1T=10kG=10\ 000G$$

临床使用的大多数MR操作系统,磁场强度从0.2T到4T不等。也有超低场(0.01T)和超高场(10T),用于临床成像,但均不常见。全球85%的临床MR扫描仪是1.5T。直到2004年7月,美国FDA规定临床MR扫描仪磁场强度最高2T。2004年7月,食品药品监督管理局磁共振诊断设备风险(FDA CDRH)调查发现,4T MR是用于1个月龄小儿的极限,8T是用于任何年龄人群的极限。这使得高场MR系统迅速发展,应用也日益广泛(目前主要是3T)。

MR扫描仪所产生的磁场并不绝对均匀。磁场的不均匀性可以用任意单位的百万分之一(ppm)表示。1T磁场中,1ppm的不均匀性所产生的场强变化范围为10 000.00G~10 000.01G。另外一种衡量磁场不均匀性的表示方法是赫兹。在1T扫描仪,采用42.57MHz来实现共振(第1章已讨论)。42.57MHz=42 570 000Hz,1ppm的不均匀性会产生42.57Hz频率的差异(原频率的百万分之一的差异)。

现在已经对各种物质的磁性做了描述,接下来将对各种类型的磁体(用于MR成像)进行讨论。包括:
- 永磁体
- 电磁体(电螺线管)
- 阻抗型磁体
- 超导磁体
- 混合磁体

永磁体

由于铁磁性物质在经历外磁场后会保留磁性,这些物质可用来制造永磁体。可以使用的物质有铁、镍和钴。用于生产永磁体最常用的材料是铝、镍和钴的合金,称为磁钢。也有一些陶瓷砖经处理后产生铁磁性,可被磁化,也可被用来生产永磁体。

永磁体的主要优点是不需要提供电能或低温冷却,因此,操作花费成本相对较低。此外,永磁体产生的磁场的磁力线从南极到北极是竖直的（从下到上），使磁场几乎只限于系统的内部（上下磁板间），因此，在扫描室内感觉较好（图 9.5）。结果是永磁体系统几乎没有边缘散射场。这意味着相比高场系统，永磁体边缘散射场（可能导致周围物体吸入）少，不用过多考虑安全问题（见第 10 章）。

永磁体选址

由于永磁体边缘散射场较小，永磁体可以放置于接近公众的区域。然而，也会存在与这些永磁体系统质量相关的问题。永磁体的质量可达 15 000kg，而超导电磁体仅重约 5000kg。磁体的重量可随供应商和系统配置的变化而变化，更为轻便的设计正用于永磁体和电磁体。

永磁体扫描仪对温度敏感，要保持磁场均匀性和图像质量，必须保持恒定的温度。事实上，永磁体对温度非常敏感，永磁体系统优化运行时，温度的波动不应超过 1K。

永磁体系统经典设计是磁板位于患者的上部和下部，使患者周围视野较好，这就是开放式 MRI 系统。与高场电磁体相比，虽然永磁体系统磁场强度较低且 SNR 较低，但永磁体初始投入及运营成本均较低。此外，永磁体也很受一大部分人欢迎，包括小儿、幽闭恐惧症和肥胖患者，这些人用传统的管形电磁体较为困难。最后，还有各种成像操作也需要较大口径的扫描仪来完成。这些操作包括，但不限于骨骼肌肉运动研究和介入操作，而这些操作在封闭的扫描系统较为困难。

尽管这些永磁体系统呈开放型设置（患者周围），然而，有些永磁体系统竖直口径较狭窄，患

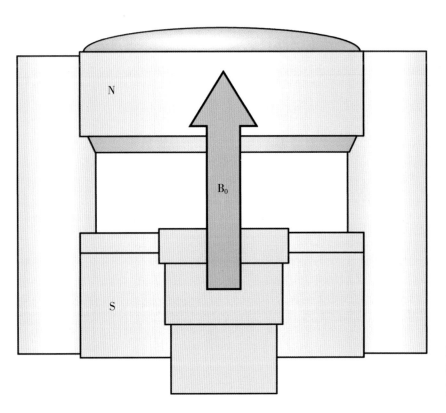

图 9.5 永磁体扫描仪。注意，B_0 或者静磁场是竖直的。

者前后径范围仅为 48cm。与一些垂直口径达 70cm 的密闭电磁体系统相比,永磁体口径较小。此外,不是所有的开放式系统均用低场的永磁体来配置。事实上,一些高场(1.0T)超导系统也可用于开放型设计。

电磁体

迈克尔·法拉第电磁感应定律指出:"封闭电路中, 感应电动势等于这一电路中磁通量的时间变化率的负值。简单来说,电流、运动和磁场三个变量,任意两个变量相互作用时会产生第三个变量。因此,当电流(运动的电荷)通过一个长直导线时,电线周围会产生磁场(图 9.6)。所得到的磁场强度与通过导线移动的电流量成正比。因此,电流量越多,磁场越强。通过导线电流产生的磁场强度可用下面公式计算:

$$B_0 = kI$$

其中,I 表示通过导线的电流,k 为比例系数(每个个体的电荷量),B_0 为磁场强度。

因此,通过导线的电流同其周围产生的磁场强度成正比。磁场的方向可以用右手定律来表示。右手定律是右手四指环绕导线,大拇指指向电流的方向,四指环绕的方向就是磁场的方向。在螺线管线圈,四指环绕方向代表导线环绕及电流方向,大拇指代表静磁场方向(图 9.6)。

如果电流以相反方向通过两个并行排列的导线, 那么产生的两个磁场将相互抵消。相反,如果电流以相同方向通过并行排列的导线,所产生的磁场将相互叠加。利用这一特性,使用多载流导线可产生更大的磁场。

螺线管电磁铁

为了产生强大的磁场,多个载流导线可以并排放置。不是采用几个平行排列的导线,而

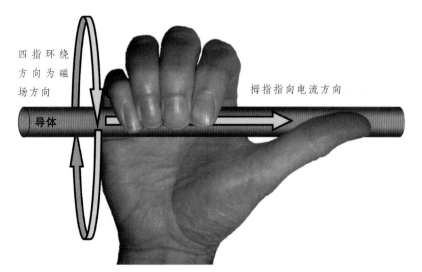

四指环绕
方向为磁
场方向

拇指指向电流方向

导体

图 9.6 右手定律。

是一条导线可以缠绕成许多回路(如弹簧)。导线的回路形成一个线圈,就像它们是平行排列的直导线。这种像"弹簧"样的电磁铁称为螺线管电磁铁。在这种情况下,所产生的磁场强度取决于通过导线的电流大小、弹簧的数目以及回路间的距离(此外,还有导线的温度、特性)。

一个有关电流通路效率的因子是线圈固有阻抗。导线的阻抗取决于欧姆定律。欧姆定律:

$$V = IR$$

其中,V 表示外加电压(一般是恒定的),I 表示电流,R 表示导线阻抗。

室温下,电磁铁服从欧姆定律,也可以说是阻抗型磁体。

阻抗型磁体

一个阻抗型磁体的磁场强度取决于通过其线圈的电流。阻抗型磁体的磁场方向遵循右手定则,根据磁体的结构,磁场方向可以水平或垂直。例如,图 9.7 中,如果导线的回路这样设置,就会产生从头到脚的磁力线,磁场(B_0)的方向是水平的。在阻抗型磁体系统中,B_0 的方向可以是竖直的,也可以是水平的,这取决于磁铁线圈的方向。

这种类型的电磁铁最大磁场强度小于 0.2T 或 0.3T,这是由于增大磁场强度必须增加电流。阻抗也随之增加,反过来会使绕组温度升高,从而导致电磁铁破坏。阻抗型磁体系统的独特之

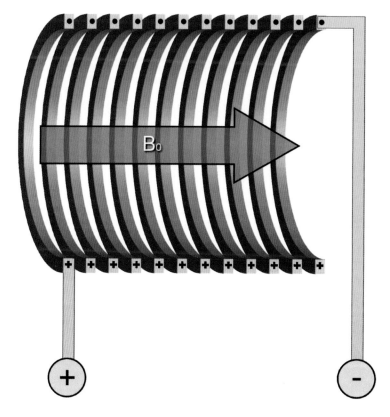

图 9.7 一个简单的电磁铁。注意,这个装置中,静磁场 B_0 的方向是水平的。一个闭孔 MRI 系统通常具有两个类似的电磁铁,分别在磁体孔的两端。

处在于,轻触开关就可以瞬间关闭磁场[不同于永磁体和(或)超导磁体]。根据导线方向(与磁场方向相关),B_0 场水平方向时,会有较大的散射场;B_0 场竖直方向时,周边散射场很少。

由于阻抗型磁体系统主要包括负载电流回路线圈,其重量明显轻于较大的铁磁性永磁体。此外,尽管阻抗型磁体初期投资成本较小,但运营成本却很高,这是由于要维持磁场,需要较大的电能。要保持磁场,必须有电力系统。

超导电磁体

正前所述,许多电磁体采用导线线圈设计。显然,电磁铁要保持磁场需要电流,它的运转较为昂贵。需要消耗高电能的原因是要获得高磁场场强,螺线管需要高电流。遗憾的是,导线如铜表现出阻抗电流运动,这是由于金属的分子晶格缺陷造成的。随着阻抗增加,导线的温度升高,这反过来会导致阻抗增加。生活中,电热棒着火就是这一过程的真实写照。最后,导线会被产生的热破坏,绕组会被氧化或融化。

为解决这一问题,并且还要允许高电流通过以获得高磁场,线圈由铌钛合金组成。这种金属当冷却到低于某一临界温度时,具有超导电性。

超导体几乎具有零阻抗,可以长期持续负载高电流且不产热。

当用于生产 MR 系统时,超导磁体可以产生高磁场,且不需要电能(在高磁场产生后)。阻抗几乎消除,无需输入额外电能以维持高磁场强度。

虽然超导体具有相对较少的运营成本,但这种类型 MR 系统较昂贵。然而,全身超导体系统可以提供 0.5T(中场)至 3T(高场)场强,用于临床。也有高达 14T(超高场)的场强,用于科学研究,如光谱和高分辨率成像。高场或超高场成像系统可用于标本的研究,但需要根据磁体孔的尺寸来调整试管或较小样本。

大多数高场超导全身 MR 扫描仪,主磁场的方向是水平的。B_0 场沿着扫描孔成水平方向,从患者头到脚方向。图 9.8 显示的是一个典型的螺线管磁体,需要注意的是,一般有两个螺线管线圈产生主磁场,分别在磁体的两端。沿着磁体孔的方向还有多个绕组线圈,称为补偿线圈,可提高线圈的均匀性。整个结构称为筒管。

 见视频 9.1:www.wiley.com/go/mriinpractice

产生电磁场首先要有电流通过扫描仪的主超导线圈,这个过程称为激活。当扫描仪被运并安装到一个地方时,磁场激活由售后工程师完成。铌钛合金线圈变成超导的温度是 4K(开尔文)(约-269℃或-450℉)。为保持超导性,负载电流的回路线圈被放置于一种超冷的制冷剂中,以消除阻抗。MRI 制冷剂包括液态氦(He)和某些情况下使用的液态氮(N)。使用这两种制冷剂,He 用来产生超导,氮用来保持氦的冷却,超导线圈浸润在制冷剂中。氦是一种日益稀缺的资源,需要从天然气中提取。全球只有少数可提取氦的地方。室温下,液态氦从天然气中会迅速蒸发

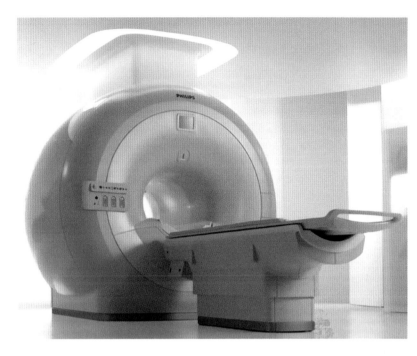

图 9.8　超 导 系 统 。(With permission from Philips Medical.)

掉,显然,MR 扫描仪必须防止氦损失蒸发到大气中。

这一过程由低温保持器来实现,一个空心圆柱形的不锈钢罐,圆柱内含有热屏蔽层,液氦与低温保持器的外层间有真空腔隔离。

最后,整个结构由制冷机组冷却,这可以减少通过辐射、对流和传导传递热量。现代低温恒温器附带氦冷凝器可回收蒸发,这节省了氦,无需再次填充制冷剂。

氦气的主要安全问题是它无法取代氧。至少有一例死亡病例是由于近年来呼吸了氦气,因缺氧而导致死亡。

1L 液态氦, 蒸发后可产生 748L 氦气。MR 根据机器设计的不同, 低温恒温器平均可容纳 1500L。一个自发的液氦蒸发,超过 1 000 000L 气体被释放。这一事件称为失超(磁场迅速消失),在本质上可以说相当于爆炸,失超将在第 10 章探讨。

高场开放系统

技术的进步使得能够生产高场开放 MRI 系统。这些 1T 系统可给予患者舒适、宽敞的扫描环境,高场扫描具有高 SNR 和理想的 T1 对比度。扫描仪采用超导螺线管磁铁,分布在患者的上部和下部,产生竖直的磁场(图 9.9)。

小磁体

MR 用于成像后不久,系统制造商出于对特殊成像的考虑,试图对成像系统加以改造。这些类型的成像仪已经成为各种小磁体。例如,多个影像公司开发了超低或高场成像系统,以适应整形外科的应用。这些操作系统磁场强度低至 0.01T，高场达 1.0T（图 9.10 显示的是 1.0T 高场四肢成像系统）。超低场扫描仪（0.01T），磁场强度很低，SNR 受到限制。改善低 B_0 系统的 SNR 应权衡各成像参数。调整成像参数（以提高 SNR）常常会导致扫描时间延长。这种情况在高场四肢成像系统不会出现。高场（1.0T）四肢扫描仪一般会得到高 SNR 图像。

小　结

永磁体：
- 保持永久磁化
- 通常是开放设计，磁力线竖直/静态磁场 B_0 是垂直的
- 不需要供电
- 运营成本较低
- 散射场小
- 质量大
- 低场强（SNR 较低，扫描时间较长）

电阻磁体：
- 磁场根据需要可以关闭或打开
- 磁力线水平或垂直/静磁场 B_0 可水平或垂直
- 持续供电成本较高
- 周边散射场较大

超导磁体：
- 磁力线水平/B_0 场水平
- 电能消耗少
- 价格昂贵
- 高场强（SNR 较高/扫描时间较短）

散射场

静磁场对传统墙壁、地板及天花板的屏蔽范围方面无要求。磁体孔外围的散射场称为散射场或边缘场。在下一章，图 10.2 会对这一概念进行解释说明。从某种程度上讲，所有磁体均有散射场。永磁体的散射场相对较小，无防护的电磁体散射场可以延伸到数米区域范围。在磁体选址时，必须考虑这些散射场，以便在散射场延伸区域不影响潜在的弹丸（铁磁金属物体）、潜在的禁忌患者、监测设备和其他运行的机械、磁性设备。

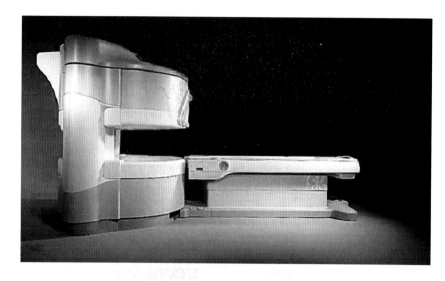

图 9.9　高场开放系统。(Image courtesy of GE Medical Systems.)

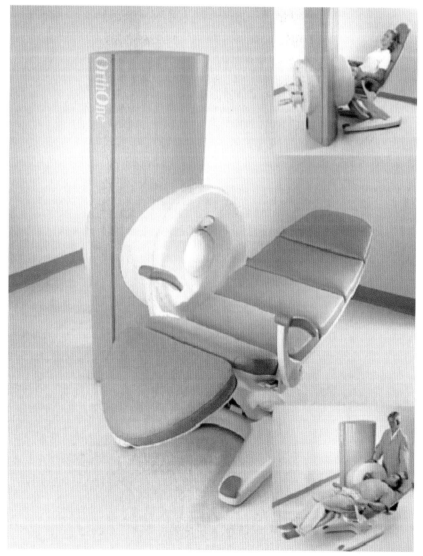

图 9.10　用于四肢成像的一个小磁体。这种扫描仪是高场(1.0T)超导成像系统。(Image courtesy of ONI Medical Systems Inc, MA, USA.)

磁屏蔽

磁屏蔽可以明显减少散射场影响的区域。磁屏蔽有主动和被动两种方法。一般来说，主动磁屏蔽意味着电流活动，被动磁屏蔽意味着没有电流活动。目前国家标准是屏蔽必须将扫描间散射场限制在5G(墙壁、地板和天花板)。

被动磁屏蔽可在磁体周边(或磁体室内壁)环绕钢板，这种方法昂贵且不方便。被动磁屏蔽所用钢板重达40吨，需要为磁体室地面地基做准备。因此，被动磁屏蔽仅在必须保持超高场的边缘散射场时使用，例如7T研究型扫描仪。在扫描仪上方建造一厚的拱形钢板很有必要。

超高场的主动磁屏蔽无疑会在不久的将来实现。

为方便起见，目前大多数超导系统采用主动屏蔽。主动屏蔽采用额外的螺线管电磁铁，将其放置于主磁场线圈周围、磁体孔的两端。这些超导螺线管线圈均位于低温恒温器。它们与主磁场螺线管工作方式相同，但磁场方向与主磁场相反，这使得周围边缘散射场明显减少，距离磁场中心几英尺(1英尺≈0.3m)的位置，磁场强度不应超过5G。

当比较无屏蔽、被动屏蔽和主动屏蔽的超导磁场时，可参照下面的说明。如果MR系统是无屏蔽的，将需要像两个网球场样大的限制区域，以使扫描室内壁磁场强度不超过5G。如果是被动屏蔽，一个网球场大的区域即可。然而，如果是主动屏蔽，1/4网球场大小区域就可以使扫描室内壁不超过5G。值得注意的是，由于空间较为昂贵，选址会是一个问题(例如，较小的扫描空间，花费较小)。

 见视频 9.2：www.wiley.com/go/mriinpractice

匀场线圈

由于制造误差，从工厂运输过程中，超导MR磁场均匀性大约为1000ppm。成像时要求成像区域磁场均匀性约为4ppm，以提供较好的空间清晰度和均匀的脂肪抑制。波谱成像要求磁场均匀性为1ppm。

要做到这一点，匀场过程是必需的。匀场起源于木工技艺，木工使用木楔(或垫片)以使表面平坦。就像屏蔽，匀场可以是主动的也可以是被动的，或者是两者兼有。在MR成像中，匀场使得磁场变得均匀；匀场可通过金属片/板(被动)和额外的螺线管磁体(主动)实现。

被动匀场是通过将小铁磁板放置于特制的有色金属托盘内，环绕于磁体孔的四周实现的。这指的是低温保持器的内壁四周，其内装有匀场垫片、梯度线圈和射频发射器。这些托盘通常是16个，每个里面有15个垫片。

被动匀场是通过扫描体模、调整垫片的位置实现的，直到磁场的均匀性最优。被动匀场一般在装机时进行,也可以抵消由于磁体的物理位置所引起的不均匀。

主动匀场是通过电磁线圈来实现的,可用来对每位患者或检查过程中的每个序列进行匀场。这确保了无论患者体型如何,磁场都尽可能均匀。

大多数影像系统采用主动和被动匀场相结合的方式。一般来说,被动匀场用来得到磁场一个特定的均匀性,主动匀场用来使每位患者检查最优化。

梯度线圈

磁体孔保温层内的第二个组件是梯度设置。这是一个圆筒结构,包含 3 个电磁体。现在的扫描仪,这个组件还包括 18 个电磁铁,用于组成上一节提到的主动匀场系统。

每一个梯度线圈至少有一个或两个功率放大器。由于梯度设置于室温下(不是超导的),高功率梯度需要水冷装置。梯度的三个组成部分均可以被激发,在静磁场中各自产生 X、Y、Z 轴梯度场。

梯度线圈用于空间编码和特定成像的选择,如 GMN。梯度回波序列也可用于自旋核相位重聚,产生回波(见第 2 章和第 5 章)。

根据定义,梯度场是倾斜的,在这种情况下,成像区域某一方向上,磁场强度的斜率成线性。要了解磁场强度是如何改变的,我们需要考虑那些改变电磁体强度的因素:

- 通过绕组的电流
- 线圈的匝数
- 用于绕组的导线直径
- 绕组间的距离

改变前三个的任何一个因素,均可以均匀地改变周围感应线圈磁场的幅度或强度。倾斜磁场(即从一端到另一端改变磁场的幅度),理论上可通过改变回路间的距离实现。例如,如果回路从一端到另一端之间的距离逐渐由大变小,磁场强度就会逐渐地由小变大。

然而实践中,线圈往往采用对称设计,依靠一个三端排列来实现梯度场。梯度线圈的配置有很多。要理解这一概念,首先必须明白一个简单的电磁铁线圈,如图 9.7。该线圈有 12 个绕组,间距均匀,两端连接到电源的两端。电流通过线圈从一端流入,产生磁场;磁场方向可通过右手定则判断,此例是从左到右。注意,电流的方向用点表示,一横表示从一侧流入,远离观察者(可认为一个箭头点代表它的方向,一横代表它的尾羽)。

如果这个设计略有改变,包括线圈中心的第三个端口(图 9.11),端口的极性可以重新排列,使得每个线圈的末端电流以相反的方向流动。这会产生两个大小相等、方向相反的磁场。

如图 9.12 所示,将这两个线圈结合起来。第一个线圈代表主磁场,第二个表示 Z 轴梯度线圈。左边,次级线圈会产生与 B_0 场相反方向的磁场,因此,在磁体孔的末端会减少磁场强度。右边,次级线圈会产生与 B_0 场相同方向的磁场,因此在磁体孔的末端会增加磁场强度。其结果是,

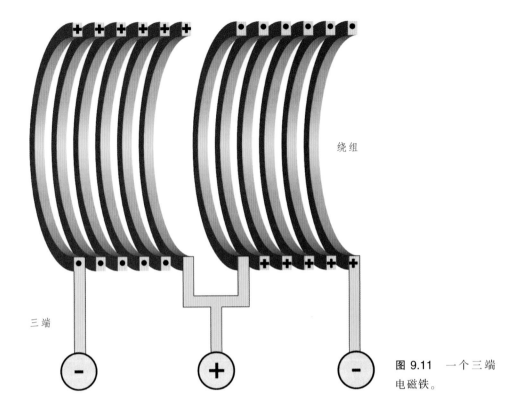

绕组

三端

图 9.11　一个三端
电磁铁。

主磁体绕组

梯度线圈

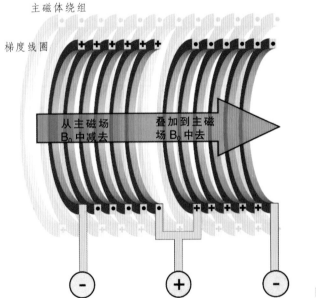

从主磁场
B_0 中减去

叠加到主磁
场 B_0 中去

图 9.12　梯度线圈。

一个磁场梯度在 Z 轴方向沿着磁体孔方向。因此,绕组电流方向决定了梯度场的极性,即一端磁场强度高于磁场中心,一端磁场强度低于磁场中心。

梯度场特征

每次打开梯度时,电流加于梯度上直到梯度到达最高强度或幅度,然后梯度关闭。一个磁矩的进动频率取决于其暴露于磁场的强度(由拉摩尔方程确定,见第 1 章)。因此,采用梯度场,以线性的方式改变磁场强度,磁矩的进动频率和相位也会线性改变(图 9.13)。这就是梯度如何用来进行空间信号定位和相位重聚的。梯度场由梯度放大器供电。梯度线圈和放大器故障会导致 MR 图像几何畸形变。

在成像过程中,要通过可接受的成像次数来完成空间编码、相位重聚和其他任务,需要强大的梯度系统。要评价梯度系统的速度和强度,就要对梯度的属性特征有一个很好的理解。梯度系统的属性如下:梯度场强、梯度速率、强度和速率的整合以及占空比。

●梯度场强或幅度是指某个梯度场的强度有多大,通常用毫特斯拉/米(mT/m)或高斯/厘米(G/cm)来表示。

●梯度场速率或梯度上升时间是指某个梯度场强上升到最大幅度所需要的时间,通常以微秒(μs)为衡量单位。

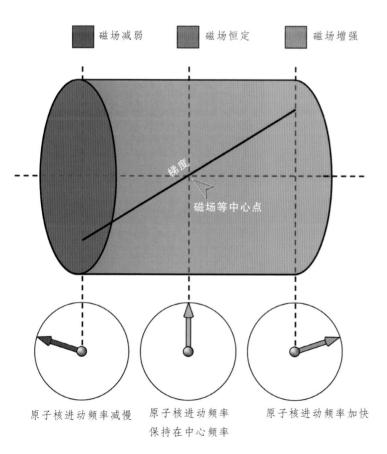

图 9.13 梯度如何改变磁场强度。

●切换率是指某个梯度达到最大幅度所需的时间以及这个最大场强是多少。切换率是梯度系统速度和强度的一个集合,通常以毫特斯拉/米/秒[mT/(m·s)]为单位。

●占空比是指允许梯度系统工作的时间所占的比例,通常用百分数(%)来表示。

梯度系统的幅度是可以变化的,常用的梯度场强为 10mT/m 或 40mT/m,这取决于系统中梯度线圈的能力。在一个 10mT/m 的梯度系统中,梯度场中每米长度内磁场强度的变化量为 10mT。在 40mT/m 的梯度系统内,磁场方向每米长度内磁场强度的变化量为 40mT。要获取好的空间分辨率,梯度场的最大强度或幅度非常重要。要获得好的空间分辨率就要采用小的体素,要求三个方向的梯度场都要达到一个很高的幅度。梯度场场强可以(G/cm)或 mT/m 为单位,1G/cm=10mT/m。

上升时间指一个梯度场达到某个特定斜度的速率,这关系着梯度场开关的速度进而影响扫描时间。梯度上升时间一般为 120μs。如果上升时间缩短,脉冲序列的时间缩短,总的成像时间也会相应缩短(图 9.14)。梯度场强越大,达到最大场强所需的时间就越长(上升时间)。因此,高场强意味着上升时间长。然而,有很多减少上升时间的方法,这些将在高场梯度系统章节进行讨论。

了解梯度场幅度及上升时间对于理解 MR 系统的特性非常有帮助。例如,如果一个梯度系统有很高的幅度但上升时间却很长,这个系统效率是不高的。相反,较短的上升时间可以减少扫描时间,但梯度场幅度却很小也是不好的。因此,要合理评估梯度系统性能,幅度和上升时间都要考虑在内。这种评估参数称为切换率。

典型的梯度场切换率一般为 70mT/(m·s)。高速梯度场可以高达 200mT/(m·s)。某些研究切换率可以达到 240mT/(m·s),但就目前而言,这超过了 FDA 对梯度场强度规定的限制。因为随着切换率的增加,随时间变化的磁场效应(TVMF)也增加(磁场效应将在第 10 章讨论)。

占空比随着切换率增加,但是随着占空比的增加,梯度产热量增大,可获得图像层数将减

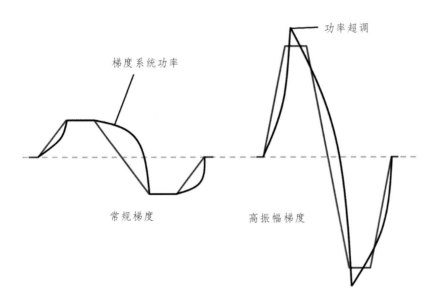

图 9.14　梯度幅度与上升时间。

少。自旋回波成像的占空比一般为 10%,而回波平面成像(EPI)的占空比接近 TR 的 50%。

　　听觉上扫描仪的噪声是由梯度装置的震动产生的。梯度场幅度越大,梯度激活速率越快,产生的噪声越大。因此,除了增加场强外,生产商还对系统进行调节以尽可能降低噪声,这就是所谓的静音系统。在扫描过程中,不管用什么梯度系统,患者和进入扫描间的人员一般会被建议戴上耳机或耳塞,以保护听力。

平衡梯度系统

　　在平衡梯度系统中,每一个梯度脉冲都被一个大小相等但方向相反的梯度脉冲平衡,这称为双极或平衡梯度系统。例如,一个正向梯度脉冲后伴随一个负向脉冲以抵消正向脉冲引起的改变。因此,在平衡梯度系统中,正向脉冲曲线下的面积等于负向脉冲曲线下的面积(图 9.15)。

　　系统读出时,射频脉冲的幅度通过既定的分辨率和 FOV 来确定(带宽和采样时间)。梯度开启的时间由读出和接收带宽决定(由采样时间决定)。如果正向和负向脉冲采用相同的幅度和采样从而使时间加倍,那么就浪费了脉冲序列时间。这种时间的浪费导致扫描层数减少,或在自旋回波或平面回波成像时,加速因子降低或层数减少。然而,为了保持曲线下面积相等,负向脉冲可以采用较高的幅度和较短的采样时间。这种不对称的梯度格式可以节省序列时间,从而可以增加扫描层数,或增加加速因子(图 9.16)。这是生成高速梯度场的一个步骤。

高速梯度系统

　　要通过减少上升时间来获得较高的梯度场强,需要考虑能量的限制。在图 9.17 中,用很大

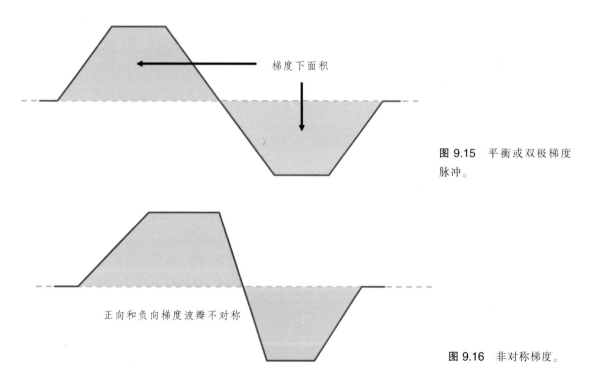

梯度下面积

图 9.15　平衡或双极梯度脉冲。

正向和负向梯度波瓣不对称

图 9.16　非对称梯度。

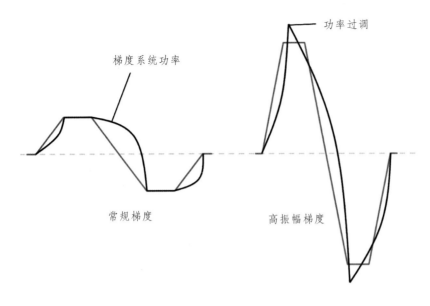

图 9.17　常规梯度系统与高场梯度系统电源对比。

的能量来缩短上升时间并获得了很高的梯度场幅度,但是会引起超射。此外,高场强梯度场可应用高强度平衡脉冲,从而节省脉冲序列时间。因此,超快速或超高分辨率成像需要梯度场强达到 25mT/m 或更大。不对称重聚脉冲的高能量梯度可减少序列时间的浪费并可以高分辨率快速成像。斜坡采集技术可以减少脉冲序列时间从而应用于快速扫描,这项技术将在后面的章节中讨论。

　　高速梯度转换需要高质量梯度放大器。共振梯度系统选择合适的振动频率可以产生适当的翻转。这个系统产生正弦读出梯度,可以达到梯度需求,但一般与其他受益于梯度转换的成像技术不匹配。

采样

　　应用频率编码梯度场进行 MR 信号的读出采集。只有在梯度场达到最大幅度时才能进行信号采集。这种发生在 TE 时间的采集类型是传统的信号采集方式。遗憾的是,脉冲序列的时间在等待频率编码梯度转换中都浪费了。此外,由于信号采集是在 TE 时间进行的,最小的可允许的 TE 更长,从而引起图像对比度的改变及可成像层数减少。

　　在频率编码梯度场转换时进行信号采集可减少序列时间, 这项技术称为斜坡采集技术,即在上升时间几乎结束时进行数据采集。信号采集持续到梯度场达到最大幅度,当梯度场达到最大幅度时即开始衰减(图 9.18)。然而,这项技术需要进行图像重建来减少伪影,且分辨率会降低。共振梯度系统选择合适的振动频率可以产生正弦读出梯度,进行正弦信号采集,这项技术提供了有效的信号采集机制,但并不能与所有的成像序列相匹配(图 9.19)。

　　高速梯度(有高能量梯度、不对称重聚脉冲和斜坡采集等特点)可用于快速成像序列。前文所述的所有可以缩短序列时间的方法都可以进行转化并为 MR 操作者所用,这些方法比传统的成像方法成像时间缩短,层数增加,并具有更高的分辨率。

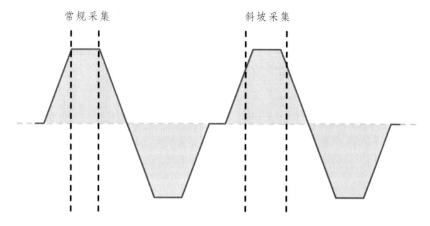

常规采集　斜坡采集

图 9.18　常规采集与斜坡采集。

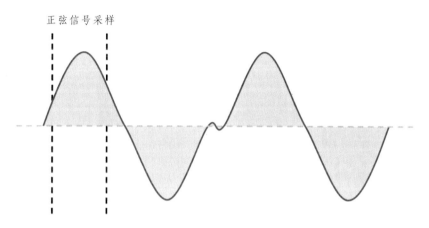

正弦信号采样

图 9.19　正弦信号采样。

射频

要产生 MR 图像，必须对系统施加额外的能量。这种使原子核共振的能量以射频来表示，并且可以通过拉莫方程来计算（$\omega_0 = B_0\gamma$）。在 MRI 磁场中，射频电磁波的带宽必须能够振动或激发自旋核。从拉莫方程可以看出，磁场强度与射频脉冲成正比，射频的能量比 X 线要低得多。要产生图像，射频必须采用与氢质子一样的频率，从而引起共振。共振产生的横向磁化矢量必须通过接收线圈来检测（这一定义在第 1 章中已提及）。

射频线圈

产生共振的设备称为射频线圈，包括射频发射线圈和射频接收线圈。发射信号的线圈为发射线圈，检测信号的线圈为接收线圈。也有既可以接收信号也可以发射信号的线圈，称为收发器。

射频发射器

能量是以一种短时间、高强度的与氢质子共振频率相同的电磁波形式传播的，称为射频脉冲。无线电波通过射频发生器发出足够能量产生相位重聚并使自旋核翻转,从低能态跃迁到高能态。射频脉冲使 NMV 从 Z 轴某一位置偏转到 X、Y 平面,这种脉冲称为 90°射频脉冲。90°射频脉冲是通过改变环形线圈的电流来产生二级震荡磁场(B_1)而产生的,这种装置称为射频发射线圈。

闭孔 MRI 系统中,初级射频发生器是磁体的一部分。通常意义的体线圈是一种圆柱形的射频传导线圈,其既可以发射也可以接收射频脉冲。收发器连接到射频合成器。射频合成器是一种通过数模转换器数字化产生高频正弦脉冲的计算机控制设备。收发器的震荡电流对主磁场产生一个 90°的射频脉冲,这种电磁波的磁场定义为 B_1。

射频发射并不仅限于体线圈。在很多系统,容积线圈同样可以发射射频。

● 体线圈是磁体内循环的圆柱形电子传导设备。体线圈是主要的射频发射器,并且大多数检查不需要发射线圈和接收线圈。

● 头线圈,通常为马鞍型或鸟笼型构造,或者为多通道线圈(多通道头线圈通常只能接收信号)。

● 肢体线圈,通常为马鞍型结构,并能够适合成年人膝关节的尺寸。肢体线圈通常用于进行下肢成像(膝、踝、足),但也可用于上肢成像(肘、腕)。

接收线圈

如前所述,线圈中的电流能够产生磁场。相反,如果一个环形线圈置于震荡磁场中,线圈中会产生电流。这可通过法拉第定律来解释:

$$dB/dt=dv \text{ 或 } \Delta B/\Delta\tau=\Delta v$$

其中,dB 指变化的磁场(通过射频信号产生的震荡磁场),dt 指变化的时间,dv 指变化的电压(MR 信号)。

这种电流和电压组成了 MR 信号。接收线圈必须能够充分地检测这种 MR 信号。为了接收信号,二级 B_1 磁场必须与主磁场 B_0 有合适的角度(见图 4.28)。

 见视频 9.3:www.wiley.com/go/mriinpractice

射频发生器和接收线圈的构造直接影响着 MR 的信号质量,进而影响图像质量。一般来说,线圈越小,SNR 越好;使用线圈越多,SNR 越好。现在 MR 成像常用的一些类型的线圈包括(但不限于):

● 容积线圈(通常用来适应组织的"容积")

–体线圈(马鞍结构)

–鸟笼型线圈(头线圈)

–螺旋形线圈(纵向磁场系统的管型结构)

- 表面(局部)线圈(通常放置于表面)

  –线状线圈(单纯表面线圈或局部线圈)

  –正交线圈[线圈(或电路)垂直]

  –亥姆霍兹对(在同一方向上两个线圈在 B_1 场合并)

  –麦斯韦尔对(在相反方向上两个线圈在 B_1 场合并)

  –相控阵(多线圈元件及多个接收器)

  –多线圈元件(平行采集时多元件、多接收器)

体线圈

　　体线圈可做成螺线管形、马鞍状和(或)鸟笼状。体线圈既可发射 RF 也可接收 MR 信号,常被称为收发器。它将整个解剖结构包绕起来,可用于头、肢端或整个躯体的成像。鸟笼状的头部和体部线圈用于相对较大区域,并在整个成像容积内产生均匀的 SNR。虽然容积线圈在较大范围内可均匀激励,但因其体积较大,产生的图像 SNR 较其他类型线圈低。在视野与线圈大小比例失当时,此点更应加以注意。例如,如果用整个体线圈对膝关节进行成像,源自一小薄层的信号视野较小,但噪声则源自整个体线圈。

　　线圈内运用多个元件可提升 SNR。圆形极化线圈的正交探测利用了 90°并置的两个元件。每个元件作为独立线圈探测返回自感兴趣区的信号。然而,SNR 并不是提高到 2 倍,因为每个元件也接收噪声。SNR 的提高是由于噪声是随机平均分布于图像中的,而信号是非随机的,从而最终加强了图像。

　　现代线圈运用多个元件(每个元件有各自通道),使这一观念更加深入。

表面线圈

　　简单地配置有一圈导线和其他元件的线圈称为线性线圈。这些线圈由于仅从一个较小区域探测噪声,且与感兴趣区位置邻近,因此可提供高 SNR。运用前面提到的正交探测可使 SNR 得到进一步提升。

　　当对接近患者表面的结构(如颞下颌关节)成像时,表面线圈可用于提高图像的 SNR。一般来说,线圈越接近成像部位,SNR 就越高。因为线圈更接近解剖结构,只有线圈邻近区域的噪声被接收,而不是整个身体的噪声被接收。表面线圈通常较小且形状特殊,所以可以容易地放置于被成像的解剖结构而不会使患者感到不适。然而,仅线圈的敏感区内的信号(和噪声)得以接收,其与线圈周围位置相一致。区域的大小依赖于线圈直径,深入患者的深度相当于线圈直径的 3/4。

　　线圈敏感性与其大小相关。可被一特殊线圈成像的组织的容积取决于一个叫作线圈敏感性的因素。对于一个环形表面线圈,扫描成像时其为一轻度伸长的半球形,自线圈直径延伸入患者。特别的是,被一特定 RF 线圈探测的信号与线圈直径相关;线圈敏感性提供了线圈直径上解剖结构的信号,深度为直径的 75%。基于这个原因,线圈需要被放置于解剖结构感兴趣区的近端。

与线圈敏感性相关区域的局限性在对患者深部位置的解剖结构成像时提出了挑战。例如，如果使用一个直径为 10cm 的线圈，那么可成像的视野也为 10cm，深度为 7.5cm。因此，随着任意方向离线圈距离的增加，存在一个信号的衰减。信号衰减通常在对患者深部组织(如男性患者的前列腺)成像时发生。为了获取组织最佳信号质量及患者深部的组织结构，可运用腔内线圈(如直肠内线圈、血管内线圈、阴道内线圈、尿道线圈及食管线圈)。例如，解剖学上直肠位于前列腺后方，前列腺的 MR 图像可通过在直肠内放置一个线圈加以改进。之前的 RF 线圈作为表面线圈被认为是局部线圈。

复合线圈

一般来说，可成像区域范围受到线圈大小的限制，而制造商已经通过引进相控阵线圈解决了这个问题。一般来说，复合线圈的应用局限于一对线圈的应用，如对腕关节或肩关节的成像，解剖结构两侧应各放置一个线圈。为人所熟知的亥姆霍兹对是一种在一个组织容积内以原始方法获取均匀信号的方法的配置。另一种利用三个线圈组合为一个球形阵列的配置很少使用，被称为麦斯韦尔线圈。

这些线圈现在发展成相控阵系统，拥有多个接收线圈，可以获取感兴趣区内一些特定组织的信号。

相控阵线圈由多个线圈及接收器组合而来，能够使图像的 SNR 及范围得到提升。RF 线圈越小，SNR 越好。使用的线圈越多，SNR 就越高。线圈越小，覆盖范围就越小。为了尝试获得更高的 SNR 以及更大覆盖范围，制造商将多个小线圈与多个接收器合并到了一起，此即为相控阵线圈技术，目前得到了广泛应用。相控阵线圈可配置以若干线状排列的线圈(为了对脊柱成像)，此配置即线控阵。线圈也可配置在患者前方及后方，这样能够顾及到患者的前后范围，此配置即容积阵。线圈阵列是 4~6 个线状排列的线圈或呈容积排列，以增加范围及 SNR。例如，一个 4 线圈阵列，4 个线圈及接收器以线状组合在一起，从而增加了纵向的覆盖范围(为了对脊柱成像)。相同的 4 线圈阵列在体部成像时也可以配置以 2 个前部(患者上面)线圈及 2 个后部线圈(患者下面)。在数据采集过程中，每个独立的线圈接收其本身较小 FOV 内的信号。每个线圈输出的信号被分别接收及处理，继而合并成一个较大的 FOV。由于每个线圈有其自身的接收器，接收到的噪声总量限制于其本身较小的 FOV 内，所有数据可在一次序列中得到采集而不是四次独立的序列。相控阵线圈可由 4 线圈阵列增加到 128 线圈元件。

目前应用的几种类型的相控阵线圈，包括：

- 脊柱相控阵(线状阵列)(图 9.20)
- 盆腔相控阵(容积阵列)
- 乳腺相控阵(容积阵列)
- 心脏阵列(容积阵列)

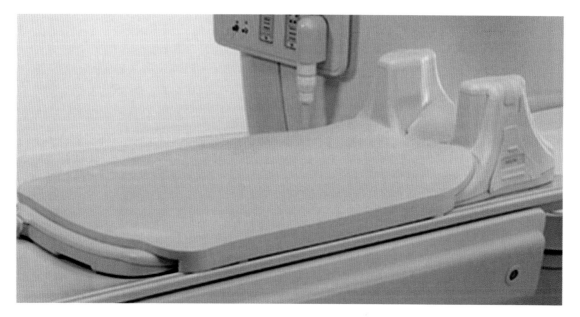

图 9.20 脊柱相控阵线圈。

● 颞下颌关节相控阵(容积阵列)

起初,接收线圈被用于探测信号,如今线圈元件被称为编码线圈元件,能够探测、并在一定程度上编码 MR 信号。这些线圈元件需要平行成像技术(见第 5 章)。这些技术运用线圈来探测线圈附近的敏感场(与先前提及的敏感度曲线相关)信号(图 9.21 和图 9.22)。有些制造商用 32 元件的线圈系统来成像,较传统成像扫描时间明显缩短。

SNR 与分辨率

由于运用了局部线圈,SNR 得以提高,细小结构常可达到更高空间分辨率。但请注意,线圈与其说是提供高分辨率,不如说是提供高信号,这是由于运用局部线圈所获得的高信号可用于交换更高的分辨率[小 FOV,薄层厚和(或)大成像矩阵]。当应用局部线圈时,体线圈常用于发射 RF,局部线圈则用于接收 MR 信号,除非局部线圈也作为一个发射器。

小 结

大线圈:

● 较大范围内信号接收较均匀

● 应用小 FOV 时增加了混叠的可能性

● 患者位置不很重要

● 较低的 SNR 只能允许较低的分辨率

● 用于必须有信号覆盖的躯干检查(胸部、腹部)

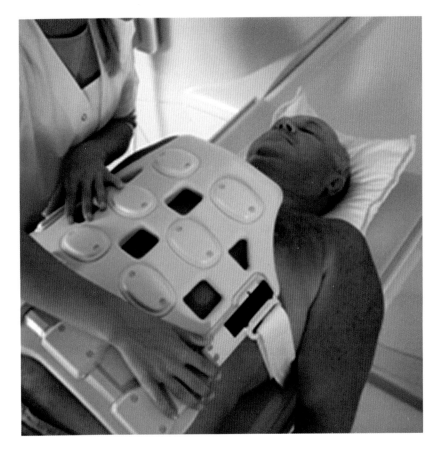

图 9.21 平行成像线圈。

小线圈：

- 较小的信号接收范围
- 不易产生混叠伪影
- 患者及线圈位置的放置很重要
- 高 SNR 可用于交换高分辨率
- 用于身体较小部位的检查(腕关节、脊柱、膝关节)

线圈安全性

有一些基本原则可确保 RF 线圈的安全操作。线圈安全性需要考虑到硬件(电缆及线圈)和 RF 吸收(产热及局部 RF 烧伤)。RF 的安全性将在第 10 章讨论。

线圈通过电缆连接于系统,电缆必须由导电材料组成,这样 RF 功率可传达到线圈,信号可被传递至信号处理器,因此能够传递正常运行时产生的热量。然而,在某些特定的环境,这些热量会烧伤患者或电缆的绝缘材料。为了防止这一现象发生,要确保电缆不打结且不接触患者或磁体孔。电缆也不能放置于其他电线或电缆旁边,如心电图导联等。

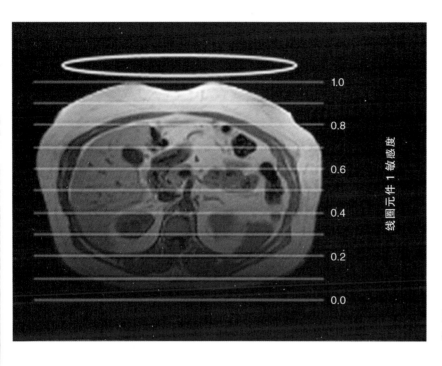

图 9.22　平行成像的敏感性编码。

　　线圈电缆应定期检查,如果绝缘层损坏则不管在任何情况下都不应再使用。为了获得最佳信号,必须正确调试线圈。过去,在每次扫描中需要手动调整每个 RF 线圈。现在,RF 线圈可自我调整,不同的 RF 线圈制造商可通过不同方法达到这一目的。

RF 屏蔽

　　在 MRI 中,不仅对于主磁场,RF 场屏蔽也十分重要。RF 屏蔽可通过运用铜屏蔽得以实现,也即法拉第笼。法拉第笼由扫描室墙内、窗内的铜屏蔽以及沿扫描室门框的铜"牙"(即门密封条)组成。如果 RF 屏蔽不力,则可导致 RF 伪影(拉链伪影或嗡鸣伪影)(更多伪影信息请参阅第7章)。

患者运输系统

　　所有系统都是利用水压或机械驱动床(或患者台)将患者抬升至中央孔并将其滑入 MR 成像系统中央孔的,通常是通过踏板或按钮来实现床的上下移动以及进出孔。平台应使患者感觉舒适且顾及线圈的安装以及固定装置。也应有在紧急情况将患者从中央孔迅速疏散的预案。一些系统能够使床移出(远离)磁体,以便在紧急状况下使患者能够转移出扫描室而不必将其先转移到另一辆推车上。所有的床都应具有磁安全性,不能含有金属元件。患者运输系统越来越精细,以便在对比增强 MRA 时在扫描位置之间能够自动、迅速地转移患者。

　　新型装置 MR 扫描床内部放置了 RF 线圈(而不是在其顶部)。此配置在乳腺成像中较为常用,尤其是体型较大的患者在俯卧位有限制时。当患者处于俯卧位时(在乳腺线圈顶部),即使

70cm 大孔洞扫描仪,也会有限制。想象一下,在一个 70cm 孔洞扫描仪,床在孔的中心位置,给患者留有 35cm 的空间(床至孔洞顶部)在床下方约有 35cm 的无用空间。对于乳腺成像,线圈被放置在床上方,患者位于线圈上方。患者的空间更加有限。在很多情况下,当患者位于装置线圈的上方时,乳腺位于线圈内,患者的背部会十分接近甚至接触到成像孔的顶部。然而,如果线圈被置于床内,患者基本上可以躺在 35cm 的位置(在 70cm 的孔内),背部向上、乳腺向下。此配置对 MR 乳腺成像时患者位置非常有用,尤其是体型较大患者和(或)乳腺较大患者。

MR 计算机系统及用户界面

前面已经描述了 MR 成像系统的许多独立元件,下面讨论计算机系统及用户界面。磁体、RF 系统、梯度系统及相关元件在没有"指令"时并无功能。为了得到 MR 图像,所有这些元件需要经过一定指令或程控,以使其能够正常发挥功能。此指令由计算机系统提供,并以程序监控,继而被用户执行。系统功能在最初建立,或由计算机程序设计员(或脉冲程序设计员)对其加以设计,接下来技师、放射科技师或医师会对系统进行操作。MRI 计算机系统随制造商不同而不同,主要包括:

- 计算机系统(有扩展功能的一台小型计算机)
- 脉冲控制单位
- 一个用于傅里叶变换的阵列处理器
- 一个将数据从阵列处理器获取并形成一幅图像的图像处理器
- 存储原始资料以及脉冲序列参数的硬盘驱动器
- 一个功率分配式体系机构,用以分配并滤过交流电和直流电
- 用户界面使用的操作员控制台

计算机系统

在 MR 成像系统发展的最初阶段(20 世纪 70 年代),计算机系统由一整个房间大小的计算机组件组成。除了计算机本身外,机房封装有其他系统组件,如梯度放大器、RF 放大器、配电装置以及图像存储容量。如今,随着计算机系统变得越来越高效,大多数 MR 系统可以通过一台计算机进行操作,更像一台台式电脑。在很大程度上,由系统制造商脉冲程序员对 MR 计算机进行程序化,这些程序员预先对脉冲序列、扫描参数以及图像处理功能进行程序化。他们通常进行程序化,以使 RF 和梯度脉冲的顺序和时间根据"系统用户"(技师)"设定"的参数和选项而"设定"。例如,当技师选择了分辨率参数(FOV、层厚以及矩阵),脉冲程序员就已选择了适当的梯度脉冲强度、持续时间以及定时,这些步骤发生于图像采集或扫描过程中。

图像采集或扫描

在 MR 图像采集过程中, 在 MR 扫描仪内对患者施加了一系列 RF 脉冲以及梯度脉冲,这

些 RF 脉冲以及梯度脉冲即脉冲序列。在脉冲序列过程中,经过梯度线圈以及 RF 线圈内的电流以十分精确的时间迅速地开关,这便产生许多梯度脉冲和 RF 脉冲。梯度脉冲的强度、顺序和时间决定了 MR 图像的分辨率(主要与 FOV、层厚以及矩阵有关)。RF 脉冲的强度、顺序和时间决定了 MR 图像的对比度(T1 加权、T2 加权、PD 加权)。脉冲控制器监视或控制着 RF 和(或)梯度脉冲的顺序和时间,脉冲程序设计员根据用户所选定的技术因素分配或程控这些脉冲。

脉冲控制器

在图像采集期间,梯度线圈被迅速地开关(制造梯度脉冲),从而产生了脉冲序列。考虑到 MR 信号,这些梯度脉冲使 MR 信号在空间上沿磁体的三个轴线定位(X、Y、Z),脉冲的强度、顺序和时间决定了 MR 图像的分辨率(主要与 FOV、层厚以及矩阵有关)。例如,选层梯度的幅度(以及持续时间)与层厚有关。相位与频率编码梯度的强度及持续时间与 FOV 以及图像矩阵有关。梯度也被用于重绕或损毁横向磁化和(或)重聚相位(以制造梯度回波)。由于三个相同的梯度(X、Y、Z)完成所有这些工作(空间编码、控制分辨率以及 MR 信号重聚焦),梯度线圈的脉冲精确性非常重要。梯度放大器提供了梯度线圈的功率。脉冲控制器使梯度放大器与线圈的功能相协调,这样它们就可以在恰当的时间开关,并且持续合适的时间。

脉冲控制器还承担着协调 RF 发射及放大的功能。RF 收发器发送共振频率的 RF 给 RF 放大器,然后经过 RF 监控器,RF 监控器能够确保到达患者的 RF 处于安全水平。RF 脉冲的强度、顺序以及时间决定了图像的对比度,RF 放大器监控着 RF 发射器线圈的功率。脉冲控制器使 RF 放大器以及线圈的功能相协调,这样它们就可以在恰当的时间开关,并且持续合适的时间。

操作员界面

操作员界面位于邻近扫描室的操作间。平面监视器显示图形用户界面,可输入扫描参数,也可显示扫描层的图像位置。

除了数据采集以及显示最近采集的图像外,操作员控制台提供了一整套图像处理技术,包括:

- 扫描功能——扫描计划、扫描
- 图像处理——显示、后处理以及图像重建

技师、放射科技师或医师会在日常对 MR 系统进行操作。对于扫描,技师选择预设定的方案或手动选择成像方案。为了获得最佳图像,每个方案包含的扫描参数包括:图像对比度(TR、TE、TI 以及翻转角)、分辨率(FOV、层厚以及矩阵)以及扫描时间(NSA、BW 以及矩阵)以及许多其他因素。这些因素已被脉冲程序员所程序化并存储在系统主机内。一旦获取到图像,MR 图像数据就被存储在硬盘、PACS、CD、DVD 驱动器和(或)拍摄到胶片中。

MR 图像存储

目前,MR 图像胶片较为少见。一般来说,如果需要一份永久图片的拷贝,需要被存储在一张 CD 或 DVD 中。如果需要胶片存储的 MR 图像,图像可从图像控制台被永久存储于一张感光胶片中,类似于 CT。然而,MR 图像胶片有些微妙之处,因为每张图片的亮度及对比度是变化的。亮度及对比度设置被称为窗宽及窗位调节。窗宽为一系列灰阶,窗位与图像的亮度有关。不同于 CT [CT 的窗宽和窗位是"固定的",取决于豪斯菲尔德单位(HU)],MR 图像的窗宽及窗位的设置取决于"人眼",基于解剖和病理。因此,在 MR 图像中,本身高信号的图像可能需要不同窗宽及窗位的设置,这样重要的解剖和病理改变才能被充分可视化。

为了永久保存,数据可被归档于磁带(较少使用)、数字式录音带、光盘、CD 或 PACS 系统内(目前通常使用的方法),此归档功能也可通过操作台访问。图像被存储起来,以便将来进行进一步处理和成像时可以调出图像,也可用于复查时图像对比。

现在设备的每个部件都已描述,该讨论其安全操作了,这是下一章讨论的内容。

 有关本章内容的问题和答案,请访问本书配套网站:www.wiley.com/go/mriinpractice

（贾海鹏　杨双　王铁铮　译）

第 **10** 章　MRI 安全性

引言

至今为止,使用 MR 成像的患者暴露在磁场中还没有已知的长期生物不良反应。然而,回顾 MR 成像过程中的各个独立部分,可以观察到磁场、梯度及射频场的几种可遂效应。大多数针对 MRI 安全性的研究都是在美国进行的,多数安全性分析文献也是在美国发表的。1982 年 2 月,美国食品与药品监督管理局(FDA)授权机构审查委员会(IRB)评价并制定临床应用 NMR 时的电磁暴露风险指南,随后又有了潜在风险及危害的评估。像很多医疗操作一样,都会有风险。当我们考量患者在 MR 环境中的安全性时,一定要有辩证的思维。就像在很多医疗过程中,决定扫描还是不扫描就是一个医学决策,任何的医学决策都是由医师基于患者个体情况并比较风险收益后得出的。

虽然没有已知的与 MRI 相关的生物学效应,已经有一些与 MR 环境相关的事故发生。MR 成像自 20 世纪 80 年代中期开始应用于临床。不幸的是,在 MR 使用的 30 多年中,报告了大量的事故以及漏诊,包括烧伤、设备故障、增强反应,甚至是 MR 成像过程中的死亡,包括 MR 环境中的医护人员、患者以及患者家属。事故(以及负面事件)并不限于磁性金属物质飞入磁场内,还有很多与射频场,梯度场和对比剂相关的事故也有报告。

政府指南

2001 年，一个悲剧发生了，一名 6 岁儿童在 MRI 扫描室因一个铁磁性氧气瓶而死亡。那时，还没有正式发布的 MRI 安全性标准，这一事件促使美国放射学会(ACR)组建了一个由 MR 专家组成的蓝丝带委员会，包括放射学家、内科医师、理科博士、技术员、公司代表、FDA 代表以及法律专家。该小组的任务是为 MRI 安全起草指导意见并为 MR 安全提供 ACR 指导性文件，此文件名为《MRI 安全白皮书》，并于 2002 年第一次发布。通过定义可以看出，白皮书是一个权威的报告或指导，旨在提出问题并提出解决意见，用于教育读者并帮助他们做出决定，常被用于政治、经济以及技术领域。MRI 安全白皮书需要为 MR 成像设备发展及践行安全策略和过程提供指导意见。白皮书自 2002 年发布以来已被修订、论证并改进，本章就将讨论 MRI 的安全问题以及针对这些问题 ACR 白皮书给出的建议。

MRI 安全的 ACR 白皮书

虽然 MRI 安全并没有常规的标准，ACR 白皮书为 MR 成像设备提供了安全而有效的指导意见。白皮书分为几个部分，各部分均考虑到了 MR 成像以及 MR 安全性的各个方面。

MR 安全实践的 ACR 指导文件

A 建立、实施以及维持最新的 MR 安全策略和步骤

B 静态磁场问题：地点访问限制

  1 分区

  2 MR 工作人员及非工作 MR 人员

  3 患者及非 MR 工作人员的筛查

  4 MR 工作人员的筛查

  5 设备和物品的筛查

C MR 技术员

D 妊娠相关问题

  1 医务操作者妊娠

  2 患者妊娠

E 儿科 MR 安全考虑

  1 镇静及监护问题

  2 儿童筛查问题

  3 陪伴家属及工作人员的安全

F 随时间改变的梯度场相关问题：感应电压

G　随时间改变的梯度场相关问题：听力问题

H　随时间改变的射频磁场相关问题：发热

I　给药器具及护垫

J　制冷剂相关问题

K　幽闭恐惧症、紧张、镇静、止痛及麻醉

L　对比剂安全

　1　对比剂注射问题

　2　对比剂反应问题

　3　肾脏疾病、以钆为基础的对比剂以及肾源性系统性纤维化(NSF)

M　患者有或可能有颅内动脉瘤夹

N　患者有或可能有心脏起搏器或包埋式心脏除颤器

O　区域紧急情况准备

目前最新的安全信息

由于图书出版需要一定周期，因此书中的安全信息可能会滞后。目前和未来更新的 MRI 安全信息可浏览以下网站：

- www.mrisafety.com,MRI Safety website by Dr Frank Shellock
- www.imrser.org, Institute for Magnetic Resonance, Safety, and Education and Research

安全术语

正常情况下，当设施和材料被认为是安全时称作"MR 兼容"，如果设备不能暴露于 MRI 称作"MR 不兼容"。2005 年，美国材料与试验协会(ASTM)发表了有关 MRI、植入物与设备的新术语。MR 安全、MR 不安全和 MR 中特定条件下安全是目前 MRI 被接受的术语。这些术语，是从文献中引用的，包括：

MR 安全——某一物体在 MRI 环境中无风险。

MR 不安全——某一物体在 MRI 环境中有风险。

MR 中特定条件下安全——某一物体已经被证明在特定 MRI 环境中没有危害。定义特定 MRI 环境的因素包括固定磁场强度(B_0)、空间梯度、dB/dt(随时间而改变的磁场)、射频(RF)场(B_1)[单位为 W/kg/特殊吸收率(SAR)]。

附加状况，包括物体的安全配置，可能需要分为在 MRI 环境中安全、不安全以及特定条件下安全。在网站 www.mrisafety.com,MR 特定条件信息已经被细致分类，用来提示特殊物品的特殊建议，具体如下。

情况 1——物体在 MR 环境中对于患者或个人来说是可接受的，尽管在测试中的磁场相互作用是有好处的。这种物品被认为是"弱"磁性的。

情况 2——一些独特的"弱"磁性线圈、滤器、支架、夹子、心脏封闭器或其他移植物在植入 6 周后与组织紧密结合在一起。

情况 3——某些含有金属箔的经皮补片(如硝酸甘油贴膜、硝酸甘油经皮给药系统)或其他代谢产物虽然并不被 MR 系统吸引,但已被报道在 MR 扫描过程中有过度加热现象。

情况 4——头环背心(halo vest)或颈部固定装置可能会有磁性部件,然而,其对磁场的影响未被证实。此外,没有报道称患者携带此装置暴露在常规 MR 场强环境中时会受到病理性损伤。

情况 5——物体允许患者进行 MR 检查或只有具备特殊指导或建议时才能独自处于 MR 环境中(见此设备网站上的特殊信息并联系制造商获取更多信息)。

情况 6——植入物/设施根据美国材料与试验协会(ASTM)被定义为 MR 中特定条件下安全,国际名称:F2503。

情况 7——重要提示:该设备不能在 MR 扫描中应用。

情况 8——注意:这一信息适用于 MRI 标签为 1.5T 和 3.0T 的植入物/设备。例如,一个特定的设备可能在 1.0T 磁场中是安全的,但在 3.0T 场中却是不安全的(或反之亦然)。

MR 操作警告:遗憾的是,在 MR 操作中可能会有误解,如果一个设备通过测试在高场强(3.0T)中是安全的,可能会自动被认为在低场强(0.5T)中也是安全的。仅仅因为某一移植物(或设备)在 3.0T 是安全的,并不意味着该设备在高场(1.0T)、中场(0.5T)、低场(0.2T)甚至是超低场(0.01T)中都是安全的。每一件植入物或设备的测试必须是在 MR 扫描所经历的确切条件下进行,包括 MR 成像的所有部分——静态磁场强度(B_0),射频频率(B_1)和梯度(强度以及速度)。

根据网站 www.mrisafety.com,ASTM 和 FDA 认为,MR 不安全指在所有 MRI 环境中造成危害,如下:

不安全 1——物体被认为在 MR 环境中有潜在的或确定的危险,主要指物体移位或脱落,也可能存在其他危害。

不安全 2——物体被认为只存在较小磁场相互作用,人体内使用这些物品一般不会出现移动或脱落的危害或危险。

解释详见 Shellock 等(2009)。

所有在 MRI 中使用的设备应该有清晰的标志,以便快速、清楚地识别。标志已经发展到可以被简单地识别,甚至是在离设备较远时也可识别(图 10.1)。

硬件以及磁场方面的问题

为实现 MR 成像,需要一个稳定的磁场、一个射频场以及一个梯度磁场。最初,磁场是否稳定与设备、植入物和射频有关。总的来说,与梯度场相关的磁场叫作 TVMF,在图像获得时它会快速开关。RF 场也被认为是 TVMF(参考 MR 安全的 ACR 指南),因为它是震荡(或变换)磁场,这些磁场的安全内容都不尽相同。此部分讨论了所有的成像部分,来评价暴露在不同磁场中可

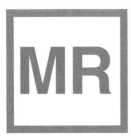
MR 安全

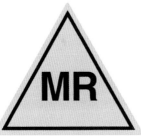
MR 中特定条件下安全

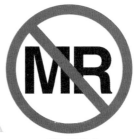
MR 不安全

图 10.1　与 MR 设备测试有关的标准标签。

能潜在的副作用和(或)长期生物学效应。

射频场

正如在第 1 章中所说,在序列的激发阶段,拉莫尔频率的磁场震荡是通过发射线圈获得的(见第 9 章)。在自旋回波序列,至少有一个额外的复相脉冲使自旋质子重聚相位,这是另一个震荡磁场,并且随着翻转角的增加(90°→180°),RF 脉冲的能量需要增加 4 倍。因此,快速自旋回波序列由于使用 180°RF 脉冲链,RF 效果更关键。此部分描述了 RF 场的安全问题。

RF 辐射的生物学效应包括:

- 加热组织

- RF 无线效应

- 热损伤

这些用特殊吸收率(SAR)[单位为 W/kg]和温度(核心体温和外周体温)来衡量。

射频辐射

与 X 线,可见光及微波相比,用于临床 MR 成像的序列的能量水平较低,且无电离辐射,RF 激发吸收的主要生物学效应是对组织的加热。尽管没有热反应的报道,也未被证实此反应。随着脉冲激活的应用,一些原子核会吸收 RF 能量进入高能状态。随着它们的弛豫,原子核释放出它所吸收的能量到周围组织或晶格(见第 2 章)。RF 加热是在患者体内发生的,并且与频率、场强和患者的体重有关。在频率低于 100MHz 时,所吸收的能量的90%是组织(组织中的涡流)中由 RF 场中的磁性成分感应生成的电流。随着频率的增加,所吸收的能量也增加,所以组织的加热大部分取决于频率。因此,RF 加热在 1.0T 以下的 MR 系统中较少关注。

主要的组织加热位于患者的周边并容易发散。身体的某些区域有一定的阻抗,这些区域可以引起局部(焦点)发热和(或)烫伤。根据 IEC 60601-2-33 针对 MR 仪器进行临床诊断安全的需要,以及 FDA 关于 MR 诊断设备、MR 诊断机构的规定,对整个身体的发热的限制,包括:

常规限制(适用于所有患者)——0.5℃ 或 2W/kg

一级控制模式(医疗监督)——1.0℃ 或 4W/kg

二级控制模式——大于 1℃或 4W/kg(需要 IRB 的批准)

IEC/FDA 对局部加热的限制包括：

头部正常模式的限制——38℃或头部平均平均 3.2W/kg

体部正常模式的限制——39℃或每 10g 组织平均 3.2W/kg

四肢正常模式的限制——40℃或每 10g 组织平均 10W/kg

没有头部、体部或四肢的一级控制模式

特殊吸收率(SAR)

RF 吸收的生物学效应是组织发热,因此需要监控 RF 的吸收。FDA 对于 RF 暴露的限制通过体温升高或特殊吸收率(SAR)评估,与组织加热以及患者散发多余热量的能力有关。FDA 对于体温的限制是核心体温升高 1.0℃。在外周,允许头部温度升高达 38℃,躯干达 39℃,四肢达 40℃。由于患者体温评估,尤其是核心温度的评估,实际操作较难(例如成像时在患者体内放置体温探针),检测 RF 吸收将更加有效。评估以瓦特每千克(W/kg)为单位,以 SAR 值表述。SAR 是定量指标,与 RF 脉冲特征(W)(包括感应电场、脉冲占空比)以及患者特征(kg)包括组织密度、导电性以及患者体型)等因素相关。因此,患者的体重以及脉冲序列参数的选择对于监控 SAR 很重要。

因此必须注意正确记录患者的体重,以确保 SAR 不超过限定的水平。SAR 可用于计算检查过程中患者体温的预期增加量。同时,随着时间推移,需要重新计算 SAR 限制值。2004 年 7 月,SAR 限制值已经增加。在美国,推荐的 SAR 成像水平为 4.0W/kg(全身平均 15min)、3.2W/kg(头部平均多于 10min)、8W/kg(头部或体部,每克组织超过 5min)以及 12W/kg(四肢,每克组织超过 5min)。目前的 SAR 限制值见表 10.1。

表 10.1 美国的 SAR 限制值

区域	剂量	时间(min)	SAR(W/kg)
全身	平均值	15	4
头部	平均值	10	3
头部或体部	每克组织	5	8
四肢	每克组织	5	12

FDA 已经对 MRI 设备进行重新分类。体部扫描的平均 SAR 值高于 4.0W/kg 时,不再需要限制其质子成像的能力,使用研究软件可能仍然需要得到许可。FDA 也基于组织温度降低了标准,这是大多数部位遵循的。对于非研究性 MR 检查部位,新做的修改使每次体部扫描可获得更多层面。FDA 已经将 MR 定义为成熟的诊断手段并且已知风险可通过设计和设备的应用进行控制。

RF 的无线电效应

射频区域会导致明显的灼伤现象是由于导线圈中产生的电流所致。因此, 使用 ECG 导联或表面线圈等 MRI 设备时应格外小心。当使用表面线圈时,操作者必须小心,以免任何导电材料(例如:表面线圈的导线)与自己或患者形成环路。组织或衣物也可能会被未绝缘的电缆引燃。发射线圈耦合到接收线圈也可能引起严重的热损伤。工程师应对表面线圈进行常规检查以确保功能正常。在一个关于 NMR 生物学效应和安全问题的会议上,纽约科学院建议 MR 成像系统使用的电线应该为绝热、绝缘的。

热损伤

已发生过许多暴露于 MRI 的 RF 场中的烧伤甚至火灾事件。许多类型的纹身在进行 MRI 扫描时已经被证实会产热并导致患者烧伤。然而,很多二度或三度烧伤被报道与线圈的线缆和皮肤接触有关。此外发现,有些患者局部烧伤部位没有电线。最近,FDA 发布了一个有关外用膏药造成烧伤危险的公共安全指南(金属的药剂释放贴)。在 FDA 关于 MR 相关损伤的部分,有报道称有腿部金属箔片的患者在成像时产生了火花和火焰。基于这些问题,ACR 白皮书建议:

当导电材料(如金属、电线、铁磁性墨汁的纹身等)需要进入 MR 扫描仪孔洞内时,在患者和导电材料之间必须进行热隔离(包括空气、护具等),同时尽量防止(尽可能)导电材料在成像中与患者直接接触。

小　结

有很多类型的扫描(FSE、TSE)以及许多扫描选项[磁化转移成像(MTI)]对 RF 效应有更高的关注度。注意,当翻转角加倍(如从 90°到 180°),能量需增加到 4 倍(或 4 倍于能量)。当使用 180°脉冲链进行 FSE(或 TSE)扫描时,比使用 1 个 90°之后再施加 1 个 180°脉冲的自旋回波有更多的能量。好消息是,有研究显示,排除皮肤和体温升高外,患者暴露于 10 倍的推荐剂量中并无严重的不良反应。随着体温的升高,患者血压及心律都会轻度升高,即使这一影响并不大,有体温调节系统异常、高血压或心血管疾病的患者可能不适宜进行 MR 检测。此外,身体某些无法控制热量或散热(眼眶和睾丸)的区域已经进行独立评估,在标准的脉冲序列中已经显示没有明显的温度升高。核心温度升高 0°到 1℃。然而,由于有些更快速成像序列产生,会增加 RF 沉淀率,可能会需要进一步的评估。

梯度磁场

正如第 3 章讨论的,梯度被用于空间编码信号。在一些序列中,它们也用于产生回波(见第 2 章和第 5 章)。梯度产生了随时间变化的磁场(TVMF),结果是导致了与 RF 以及静态磁场相关问题不事的独特安全问题。

TVMF 影响包括:

● 外周神经刺激

● 磁光幻视
● 噪声

随时间改变的磁场

与可变磁场相关的生物学效应包括导体内感应电压（或人体内感应电压）。这些电压会导致很多现象，包括外周神经刺激和磁幻觉。很多研究已经致力于探究 TVMF 的生物学效应，它们在能量转换以及高压线中出现。健康与梯度场强度无关，但与强度变化有关。引发电流的磁场。MR 检查时，要考虑到神经、血管和肌肉都是人体内的导体。法拉第感应定律表明，在任何导电介质中，磁场的改变(ΔB)都会产生感应电压(ΔV)。感应电流与物体的导电性以及磁场改变频率(或随时间改变，Δt)有关。

$$ΔB/ΔT=ΔV$$

其中，ΔB 为磁场的改变(由梯度转换引起)，ΔT 为时间的改变，ΔV 为电压的改变。

在 MR 中，这种效应由脉冲时间、波形、重复类型以及体内的电流分布决定。诱发的电流在周围组织更大，这是因为离磁场中心点越远，梯度的幅度越高。

周围神经刺激

TVMF 效应随梯度脉冲的强度、速度以及持续时间而变化。生物学效应随着电流的放大而改变，包括视力的可逆性改变、心脏颤动的不可逆影响、细胞的生物化学变化以及骨折愈合。随着梯度的扩大以及速度的增加，TVMF 效应增加。因此，某些特殊脉冲序列[EPI 序列，如灌注、弥散以及血氧水平依赖（BOLD）] 会使 TVMF 效应的风险增加。MRI 检查采用回波平面技术时，TVMF 效应会偶尔发生，包括轻度皮肤感觉和不自主的肌肉收缩，这种现象称为外周神经刺激。

FDA 曾经限制梯度场不应超过 6.0T/s。在这种情况下，ΔB 为 6.0T，ΔT 为 1s。此外，FDA 曾经限制轴位梯度场为 20mT/(m·s)，梯度上升时间为 120μs。EPI 序列中 TVMF 效应更重要，因为 EPI 采集时强梯度场会迅速开关。截至 2004 年 7 月，这些限值已经增大，梯度强度仅仅限制在那些"足以产生严重不适或痛的神经刺激"水平以下。

磁−光幻视

有时，患者在 MRI 扫描时会有不寻常的视觉障碍。视觉效应可在 TVMF 诱导视网膜磷酸盐时发生，这种现象被称为磁−光幻视，被描述为"眼中出现星星或闪光"，它被认为是外部磁场刺激视网膜引起的。

噪声

图像采集时，电流通过梯度线圈时会产生大量噪声。尽管大多数商业 MR 系统的噪声水平在安全范围内，噪声还是会导致可逆、不可逆的影响。这些影响包括干扰通信、使患者烦躁、产生一过性听力丧失,某些患者易于导致听力损害或永久性听力丧失。

ACR 建议:

MR 成像时,所有患者、志愿者、家属和医务工作者(特别是那些在 MR 采集或扫描时要进入扫描间的人员)在进入扫描间时,都应当使用听力保护设备。

保护听力可以使用耳塞或耳机。耳塞是一种可以接受且便宜的听力保护方式,应当规范使用。一般来说,简单的泡沫耳塞可以使噪声减轻 10~20dB。许多成像系统包含耳机,这样患者可以在 MRI 检查期间听音乐。这些耳机一般是抗噪声耳机,患者检查期间听的是音乐而不是噪声。遗憾的是,这些抗噪声耳机相对头线圈来说尺寸较大。技术员应特别注意线圈中的耳机装置,以便耳机可舒适地覆盖患者耳朵。

制造商也正在改善梯度系统,这样图像采集时梯度噪声会明显降低。由于改善的手段是硬件的升级和扫描仪本身,因此较为昂贵。这种抗噪声或破坏噪声的装置称为静梯度场。这些静梯度系统减少了噪声,改善了操作者和患者间的交流。这些改进符合 ACR 对于临床成像的建议(FDA 批准了这些成像序列)。然而,根据 ACR 指南:

使用FDA 尚未批准的 MR 扫描序列时,可以在合适的位置佩戴听力保护装置。在没有听力保护时,不应在患者或志愿者身上使用未被 FDA 批准的序列。

小 结

选择某些类型的硬件(高速梯度)、扫描技术(EPI、灌注、弥散、BOLD)及扫描方式[高分辨率(小 FOV,薄层和高矩阵)联合快速成像]会增加 TVMF 效应。此外,梯度增加就如我们远离磁场中心,身体周边最容易受到与梯度场相关的 TVMF 效应干扰。根据 ACR,有些患者需要额外注意与 EPI 序列(灌注、弥散、功能 MRI、MRA)相关的 TVMF 效应,包括:在解剖或功能敏感区存在植入物或残留金属丝的患者(如心肌、心外膜、脑内植入电极)。因此,这类患者检查时需要限制 dB/dt(磁场变化率)和梯度系统的最大磁场强度,需要有 2 级人员审查或指定主治医师监护这类患者的状况。

主磁场

主磁场(静磁场 B_0)影响原子核的排列。螺线管电磁场一般是水平的,永磁体磁场是竖直的(图 10.2)。不同于先前提到的(RF 和梯度场),主磁场是静态、不变的磁场,没有与长期暴露于静磁场相关的、已知的生物效应,也没有生物安全问题,主要是铁磁性弹丸危害和植入装置功能丧失问题。FDA 限制临床成像静磁场强度为 2.0T。截至 2004 年 7 月,这些限制在大于 1 个月龄婴幼儿增加到 4.0T,成人和儿童增加到 8.0T(年龄大于 1 个月)。允许应用更高场强进行实验,但需有知情同意书。这一节将讨论与静磁场相关的安全问题。

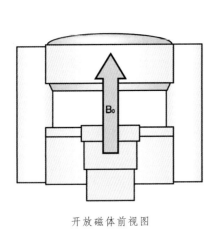

开放磁体前视图

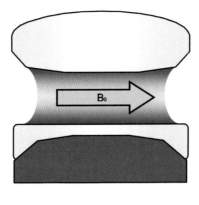

闭孔磁铁侧视图横截面

图 10.2 永磁和超导系统的静磁场方向。

静磁场生物效应

诊断成像领域需要关注的主要问题是潜在的生物效应。自然界中,地磁场对低级生命个体有显著影响。趋磁细菌的定位和多数鸟类的迁徙(也包括迁徙的水生哺乳动物和一些鱼类)均受环绕地球 0.6G 磁场的影响。MRI 已经能观察到大血管血液流动垂直于静磁场时产生小的电势。多数研究表明,磁场强度低于 2.0T 时对细胞生长和形态没有影响。美国国家职业安全卫生研究所、世界卫生组织和美国国务院所积累的数据显示,没有证据表明白血病或其他肿瘤与磁场相关。然而,新英格兰医学杂志报道,从 1950 至 1979 年,华盛顿州暴露于电磁场的男性白血病发病率增加。这些病例中,由交流电产生的电磁场改变了磁场。虽然类似效应于 1987 年在纽约发现,没有证据表明这些不良反应出现于暴露在静磁场和线性梯度场人群中。较少的潜在致肿瘤报道尚存在争议,因为许多研究方法受到了批评。

低于 2.0T 的静磁场

虽然没有观察到人类受试者处于低于 2.0T 磁场的生物效应,但是这些磁场下能见到 ECG 的可逆效应。由于磁体-流动效应,可看到 ECG T 波幅度增加,这是导电流体如血液流经磁场时产生的。这个现象与法拉第电磁感应定律相关(前面已讨论),与磁场强度呈正比。除了这种效应,患者 MR 检查时没见过其他严重的心血管效应。

这种流体动力学效应是可逆的,当患者离开磁体时,ECG 恢复正常。这不是一个临床问题(患者由于这种效应受伤),而是一个实际的干扰(随心电门控改变)。采用心电门控时,磁体-血液流动效应会产生问题,特别是在高磁场中。采用心电门控,根据患者心跳和 R 波触发检查扫描。当 T 波幅度增加时,系统扫描的触发可源自 T 波,而不是 R 波。不当触发会引起图像质量欠佳和(或)增加扫描时间(见第 8 章)。对于门控不精确这一问题已有补救措施,许多制造商已经修正了 ECG 门控系统,以减少 T 波升高效应。然而,对 ECG 门控的任何修正都可能产生监测错误。因此,建议不要用 ECG 门控来监测患者。基于这个原因,患者需要监测时,应采用脉搏血氧测定。

高于 2.0T 的静磁场

人体暴露于 2.0T 或以上磁场时,已经观察到一些可逆的生物效应,这些效应包括疲劳、头痛、低血压和易怒。高场强的另一个潜在问题是磁场相互作用能量与细胞定位效应。某些分子(如 DNA)与细胞亚单元(如镰状红细胞)具有磁性,会随磁场改变方向。在 2.0T 磁场中,由于磁场扭转力或力矩施加于这些分子上,这种效应很重要。基于这些原因,许多设备不适宜对镰状细胞危象患者成像。

失超

在第 9 章,我们已经讨论过超导磁体和制冷剂。超导磁体一般是螺线管式电磁铁,冷却在超冷的制冷剂中(低温浴)。液态氦常用作制冷剂,其温度较低,约 4K(开尔文),4K 约为 $-269℃(-450°F)$,接近于绝对 0 度(0K)。氦是一种稳定的气体,比空气轻,制造液氦必须将氦气压缩。如第 8 章所述,要生产 1L 液氦,需要 748L 氦气。在一个 1500L 的低温容器内扫描,液氦自发蒸发时,会产生 1 000 000L 气体,这称为失超(磁场迅速消失),可导致严重的安全问题。

氦偶尔可以从制冷剂泄露或紧急情况下手动触发(按下按钮)。随着氦从低温容器内泄露,主磁场线圈不再表现出超导性,阻抗导致电流停止流动,这反过来使电磁场在几分钟内降为零。失超可导致严重的超导线圈损害,无法弥补,所以手工失超只可在有生命或肢体出现明显危害时使用。

若发生火灾,消防员不允许进入磁场间,直到确认磁场已经完全消失。呼吸罐可能是铁磁性的,可造成严重损伤。所有系统应该有氦通风设备,在失超事件中可以将氦气释放到外界环境中。如果失败,氦气会填充扫描间,取代氧气。基于这个原因,所有扫描间应配有氧检测设备,如果含氧量降至某一水平,应自动报警。在这种情况下,有必要立即疏散患者和工作人员。

如果一个制冷管失效,向内开口的磁室门会由于磁体室与控制室间的急剧压力差而关闭,这是大量氦气进入磁体室的结果。紧急情况下,可以打破控制室的玻璃,以平衡内外压力差。为了加快这一过程,许多系统已经安装了"弹出式"玻璃窗,在磁体室压力增加时,玻璃可以从框架脱离,这样磁体室的门就可以照常打开,疏散患者。在这种情况下,应立即评估患者的窒息、低温和耳膜破裂的情况。这些是氧水平突然下降、室内温度降低和空气压力急剧增加造成的所有副作用。

超高场成像

虽然全球大约 85% 的临床 MR 扫描仪是 1.5T 成像系统,但超高场(3.0T 或更高)成像系统持续增加,这些系统已经使用且改善了 SNR。SNR 与磁场强度呈线性关系,所以 4.0T 系统具有 2.0T 系统双倍的 SNR。

针对磁场强度大于 1.5T 系统,有几个特有的安全问题需要考虑,包括:

● 高场强,射频能量增加(SAR)

● 高场强,忽略了对植入物和设备的测试和检查

● 高场强成像,临床经验有限

● 对人体或动物成像参数优化经验有限

在完成更多的研究或获取了更多临床经验前,最好避免使用超高场成像(在某些情况,如妊娠/可能禁忌的植入物)。谨记,有植入物的患者 MR 成像时,应当在植入物已经过特定磁场扫描测试安全后进行检查扫描。例如,如果植入装置经过测试,在 1.5T 磁场中是安全的,那么它只能在 1.5T 的磁场中进行扫描,这种植入物在较高场(3.0T)或较低场(如 1.0T)可能是不安全的。所以,各种植入装置应当仅在它经过测试的磁场强度下扫描。所有 MR 成像都是一个医疗决策,必须由医师在个体基础上,进行过风险与收益研究后做出。

散射场

磁体孔外围的磁场称为散射场或边缘场(图 10.3)。在某些特殊情况下,散射场可导致严重的不良事件,如记录记载,由其对一个铁磁性动脉瘤夹产生的扭转力所致。散射场的危害与磁场系统的位置相关,传统的墙壁、地板及天花板不能限制静磁场,所以,需要磁场屏蔽。主动屏蔽应确保磁体室内存在 5G 线。

磁共振环境中的力

在静磁场中,有两种力可以引起铁磁性物质和设备移动,这些力称为平移力和旋转力。

当进入磁体孔内时,旋转力可引起动脉瘤夹移动或扭曲。这个磁力矩可导致严重后果,如脑

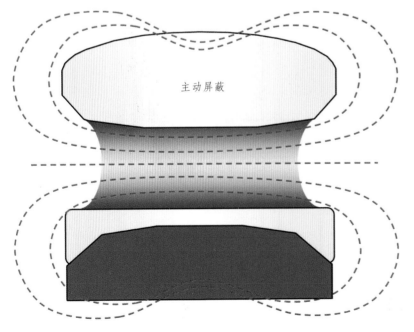

图 10.3 边缘散射场。

内出血和死亡。随着植入装置进入磁场中心,该装置的旋转力变为最大。

平移力可以引起铁磁性物体强力地吸附在磁体扫描仪上。随着物体(如回形针)接近磁场中心,平行力增加。

投射物

铁磁性金属物可成为空中炸弹,在强静磁场作用下像子弹一样,这称为"导弹"效应,可使物体(如氧气罐)变成导弹。记住,小的物体,如回形针和发夹,当被 1.5T 磁场吸引时,最终速度可达 40mph,可对患者和磁体室内任何人造成严重损伤。飞射物被拉入磁场的力量与磁场强度、与磁场的距离、物体的质量和装置物体的金属材料呈正比。有许多医疗设备和仪器会不慎带入磁场。由于手术器械,如止血钳、剪刀和夹子由不锈钢做成,也可以被主磁场强力吸引(图 10.4)。

氧气罐也极具磁性,不应当带入磁体室。然而,没有对 MR 仪器来说安全的非铁磁性氧气罐。固定袋应当用手持磁体测试,因为有些袋子填充的是高铁磁性物质而不是沙子。为避免 MR 扫描间飞射物的悲剧,所有装置在带入 MR 扫描间前都应测试并确认是安全的。

选址考虑

决定购买新的 MR 系统设备和选址是一个艰巨任务,必须考虑建筑结构、尺寸、成本、机械和电气组件等问题,以保证 MRI 安全性。本节将讨论 MRI 的选址和分区(图 10.5)。

选址计划

安装 MR 系统,有许多困难的决定。出于安全考虑,本节将探讨磁场位置、系统重量和功耗

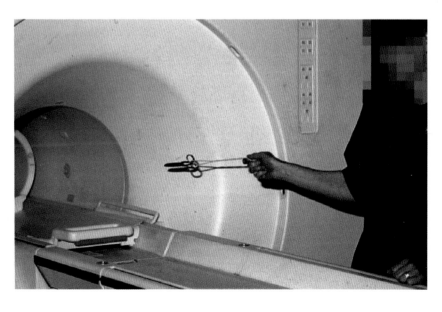

图 10.4　平移力可以吸引铁磁性物质,如不锈钢剪刀。

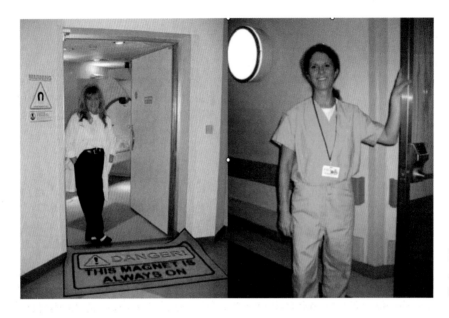

图 10.5　1.5T 扫描仪照片上，Ⅲ区(称为"暖区")和Ⅳ区(称为"热区")。

要求。系统选址，额外的建筑和计划考虑包括：

- 合适的电源(特定区域功率限制)
- 空调
- RF 和静磁场的屏蔽
- 房间通风
- 成像设备附近的周围结构

　　某些地方可能有噪声和功耗限制，因此不是系统选址的首选。此外，有较大金属物体(或移动的金属成分)也会给 MR 安全和有效运转带来挑战。例如，一个地方下面有地铁车厢穿过，会导致静磁场的变化和不均匀性，引起图像质量较差(取决于列车时刻表)。尽管这些注意事项感觉上是荒谬的，但是购买 MR 系统设备前仔细考虑这些事情会避免不必要的开支和浪费。建筑要求包括：

- 结构加固
- 空间尺寸
- 机械和电器组件
- 磁场考虑(静磁场强度和边缘场)
- 分区

　　新 MR 系统选址首先需要考虑的问题是使用现有的建筑物还是重新建造一个，建造新的需要考虑成本。通常，磁场强度以及伴随的边缘散射场也是需要考虑的因素。目前，没有真正的指导方针以确定"完美"的磁场强度。事实上，最佳磁场强度取决于影像中心所服务的患者人群及其临床指征。每件设备都要评估应用目的以及选址位置的情况，以确定最佳磁场强度。例如，大多数患者低磁场(0.3T)已能充分满足成像目的。然而，如果需要高速成像、高分辨成像及波谱成像，那么至少需要 1.5T 系统。磁场强度很重要，因为磁场强度增加，边缘场也随之增加(取决于磁场设置)。屏蔽可以控制,但也显著增加了成本。

扫描室内外设备的安全

除了扫描室内结构,人员、设备、外面的结构和监护仪安全都必须考虑。静磁场是三维的,磁场可向上、下、两侧延伸。周围磁场强度随着与磁体中心距离的增加而减小,因此,监护和计算机设备都应当位于 5G 线外。此外,进入磁场区和周围建筑物环绕区必须不受磁场影响,避免安装起搏器的人员(或其他 MR 禁忌植入物)无意进入该区域。通常建筑物周围设置墙壁就足够了。

移动的 MR 安装在卡车上,需要考虑额外的安全。必须遵守道路交通法规(如重量和车轮接触面积)并考虑到散射场。此外,卡车停放的位置必须有合适的电源,水平的地面和停车位置结构能够充分支持卡车和设备的重量。

在任何地址,均需要评估为计算机及其组件进行冷却的设备以及空调设备。氦排气的冷却、供电、足够大的门及房间均需要考虑。需要安装 RF 屏蔽并确保旁边的监护仪和计算机不会影响图像质量。扫描室和控制室的地面设计应使我们可以快速、直线地疏散到一个应急设备可以正常工作的区域。

总之,整个设施的设计应当考虑患者和工作人员的安全。磁场控制安全门位于进入磁场区域的唯一入口通常是确保安全的最好方法。售后工程师定期维修保养和继续教育也很重要。教育和安全培训不仅对 MR 医疗员工非常重要,对辅助人员,包括医院工人、维修工人、家政人员、消防人员、警察、医疗急救人员和(或)任何一个可能无意进入 MR 环境的人都很重要。细致的规划和 MR 设备勤保养能为患者及员工提供一个安全的环境。

MR 设施区

自从 MR 成像出现以来,已经出现了一些在 MR 环境中破坏性和致命性的事件。基于这个原因,国际安全委员会对 MR 扫描间及附近区域提出了建议。

为了设备之间永久安全,ACR 白皮书建议每个设备必须有清晰、明确的区域(图 10.6),目的是控制进入 MR 系统和磁场的通道,并防止该磁性环境带来的毁灭性灾难。"区域"定义如下:

- Ⅰ区
  - 包括所有自由向公众开放的区域
  - 一般包括停车场、普通走廊等
  - 所有人员均可以在Ⅰ区
- Ⅱ区
  - 是公众自由Ⅰ区和严格控制Ⅲ区的接合区域
  - Ⅱ区域和Ⅲ区域间应有锁和警告标示(灯光标示和标语)
  - 通常包括患者候诊室
  - 所有人员允许在Ⅱ区,然而,应有一个培训过 MR 安全的看门人员防止患者(非 MR 工

Ⅰ区:公共区域——MRI 的危害可以忽略不计

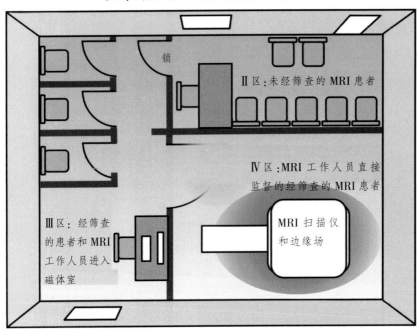

锁

Ⅱ区:未经筛查的 MRI 患者

Ⅳ区:MRI 工作人员直接监督的经筛查的 MRI 患者

Ⅲ区:经筛查的患者和 MRI 工作人员进入磁体室

MRI 扫描仪和边缘场

图 10.6 ACR 白皮书建议的 MRI 安全分区。注意,Ⅱ区与Ⅲ区间通道门应上锁。

作人员)无意进入Ⅲ区和Ⅳ区

- Ⅲ区

–进入Ⅲ区的通道应被严格限制,限制进入

–未经筛查的非 MR 工作人员和(或)铁磁性物体、设备自由进入该区会导致严重损害甚至死亡

–通常属于更衣室和(或)问询区,该区应该严格监控,它是进入Ⅳ区的接合带

–只有 2 级人员能护送 1 级人员进入该区,2 级人员在Ⅲ区和Ⅳ区要能随时保持和 1 级人员的视觉和口头联系

- Ⅳ区

–只适用于经过 MRI 工作人员严格筛选过的患者,因为该区会产生患者发热、RF 无线电效应、飞射物和因制冷管损害缺氧的影响

–只有 2 级人员能护送 1 级人员进入该区,2 级人员在Ⅲ区和Ⅳ区要能随时保持和 1 级人员的视觉和口头联系

安全教育

多年来,人们逐渐清晰地认识到 MR 人才培训的水平参差不齐。为了给 MRI 医疗人员提供充分的安全培训,ACR 根据安全培训水平对医务工作者进行了"分级"。目前,对可以进入 MRI 扫描间的人员进行安全培训和安全教育已成为公认的标准,这些人员包括那些可以直接参与 MR 成

像的人员,如工程师、技师、放射医师、放射科护士和其他 MRI 医疗人员。这些人员还包括一些间接的辅助人员,如前台、患者转运员、维修人员、保洁人员等。许多医院的成像中心为整个 MRI 系统的人员提供安全培训。此外,建议对所有护理人员、家政人员、消防人员、医疗急救人员、警察和那些可能接触到磁场环境的人员进行教育,让他们意识到静磁场的潜在风险和危害(至少 1 级)。

人员分级

培训的级别明确了人员应进入 MR 环境的哪个区域。为了识别那些已经受过更全面 MRI 安全培训的人员,ACR 白皮书建议从 MRI 安全角度对 MRI 人员进行分级。正是这些培训"级别"的划分将定义哪些任务在 MR 环境是可接受的。

● **非 MR 工作人员**。基本未接受 MRI 培训(包括患者、探视人员或未达到 1 级或 2 级标准的工作人员)。

● **1 级**。已通过一些安全教育并能保证在Ⅲ区工作自身安全的人员(如 MRI 办公室人员、患者陪护)。

● **2 级**。已接受更为全面的培训和教育的人员,对 MR 安全问题有更广泛的了解,如热负荷/烧伤、梯度场快速切换造成的直接神经肌肉兴奋等(如 MRI 工程师、放射医师、放射科室护理人员)。

保护大众人群远离外围磁场

建议大众人群(那些未受过相应安全教育和未对磁场效应进行筛查的人员)不宜暴露于 5G 以上的磁场强度下。基于这一原因,许多成像设施的放置要使公共区域(Ⅰ区)低于此强度,高于这个强度的区域是无法进入的(锁门)或需要明确标示(符号)。本节将从患者、患者筛查和筛查设备等安全方面展开讨论。

患者和人员筛查

患者和人员的筛查是避免潜在安全危害的最有效途径。因此,在进入扫描间之前(Ⅳ区),所有患者和人员必须要进行筛查,即使他们已经自我检查过了。应对怀疑有铁磁性异物(体内或体表)的患者和 MR 工作人员进行严格检查,以避免任何严重的健康风险和意外事故。这种受控环境可以通过仔细询问和教育所有患者和人员来维护。这种筛查一般可通过调查问卷(或筛查表)来实现,所有将进入磁场的患者和人员都要完成筛查。国际医学磁共振协会(ISMRM;www.ismrm.org)、ACR(www.acr.org)、安全网站 mrisafety.com 和磁共振安全教育研究协会(IMRSER)都发布了可供下载的问卷(和筛查表),这些表格可作为参考模板。事实上,这些表格应该完整下载且在使用时避免任何修改,以防遗漏重要信息。

筛查范围必须包括任何将进入扫描间的人员(Ⅳ区),包括患者、陪同检查的患者家属、工作人员和探视者。IMRSER 还建议这项检查应由"训练有素的专业人员"(2 级人员)进行,并且每个人应该检查一次以上(一次通过表格筛查,并至少还有一次通过口头和视觉检查)。此外,在每次进入扫描间前都应该检查一次,这些检查应记录在案。

　　按照 ACR 白皮书,警告标志应贴在磁场所有入口(包括边缘场),以阻止人员携带铁磁性物体进入扫描间。标志应贴在Ⅱ区的入口以及Ⅱ区和Ⅲ区之间。还建议在Ⅲ区入口处放置发光的标志(红灯),表明磁场处于开着的状态。

筛查设备(手持式磁铁和金属探测器)

　　金属探测器和手持式磁铁可作为口头询问的辅助工具。但应注意的是,这类装置的敏感性无法保证没有金属存在,或者说对手持磁铁的引力可以忽略并不保证对 3.0T 磁体设有引力,因此这些设备应慎用。

植入物和假体

　　金属植入物造成严重的破坏性,其中包括扭矩、发热和 MR 图像伪影。在 MR 检查前,患者所做过的任何外科手术都必须查明。本节提供了几种类型的植入物和假体的简要概述,并拟对几种常见植入物和它们的磁场效应做一介绍。此外,由于植入物和装置的信息每天都在变化,所以建议在 MR 成像前,每名技师都能翻阅 MR 植入物的最新列表。对于 MR 兼容的植入物及假体的完整的、最新的列表,我们可以访问 MRI 安全的网页(www.mrisafety.com)。

　　同样重要的是,如果一种植入装置已经通过测试且在一定场强下是安全的,那么就只能在那个场强中成像,既不能高也不能低。每个设备只能在它所测试合格的条件下进行扫描。例如,如果一个设备已经在 1.5T 磁场进行了测试, 那么它就只可以在 1.5T 磁场中扫描, 而不是在 1.0T 或 3.0T 磁场中扫描。测试包括,但不限于以下特征:

- 扭矩和发热
- 装置是否正常工作
- 是否影响图像质量
- 伪影
- 特殊装置相关的安全性

扭矩和发热

　　当放置在一个磁场中时,一些金属植入物会产生一定的扭矩。这种施加在小型和大型金属植入物的力或扭矩可引起严重的后果,如非固定植入物可能在体内发生不可预知的移位。这些植入物所用的金属种类是决定它们在磁场中受力的一个因素。虽然非铁磁性金属植入物在磁场中可以很少或没有偏移,但它们可能导致显著发热,因为它们不能消散射频吸收引起的热量。但是,发热的实验中未显示植入物过度的温度升高。无论如何,如果一个特定的植入装置(如脑深部刺激器)具有特定扫描标准(特定场强、特定的 RF 线圈配置、具体的 SAR 限制、具体的梯度限制和特定的静磁场强度),这些标准我们必须遵守。忽略标准而造成脑深部电烧伤的病例已有过报告。

金属植入物伪影

虽然伪影不能看作是 MR 成像的生物效应,但 MR 图像的误读会产生严重的后果。金属植入物的尺寸、金属类型(多或少铁磁性)、脉冲序列和成像参数会决定 MR 图像上伪影的大小。请注意,图 10.7 右侧图像上的伪影明显比左侧图像上的大,即使两图像的动脉瘤夹大小相同。在这种情况下,右侧图像上的伪影更明显,因为所用的梯度回波比自旋回波对磁化率更敏感。这种类型的夹子是 MR 的禁忌,患者不应该接受 MR 检查。

颅内血管夹

有些颅内动脉瘤夹是 MRI 的绝对禁忌。夹子的移位会损伤血管导致出血、局部缺血和(或)死亡。钛制颅内血管夹已被使用,并已被证明是安全的。目前,许多颅内血管夹被认为可在一定条件下行 MR 检查。 IMRSER 建议带有颅内血管夹患者的 MR 成像是不安全的,除非这种夹子"已知是安全的"。由于这一原因,所有的植入装置,尤其是颅内血管夹,在进入 MRI 扫描间前应该得到正确识别。

血管内线圈、过滤器和支架

许多血管内的装置已经过测试,并已被证明可在一定条件下行 MR 扫描。它们在磁场中会有所偏斜,但这些装置通常会在几周后嵌入血管壁且不可能离开原位。因此,只要在植入一段合理的时间后,大部分带有血管内装置的患者行 MR 检查被认为是安全的。其他装置在 MR 检查前要视情况而定。

颅外血管夹

几个颈动脉血管钳已经过测试,每一个都在磁场中有偏移。然而,当与颈动脉内的搏动性血

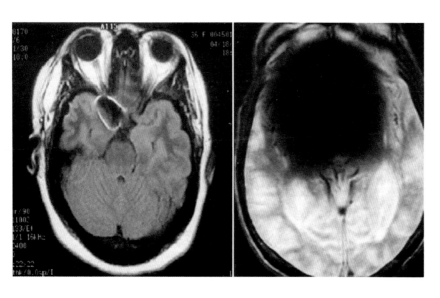

图 10.7　带有颅内血管夹的同一患者的轴位 MR 图像,左侧为自旋回波,右侧为梯度回波。梯度回波图像中磁敏感伪影要大得多。

管运动相比,这种偏移是较轻的。颅外血管夹往往是被手术后纤维组织或瘢痕包围。许多机构建议将 MR 检查延迟到手术后 4~6 周,但在紧急情况下,也许可以更早进行。所有的研究都应视情况而定。

血管通路

只有少数植入的血管通路显示可测量到偏斜,这些偏斜被认为是微不足道的,不影响使用。因此,植入血管通路的患者行 MR 检查可能是安全的。

心脏瓣膜

一些心脏瓣膜假体已经被评估且在磁场中显示出可忽略的偏斜。与正常搏动性心脏运动相比,这种偏斜很小。因此,虽然许多瓣膜植入患者在一定条件下可行 MR 检查,但要对瓣膜类型进行仔细筛查,因为有些瓣膜的完整性会受到影响。

牙科器材和材料

许多牙科植入物已经过测试,已有 12 种显示在磁场中有偏斜。然而,大多数被认为是安全的。虽然大多数设备都没有明显受到磁场影响,磁敏感伪影不利于图像质量,尤其是在梯度回波成像中。有些牙科设备是受磁力激活的,因此,会给 MR 成像和设备本身带来潜在风险。

阴茎植入物

只有 1/9 的阴茎植入物在测试中表现出可测量的偏斜。对此,Dacomed Omniphase 不太可能造成患者严重损害,但会使患者感到不舒服,所以可以考虑其他替代成像检查。如今大多数阴茎植入物是由塑料制成的。

耳蜗植入物

3 种耳蜗植入物会被磁场吸引、磁化或电子激活,因此是 MR 检查的绝对禁忌。一些有耳蜗植入物的患者会领到警告卡,避免进行 MR 成像。

眼科植入物

测试了一些眼科植入物,有两个在 1.5T 磁场有偏转。眼睑弹簧可能会引起不适,视网膜图钉可能损伤眼睛,因为它是由铁磁性不锈钢制成的。

眼内金属异物

眼内金属异物是 MR 安全方面的一个重要隐患。一些有眼内金属异物的患者眼球内或眼部周围常伴有金属碎屑或碎片。由于磁场对铁磁性物体施加一个力,眼球内的金属碎片可以移动或移位,从而伤害眼球或其周围组织。X 线片可能会遗漏小的球内碎片。然而研究表明,小至 0.1mm×0.1mm×0.1mm 的金属碎片可被标准射线检测到。此外,在 2.0T 磁场中,从动物的眼睛内可探测到 0.1mm×0.1mm×0.1mm~0.3mm×0.1mm×0.1mm 大小的金属碎片。只有 0.3mm×0.1mm×0.1mm 的碎片移动,但它们并没有造成明显的临床损害。因此,虽然 CT 能更准确地检测小异物的存在,X 线片对于筛查那些具有足够尺寸以致损伤眼部的金属异物已经足够。

ISMRM 筛查表询问患者:"有没有被金属击中过眼睛?"这暗示,即使曾经有过金属进入眼睛并已经被移除,他们仍需要普通 X 线筛查。还建议,需要从两种角度评估眼球,包括 20°后前位(Water 角度)和一个侧位或两个 Water 角度,眼睛上下看。ACR 白皮书仍然建议普通平片摄影(两个角度)。

子弹、弹丸和弹片

当患者体内可能会有一些类型的弹药(子弹、弹丸、弹片)时,我们要考虑两点:什么类型?在哪个部位? 显然,我们必须要知道子弹是什么材料的。根据 ACR MRI 白皮书:

对许多类型的子弹(颗丸和弹片)进行了测试,只有少部分表现出铁磁性。在经过测试的 21 个子弹中,只有 4 个在磁场中表现出明显的偏移。其中,3 个是在美国之外生产的,2 个含有铜或铜镍涂层的铅。虽然这些子弹具有铁磁性,在磁场内会移动,但并没有进一步伤害到患者,因为它们分布在人体不重要的器官或结构中。

不论子弹是什么材料,更重要的是知道子弹的位置。在某些情况下,患者臀部肌肉被击中,子弹位于肌肉中,那么子弹的偏转不可能对患者造成进一步的损害。然而,如果子弹位于脊髓附近,即使是轻微的偏转也可能会导致严重的并发症。对体内有子弹和弹片的患者成像时应非常谨慎,并要知道体内金属的位置。

关于金属植入装置的另一个考虑因素是 MR 图像的金属伪影问题。伪影的大小随着金属类型、金属尺寸、扫描类型和扫描参数的不同而不同。在弹药中有铁磁性合金,伪影会影响图像质量。正如我们推测的,非铁磁性的子弹会产生轻到中度的伪影,而铁磁子弹会产生更严重的伪影。为了避免对患者的进一步损伤,或为了有更好的图像质量,患者均应个别情况个别考虑。

骨科植入物、材料和设备

对 15 种骨科植入物的测试表明,各种植入物在主磁场内均无偏转。然而,一个大的金属植入物,如髋关节假体可因磁场和射频脉冲引起的感应电流而发热,这样的热能相对较低。大多数骨科植入物不影响 MR 成像。

外科夹子和钉子

由于腹部的外科夹子会逐渐被纤维组织固定, 因此它们对 MR 检查来说通常是安全的,但是不同尺寸的夹子也会产生相应的伪影,并影响图像质量。尽管在术后 4~6 周再行 MR 检查不是必要的,但如果可能的话,仍建议这样做。患者应该一如既往地根据情况得到评估。根据 ACR 白皮书：

行 MR 检查时,只要皮钉和皮肤浅表金属缝线不具有铁磁性,且不在研究的射频功率沉积的解剖体积内,带有皮钉和皮肤浅表金属缝线的患者通常可以进行 MR 检查。如果无磁皮钉和金属缝线在 MR 检查的射频功率之内,那么就要采取一些预防措施,包括警告患者并在皮钉上放置冷敷布。

Halo-vest 支架和其他类似的外部设备

Halo-vest 支架包含一些危险因素,包括支架偏移与脱出,吸收射频而产热,诱发 Halo 环内产生电流、电弧以及严重的伪影,使获得的图像无诊断价值。非金属和绝缘的 Halo-vest 支架在 MR 检查上具有商业价值。因此,鉴于 Halo-vest 支架相关的潜在风险和危险,建议在行 MR 检查前确认有无 Halo-vest 支架。

电、磁、机械驱动或电传导体内植入设备

某些体内植入设备在 MR 检查时使图像显示不清或存在风险,因为它们是通过磁、电或机械驱动的。每种设备都应根据情况来评估,这些体内植入设备包括：

- 心脏起搏器
- 人工耳蜗
- 组织扩展器
- 义眼
- 义齿
- 神经调节剂
- 骨骼生长探针
- 可植入心脏除颤器
- 可植入药物输注泵

这类体内植入设备的功能会在磁场中受到损害,因此,体内带有这些植入设备的患者不能进行 MR 检查。此外,靠磁性吸附在患者身上的设备(如磁性括约肌、磁性气孔塞、磁性义齿和磁性义肢)会被消磁,并且在 MR 图像上显示不清。

MR 设备和显示器

为确保 MR 安全和特定条件下的安全,辅助设备有具体的标准。这个由国际医学磁共振协会规定的标准包括：

- FDA 的批准
- 厂商声明

●检查前测试

不要相信任何人,在患者安全受到威胁之前应细心、谨慎地自行检测每一台设备。

心脏起搏器

直到最近,所有的心脏起搏器都被认为是 MRI 检查的绝对禁忌证。甚至场强低至 5G,仍足够引起簧片开关移位、程序改变和关闭,导致心脏起搏器进入异步模式。此外,患者摘除心脏起搏器后,金属丝有可能滞留在体内,以上都会引起心脏异物感(通过感应电流)和心肌纤维化。出于这个原因,曾经一度限制这类体内带起搏器金属丝的患者进行扫描。

目前,只要切断靠近皮肤的起搏器金属丝,金属丝没有在胸壁外成团,就可以对带有起搏器金属丝的患者(患者的心脏起搏器已去除)进行扫描。同样的,任何体内植入设备都应根据情况来评估。如果利大于弊,MR 检查就可以进行。对于这类患者成像的特定问题,请上传到网站:www.mrisafety.com。为防止心脏起搏器或其他电子植入设备的暴露,应在 5G 线位置设定警告标志。

对心脏起搏器显示不清的患者的扫描

有些地方对不依赖心脏起搏器的患者进行成像未发生事故。如果一个特定机构计划对带心脏起搏器的患者进行扫描,他们应当遵守特定的准则,包括:

●该患者为不依赖心脏起搏器的患者

●经临床评估,该患者适合做检查

●在 MR 检查前、检查中、检查后,一名放射学专家、一名心脏病专家和一名起搏器公司代表均应在场

然而,谨慎起见,大部分设备仍然不对带有心脏起搏器的患者进行成像。

兼容 MR 心脏起搏器患者的扫描

最近,FDA 通过了新的兼容 MR 的心脏起搏器。然而,这种特制的体内植入设备在扫描时需遵循特定的准则(比如特定 SAR 的限制,特定梯度的限制和特定静态场强的限制)。此外,在扫描过程中,需时刻观察心脏起搏器的设置和成像条件。

关于心脏起搏器和扫描的完整及最新报道,请访问 MRI 安全性网站:www.mrisafety.com。

患者条件

妊娠患者

目前,MRI 对胎儿没有已知的生物效应。尽管如此,由于电磁场对发育的胎儿的作用,大量机制会产生潜在有害效应。在妊娠前 3 个月发生的细胞分化对这些效应更加敏感。

FDA要求胎儿和婴儿成像时需标记MR系统来显示MR安全。当前FDA指出："如果非电离成像(如超声)不是最优的,或如果MR得到的信息需要更多有创性检查(如平片、CT、血管造影)才能获得,那么MR是可接受的。"通常依据高风险的可能性,许多机构愿意推迟妊娠患者的任何检查直到前3个月以后,并要求患者在检查前签署知情同意书。此外,美国妇产科协会推荐妊娠患者应该谨慎考虑。磁共振成像安全委员会建议:妊娠患者或那些可疑妊娠患者在做MR前应先进行确认,以评估检查的相对优缺点。

由于MR优异的固有软组织对比度、高分辨率和高安全性,MR用于评估胎儿和(或)妊娠患者变得更常见。MR可用于怀疑胎儿或母亲有异常和其他非电离诊断检查(超声)不充分的情况。单次激发快速自旋回波序列可用于评估胎儿、胎盘、子宫、输卵管(扭转)了宫、宫颈以及其他女性盆腔结构。在某些情况下,胎儿MR已经用于诊断胎儿病变,也有助于对子宫进行手术(在胎儿出生前)并分娩出健康婴儿。

英国国家放射防护局(NRPB)认为,在妊娠前3个月拒绝对妊娠患者进行检查也许是谨慎的。尽管如此,自1983年,许多接受MRI检查的胎儿出生时或4岁以后没有发现异常。

多数成像的场强≥1.5T。超高场强(3.0T及以上)成像系统的应用逐渐增加。尽管如此,由于许多安全因素,包括妊娠,很少或没有人类或动物应用于这些场强的实验。因此,建议避免超高场成像,直到有更多的研究并获得更多临床经验。

当检查妊娠患者时,钆对比增强是目前最应该避免的。妊娠狒狒研究显示,钆对比剂确实能通过胎盘并进入羊水。在这种情况下,羊水中的钆被胎儿吸收,通过脐带传递和再吸收。由于缺乏有关钆螯合物安全性及其能够保持完整性(钆分子螯合物)的研究数据,在妊娠期应避免钆螯合物。尽管胎儿MR变得更普遍,但是仍然推荐妊娠患者避免钆对比剂。在使用钆对比剂时,妊娠患者同其他患者一样,都应排除患有肾脏疾病的可能性。更多钆对比剂的安全信息、肾源性系统性纤维化和可接受的肾小球率过滤请参考第11章。

妊娠工作人员

MR检查机构已经建立了对妊娠工作人员MR环境中的个体指导。国际医学磁共振协会的安全委员会确定了妊娠工作人员可安全地进入扫描间,但应该在射频脉冲和梯度场使用时(扫描运行时)离开。尽管如此,一些机构建议工作人员在妊娠前3个月完全脱离磁场。

一份研究显示,MR医师和护士自发性流产的发生率未增加(自发性流产的自然发生率约为30%)。实施这项研究的机构根据这篇研究改变了机构内部的政策,从技师在妊娠期间远离磁场到允许妊娠医师和技师摆放患者体位,但在成像采集时需离开。

建议妊娠工作人员自己做出决定。在美国,受妊娠工作人员在危险环境中合法决定权的影响,走或留都必须由每个人自己做出选择,如果可能的话,转到附近的放射科。然而,离开一个可能安全的环境并转移到一个已知危险的环境也许是不明智的。当使用超高磁场系统时这些建议也许会发生变化。

医疗急救

在任何医疗机构中,MR 室应该在急救车配备急救医疗设备。尽管如此,仍需谨慎,因为这些设备在磁场环境中是很危险的。出于此原因,在任何危急情况下,建议在患者开始或正在进行心肺复苏时快速将其移出磁场。

患者监测

国际医学磁共振协会安全委员会建议所有患者应该能够通过语言和图像进行监测。在语言和图像上不能交流的患者要求更严格的血压脉冲监测,这些患者包括无反应的、昏迷的、无意识的、镇定或听力缺损的、声音弱或讲其他语言的人员和儿童。监测这些患者时,不能使用用于心电门控的心电图,因为其已经发生了改变来弥补磁-血流动力学效应。

安全规定

ACR 关于 MR 安全的白皮书对每个 MR 机构有以下建议。

建立、实施并维持目前的 MR 安全政策和程序。

1. 所有的临床和 MR 研究站,不论磁体类型或磁场强度,包括诊断、研究、介入设备和(或)外科手术的应用,都应该遵守安全政策。

2. 当在 MR 环境中安全参数发生重大变化时,同时还应当复查这些政策和程序(如增加更快或更强的梯度功能或更高的 RF 周期研究),并且在需要时更新。在复查的过程中,在建立当地的指导方针、政策和程序之前,应考虑国家和国际的标准和建议。

3. 每个站点将设一个 MR 医疗主任,他的职责包括根据当前及适合站点的内容来确保 MR 安全实践指南的建立和维持,确保基于 MR 安全实践指南的政策和程序的实施,以及所有人员在任何时候都遵守安全实践指南。

4. 程序应适当确保任何以及所有不良事件,MR 安全事故或在现场发生的"附近事件"都应及时报告给医疗主任(如发生在 24 小时或 1 工作日内),并且用于日后的持续质量改进。应当强调的是,美国 FDA 指出,站点通过 MedWatch 程序向他们报告不良事件和事故是义不容辞的责任。ACR 支持这一要求,并且认为这是所有 MR 成像操作者创建和维护此类事件数据库的最佳方式,它帮助我们了解如何在未来更好地避免安全事故。

安全提示

以下是一些维护患者和其家属安全扫描环境的事项。

● 在预约患者之前,对他们进行检查,或询问临床医师患者有是否植入心脏起搏器或其他禁忌的植入物;如果无法询问,头部平片和胸片会显示颅内动脉瘤夹和心脏起搏器。

- 预约患者时,要告知患者所有相关的安全信息和检查细节,这可以减轻患者对未知的恐惧。

- 尝试确保候诊区域平静、舒适。

- 仔细筛选患者和陪伴患者进入扫描室的任何其他人员,包括询问外科手术、眼内金属损伤和心脏起搏器。

- 确保患者及亲属/朋友去除所有的信用卡、松散的金属物品、钥匙、珠宝等。

- 检查身体孔洞(任何可以穿孔的身体部位)。

- 纹身在图像采集过程中会被加热,应将冷湿布作为散热器盖在纹身上。纹的眼线可能会成为禁忌,因为热量会造成眼损伤。

- 即使胸罩带是非金属的也应摘掉并确保它们不在扫描范围内,因为它们会有温度升高,并且通过改变局部磁场强度来降低图像质量。

- 要求患者在进行所有检查时更换衣服,因为这是确保患者去除所有危险物的最佳途径。

- 在患者进入磁场前必须重新检查患者,不论他们之前被检查过多少次。保证 MR 环境的安全是放射技师的责任。

- 记住,患者可能不了解磁性及其潜在的危险。

- 尤其不要相信焦虑的和生病的患者会给你正确的信息。如果你对患者的安全有任何的怀疑,不要将他们带入磁场。

在任何医疗程序中,决定扫描或不扫描是一个医疗决策。任何医疗决定都是医师根据具体情况做出的,并且应该建立在风险和收益平衡的基础上。

 有关本章内容的问题和答案,请访问本书配套网站:www.wiley.com/go/mriinpractice

参考文献

Shellock FG, Woods TO, Crues JV （2009）MRI labeling information for implants and devices: explanation of terminology. *Radiology* 253: 26–30 (available as a pdf file on www.IMRSER.org).

（沈业隆 贾海鹏 杨欢 吴超 译）

引言

在第 2 章已经详细讨论过 MR 成像的图像对比度和控制图像对比的参数。因水在 T2WI 上呈高信号,常使用 T2WI 来评估病变。病理组织常含大量的自由水分子,因此 T2WI 能够提供病理组织与正常组织间很好的固有对比度。但在有些病理状态下,T2WI 的固有对比度不足以准确显示病变的存在。为了增加对比,应用增强剂也许能选择性地改变某种组织的 T1 和 T2 弛豫时间。

参数

许多参数可以影响 MR 成像的固有图像对比度。这些参数包括:内源性对比参数(那些无法控制的参数,如 T1、T2 弛豫时间和组织相对的质子密度)和外源性对比参数(那些可以控制的参数,如 TR、TE、TI 和翻转角)(见第 2 章)。

对比剂的作用机制

在 MR 图像上,弛豫的机制决定了图像的对比。长弛豫时间的组织与短弛豫时间的组织表现不同。在成像时,对比是基于其改变局部磁场进而改变组织 T1 和 T2 弛豫时间的能力来发挥作用的。因此,MR 对比介质包含具有不同磁化率的试剂,最常见的对比剂是钆试剂。作为一种化学元素,钆(Gd)是铁磁性物质,但当其作为一种对比剂使用时,钆将与其他化学物质连接或螯合。作为一种铁磁性元素,钆具有剧毒,但当与其他分子(稍后在本章讨论)结合或螯合后会变得安全无害。在体温下,钆螯合物是顺磁性的并且对局部磁场有轻微的增强作用。因此,钆制剂缩短 T1 弛豫时间,在 T1WI 上增加病变信号强度(图 11.1),因此称为 T1 对比剂。钆制剂也能缩短 T2 弛豫时间,且能在 T2WI 上产生降低局部信号的作用。历史上超顺磁性氧化铁制剂被用于肝脏成像,但现已不常用。因此本章仅主要介绍基于钆的对比剂的使用。

尽管内源性参数不能更改,却可以被影响。改变静态磁场强度和温度可以影响内源性参数。如果患者体温变化,那 T1 弛豫和 T2 衰减也相应改变。此外,如果 B_0 增大,则 T1 增大、T2 降低。同样,局部磁场的改变(组织内)也能改变 T1 和 T2 弛豫时间,因此影响图像的对比。T1 恢复和 T2 衰减时间都受原子核内磁场的影响。决定此过程的局部磁场产生于:

● 主磁场

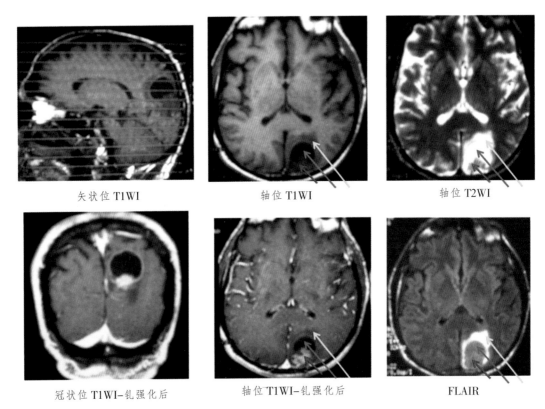

矢状位 T1WI　　　　　轴位 T1WI　　　　　轴位 T2WI

冠状位 T1WI-钆强化后　　　轴位 T1WI-钆强化后　　　　FLAIR

图 11.1 各种类型的 MR 图像对比。左上(矢状位 T1),中上(轴位 T1),右上(轴位 T2)。左下(冠状位 T1-钆强化后),中下(轴位 T1-钆强化后),右下(FLAIR)。注意位于脑后部的病变具有各种成分(肿瘤、囊肿和水肿)。在 T1WI 上,整个病变信号低,而在 T2WI 上病变信号高。红色箭头提示为肿瘤成分(被钆强化,Gd),蓝色箭头提示为病变的囊性成分,而黄色箭头提示为囊性成分周围的水肿。注意到不同图像对比的获得,结合对比剂增强,可以为这个复杂病变提供不同信息。同样注意到在周围 T1WI 注射 Gd 后的对比增强与冠状位的 T1WI 注射 Gd 后的对比增强有所不同。在冠状位上,对比强化增加可能是由于注射后相对的延迟。由于这一原因,建议在注射 Gd 后行两次扫描(在不同方位上),特别是对于中枢神经系统病变。两次图像用来评估病变的结构和血流动力学。病变结构(通过相互垂直的两个方位观察)提供关于病变形状的信息,而血流动力学提供关于增强特点的信息(血流到达病变)。

●由邻近分子中的原子核自旋磁矩产生的波动

这些分子旋转或进动,且分子旋转的速率是溶液固有的特性,其取决于:

●溶液的黏度

●溶液的温度

钆对比剂能同时影响 T1 和 T2 弛豫时间。因此,如果 T1 缩短,T2 也缩短,反之亦然。因此,钆可以用来同时缩短 T1 和 T2 弛豫时间。若 T1 时间减少 50%(水分子 T1 弛豫时间原为 2000ms),则 T1 时间可以缩短 1000ms。当一种对比剂在 T1WI 有更大的作用时,我们称之为 T1 对比剂,钆就是这样一种对比剂。然而,钆同样可以引起 T2* 时间的缩短,但这种作用远小于缩短 T1 的作用且 T2* 时间很短,这种作用仅能在对比剂首次通过毛细血管床的片刻观察到(见灌注成像,第 12 章)。

分子进动

在 MR 原理的任何讨论中,原子核的自旋[进动和(或)摆动]都会被提及(见第 1 章)。事实上,全部分子存在于一个磁场时均发生进动(不只是原子核)。当一种特殊的分子[如 CH_3、脂肪或 H_2O(水)]进动的速率恰恰等于或接近于拉莫尔频率时,T1 弛豫是高效的,或者说短的。例如,脂肪分子的进动频率非常接近于拉莫尔频率,因此具有较短的 T1 弛豫时间。

进动的分子在局部磁场中引起磁场的波动。图 11.2 解释了水分子的进动。在左侧的图中,在"时间 #1",水分子位于磁场中,氢原子核的磁矩(μ)附加于 B_0,在"时间 #2",由于磁矩与 B_0 垂直而没有净作用,而在"时间 #3",它们作用于 B_0 从而应从施加的磁场 B_0 减去(或产生负效应)。在"时间 #4",由于磁矩与 B_0 垂直而没有净作用。这种进动就造成了磁场中局部的波动(在"时间 #1",局部磁场较高;在"时间 #2",没有变化;在"时间 #3",磁场较低;在"时间 #4",没有变化……如此循环)。钆的应用可以减缓这种进动的速率从而减少弛豫时间。

偶极子-偶极子间相互作用

水的进动频率比拉莫尔频率要快,导致弛豫不充分且 T1 弛豫时间长(在 T1WI 上信号低)。如果一个有较大磁矩的进动分子置于水的自旋中,就会产生局部磁场的波动。

钆的螯合物就是这样的分子,其引起的波动接近拉莫尔频率,因此邻近它的自旋 T1 弛豫时间会缩短(在 T1WI 呈高信号),这种情况发生在有大磁矩的增强剂与自旋水接触时。水的 T1 弛豫时间缩短从而使病变(如肿瘤与自由水)强化,在 T1WI 上呈高信号。

磁敏感性

要评价一种增强剂是否合适,需要考虑到它的磁敏感性。磁敏感性是物质的一种基本属性,

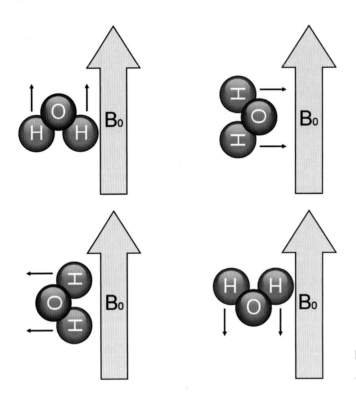

图 11.2 水分子的进动。左上(时间 1),右上(时间 2),左下(时间 3),右下(时间 4)。

定义为外部磁场影响一种原子的原子核和(或)磁化它的能力。磁敏感性包括反磁性、顺磁性、超顺磁性和铁磁性。正如在第 9 章里讨论过的:

● 反磁性物质,如金和银在原子核内对局部磁场表现为轻度的负性作用

● 顺磁性物质,如钆的螯合物对局部磁场有正性作用

● 超顺磁性物质,如铁的氧化物具有极大的磁矩,具有正的磁化率(大于顺磁性物质)且对局部磁场有较大干扰

● 铁磁性物质,如铁有高的正性磁化率,当置于磁场中时有大的磁矩,且即使撤销外部磁场时仍能维持这种磁化作用

T1 对比剂

有正性磁化率的顺磁性物质是 MR 成像对比剂的合适选择。钆(Gd)是一种三价的镧系元素(一种少见的稀土金属离子),它之所以是理想的选择是因为具有 7 个不成对的电子且能与自由水发生迅速交换。不成对电子的磁矩(μ)是氢质子的 500 000 倍,正是这种大磁矩使之能在局部磁场中产生波动。

人体内水(例如与肿瘤相关的自由水)的进动频率比拉莫尔频率快,造成其弛豫不充分(较长的 T1 和 T2 弛豫时间)。

当进动的分子在磁场中产生的波动接近拉莫尔频率时,邻近的水自旋的 T1 弛豫时间将会缩短,这会使水在 T1WI 上的信号增强,因此钆被称为 T1 增强剂。其他的 T1 增强剂包括锰(一

种用于肝脏成像的静脉内对比剂）和超极化的氙（一种用于评估肺的 T1 气体对比剂）(见图 11.7)。

　　尽管有些病变不需要对比剂也能被观察到,但在没有对比剂的情况下显示所有病变是很困难的。在图 11.3 中,最上面的图是未增强的图像,左下图是钆增强后的图像(单次剂量)。较大的转移病灶(红色箭头所指,位于患者的左侧大脑后部)在不强化的情况下相对明显。而较小的转移灶(蓝色剪头所示,位于患者左侧额叶;黄色剪头所示,位于患者的右侧顶叶)在不强化的图像上实际是无法显示的。为了显示更小的转移病变需要双倍的剂量(中下图)。为了更好地显示,或许需要三倍剂量(右下图)。对比剂的剂量将会在本章稍后讨论。

T2 对比剂

　　尽管我们将钆视为 T1 对比剂,它也有缩短 T2 的作用,特别是 T2*,因此钆也可以作为 T2 增强剂。当进行动态脑成像(T2* 图像)注入顺磁性的钆时,从图像上可以得到灌注的信息。灌注,定义上就是血液进入组织的过程。追踪组织中对比剂的摄取情况可以用来评估灌注的程度(见第 12 章)。

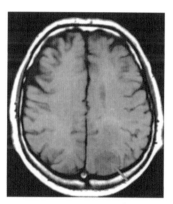

不强化的轴位 T1

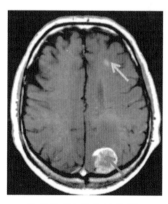

单剂量 Gd 强化轴位 T1

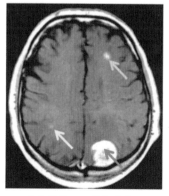

双倍剂量 Gd 强化轴位 T1

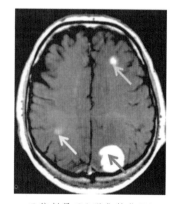

三倍剂量 Gd 强化轴位 T1

图 11.3　图像显示一位转移瘤患者的脑 T1 加权图像。

弛豫率

当在 MR 成像时使用对比剂,测量的并不是试剂本身而是试剂的作用。MR 成像时试剂对相关组织的作用决定了图像的增强。

一种物质对弛豫速率的作用称为弛豫率。正如前面所讨论的,水的进动频率比拉莫尔频率要快,导致了弛豫不充分和相位相干性持续存在。T1 和 T2 时间直接受局部磁场的影响,且任何影响 T1 的物质都同时影响 T2。缩短 T1 和增加 T2 弛豫时间均可增加信号强度,且彼此是相反效应,所以很难找到一种物质能同时缩短 T1 时间又增加 T2 时间。

弛豫率可用下面的等式表示:

$$(1/T1) 观测的 =(P)(1/T1) 增强的 +(1-P)(1/T1) 自由水$$

和

$$(1/T2) 观测的 =(P)(1/T2) 增强的 +(1-P)(1/T2) 自由水$$

弛豫率等式表明自由水的 T1 的倒数加上一种对比剂产生一个新的弛豫率,(1/T) 增强。P 是这种物质的分数或浓度,因此浓度增加,对比剂的作用也增加。这个等式同样表明对比剂对 T1 和 T2 的影响是等同的。然而,由于生物液体的 T2 弛豫时间(大约 100ms)比 T1 弛豫时间(2000ms)短得多,较高效应的对比剂浓度(或高磁化率的成像序列)才能产生明显的 T2 时间的缩短。尽管对一种组织来说,同时具备短 T1 和长 T2 似乎是不可能(因为是相反效应)的,但对于包含不同物质的特定组织来说或许可以同时具有这些特点。例如,正铁血红蛋白(出血的一种成分)具有短 T1 和长 T2 弛豫时间。因此,正铁血红蛋白表现为 T1WI 上高信号,T2WI 上同样呈高信号。

高弛豫率试剂

历史上,市场上多数钆制剂具有相似的弛豫特性,这由其中存在的钆的数量来决定。目前,市场上已经有同样剂量下具备更高弛豫率的钆试剂了。这些高弛豫率试剂的开发使得可以更好地观察病理变化和(或)使用更低的剂量。其中的一种对比剂 Gd-BOPTA(商品名莫迪司)已经应用了数年且在美国已被 FDA 认可使用。当使用高弛豫率的试剂,如 Gd-BOPTA 时,弛豫率实际上是标准弛豫率试剂的 2 倍。这样的好处就是在一定的剂量下能够提供更大的病变显示率,或者在 MRA 时使小血管有更高的信号(图 11.4)。

钆的注射 / 剂量

钆的推荐注射剂量为 0.1mmol/kg 体重(0.2mL/kg)。一些特殊的制剂允许最大至 0.3mmol/kg 体重或大多数钆制剂的 3 倍剂量。在老鼠试验中得到的致死剂量(LD_{50}——杀死半数受试对象的剂量)为 6~20mmol/kg,这种试验绝不应在临床中进行。

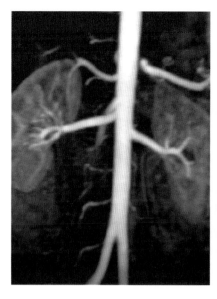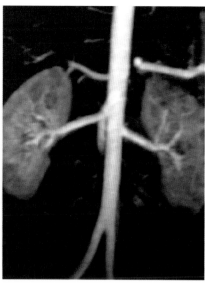

图 11.4 获得的肾动脉的图像。左侧图像是使用 20mL 新型（高弛豫率）对比剂获得的图像。右侧图像为使用标准 MRA 剂量（40mL）的标准钆后获得的图像。

除了安全性，剂量也应该需要进行临床评估。因为剂量增加（到一个点），观察病变和结果的能力也应随之增加。标准钆的最佳剂量是基于体重计算出来的。在一些情况下，较高弛豫率的试剂能够使信号强度增加，而如果使用标准的制剂则需要双倍的剂量才能达到同样的效果（图 11.4）。谨慎地计算剂量、选择对比剂的类型并为临床医师提供对比剂的剂量和名称，可以为患者提供最佳诊断。

一些机构为每位患者注射相同的标准剂量，如 10mL，这是不能被接受的对比剂增强方法。考虑到 MR 强化成像的剂量效应时，请见图 11.3。上面的图像是没有强化的，左下图是钆强化后的图像（单剂量），中下图为双倍剂量，右下图为三倍剂量。成像患者的体重为 90kg，如果这位患者仅注射 10mL 对比剂，实际上有效剂量是推荐剂量的一半。在这种情况下，一些病灶就有可能在强化图像上被漏诊。应注意标准钆单剂量、双倍剂量和三倍剂量下观察病变的不同。因此，有必要计算剂量（根据体重）并且标注注射对比剂的剂量（和类型）。

技师/X 线摄影师在行放射性扫描时（X 线、CT、MRI）注射对比剂是可以接受的。然而，根据 ACR MR 成像安全白皮书：

ACR 同意由认证和（或）已注册的放射技师和放射护士在放射专家的指导或患者内科医师的指导下注射对比剂材料和诊断水平的放射药剂，注射时内科医师应在场或是可以及时赶到，实施过程需符合机构和国家规定。

为遵守这些 ACR 规范，一个机构在注射任何对比剂时必须有一名医师在场。

钆的安全性

钆是一种少见的稀土元素（镧系元素），作为一种重金属被人们所认识。天然的重金属包括铅和汞，对人类来说是可以致死的。带自由电子的金属原子在对金属有天然亲和力的组织中积聚(结合位点)。人体内可以结合 Gd+3 的位点位于细胞膜、转运蛋白、酶和骨基质[和(或)网状内皮组织系统:肺、肝脏、脾和骨]。由于人体无法排泄这些金属,它们可以在人体组织中停留较长时间。钆在自然状态下有剧毒和累积毒性。

幸运的是,有物质对金属离子有高亲和性,这些物质就是螯合剂。螯合剂(来自希腊单词 khele,意思是"爪子")可以与金属离子的部分位点结合。第一个被证实作为 MR 对比剂有效介质的螯合物是二乙烯三胺五乙酸(DTPA)。DTPA 结合钆离子 9 个结合位点中的 8 个,第 9 个位点可以自由地将顺磁性物质与水分子接近。将钆离子与这样的螯合剂结合可以极大地降低毒性且可以被人体轻松排出体外。一位有正常肾功能的患者,钆的生物半衰期小于 2 小时。如果患者的肾功能受损,这个时间就会延长。不同类型的钆试剂是不同的,任一个注射对比剂的人员都必须阅读制造商的说明,了解可能的副作用、反应和禁忌证。

在美国和全球有很多顺磁性的钆试剂被批准使用(图 11.5 和表 11.1),这些试剂因其螯合物不同而不同。一些试剂是线性分子而其他的是大环分子,一些试剂是离子型的其他的是非离子型的,大多数试剂由肾脏排出体外。也有另外一种钆螯合物,钆贝葡胺,又叫 Gd-BOPTA,在欧洲已经应用了数年且近期在美国也开始应用。由于 Gd-BOPTA 通过肾脏(小部分)也通过肝胆系统排泄,因此可用于肝脏成像,这种试剂有比标准钆制剂更高的弛豫率。因此,Gd-BOPTA 按标准剂量注射(0.1mmol/kg 体重)会产生标准钆制剂双倍剂量的增强效果。如果 Gd-BOPTA 以半剂量注射(0.05mmol/kg 体重),则取得的增强效果与标准剂量(0.1mmol/kg 体重)的标准钆制剂相同 (图 11.4), 这种制剂的商品名叫莫迪司。有三种线性的离子型制剂(Gd-BOPTA、Gd-EOB-DTPA 和钆膦维司)都是同时经过肾脏和肝胆系统进行清除,只是程度不尽相同。

不同于碘制剂,与钆相关的对比剂极少存在安全隐患。唯一可能需要担心的就是钆螯合物的稳定性。正如已经讨论过的,钆元素是一种重金属,因此具有毒性。为了将钆作为一种对比剂安全地使用,必须将钆与一种分子结合或螯合。结合的稳定性是其安全性的一项重要考虑因素。显然,如果分子不稳定(即钆很容易与螯合物分离)将会使钆元素滞留体内。其他安全因素将在下一部分讨论。

不论在成像(X 线、CT、MRI)的什么时候注射对比剂,都有发生不良事件的危险。不良事件的副作用或不良反应可被分为轻、中、重度。

肾源性系统纤维化

在 FDA 同意使用钆对比剂之前,研究表明,在 3 小时内大约有 80% 的钆可以经肾脏排出体外,98% 可以在 1 周内经粪便和尿液排出。研究结果表明,钆对比剂可通过尿液排出体外。直到目前,对所有患者来说,应用钆被认为是安全的,包括肾功能不佳的患者。2006 年,一项丹麦的研究提出在对肾功能不全的患者行 MRI 和 MRA 过程中应用钆对比剂的一系列的担忧,这些患者出现了一种状况,称为肾源性系统纤维化(NSF)。

患肾衰竭又被注射钆的患者表现为"树皮样"的皮肤,被误诊为硬皮病。通过进一步回顾,这

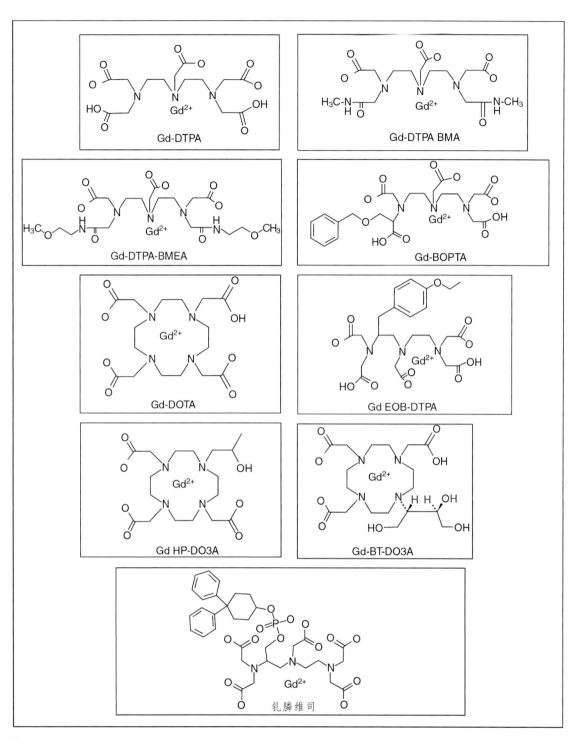

图 11.5　顺磁性钆制剂。"环形分子"如 Gd-DOTA、GdHP-DO3A 和 Gd-BT-DO3A 被称为"大环"分子。其他的被称为"线性"分子。

表 11.1 在美国和全球使用的各种类型钆螯合物的比较,包括通用名、商品名、分子结构和带电类型

美国				
化合物	通用名	商品名	分子结构	带电类型
Gd-DTPA	钆喷酸	马根维显	线性分子	离子
Gd-HP-DO3A	钆特醇	普洛显思	大环分子	非离子
Gd-DTPA	钆双胺	欧乃影	线性分子	非离子
Gd-DTPA-BMEA	钆弗塞胺	欧浦迪	线性分子	非离子
GD-BOPTA	钆贝葡胺	莫迪司	线性分子	离子
Gd-EOB-DTPA	钆塞酸	Eovist(美国以外	线性分子	离子
		称为卜迈维斯)	线性分子	离子
Gd-DTPA	钆磷维塞三钠	Vasovist		
美国以外				
Gd-BT-DO3A	钆布醇	加乐显(加拿大认证)	大环分子	离子
Gd-DOTA	钆特酸	多它灵	大环分子	离子

种情况被称为肾源性纤维化皮肤病(NFD)。更进一步的调查表明,这种情况不仅影响皮肤,也影响器官系统。由此,这种情况被称为 NSF。NSF 是一种实际没有任何治愈方法的致死性疾病,尽管治疗确实有所帮助,但必须立刻治疗。不幸的是,很多 NSF 的症状会自对比剂注射起几天到几个星期都不出现。到目前为止,在肾功能正常的患者中没有 NSF 的病例报道,因此肾衰竭的患者对应用钆是禁忌证和相对警惕人群。

其他对比剂

钆不是可以作为 MRI 对比剂的唯一元素。其他元素,如锰和铁的氧化物也可以改变 T1 和 T2 弛豫时间,因此,它们也可以用作 MRI 对比剂。这部分将对其他目前在 MRI 中使用的对比剂做简单的概述。

其他 T1 对比剂

尽管不常用,还是另外有一些在 MRI 中作为 T1 对比剂使用的。这些对比剂包括用于肝脏成像的锰和用于肺吸入成像的超极化的氙气。这些对比剂缩短 T1,因此在 T1 图像上表现为高信号。锰可以被肝脏库普弗细胞摄取。在这种情况下,正常肝脏会被增强而病变仍信号较暗(图 11.6)。图 11.7 是强化的肺图像,可展示"通气"的状态。

口服和直肠对比剂

目前,胃肠对比剂不像静脉内对比剂那样应用广泛,但在将来也有增加应用的趋势。针对小肠的强化,口服对比剂已开始研究。已可以尝试口服铁氧化物(在 T2WI 呈低信号)和脂性物质(在 T1WI 呈高信号)对胃肠道进行增强(图 11.8)。然而由于对比剂蠕动,正性的对比剂(那些

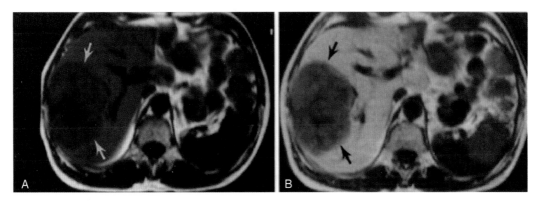

图 11.6　未注射(左)和注射(右)锰对比剂(Teslascan)的肝脏轴位 T1WI。注意强化的图像(右)显示肝脏的正常部分强化,衬托出相对于正常肝实质信号较低的肝脏病变。

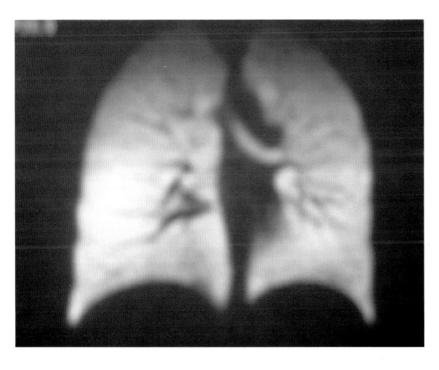

图 11.7　吸入超极化氦气后的肺 T1 加权梯度回波成像。氦气可以使 T1 梯度回波图像的信号增高,因此可以展示肺通气的状态。

可以使肠道信号增高的)会增加肠道的运动伪影。使用抑制痉挛的药物可以帮助抑制蠕动,超快速成像技术也可以减少这些伪影。

　　以前有一种叫全氟溴烷(全氟化碳)的对比剂可以在 T2WI 上使肠道呈低信号。全氟化碳是一种可以携带氧气的物质,因此在进行移植时可以作为血液的替代品。曾经有段时间,这种对比剂被允许用作 MRI 的对比剂。然而,由于这种试剂极少应用,不再被作为对比剂使用。如今,有些机构使用诸如蓝莓和芒果汁(在 T2WI 上使肠道呈低信号)作为对比剂,也有人用比如稀释的钆(在 T1WI 上使肠道呈高信号)作为对比剂强化肠道。此外,将稀释的钡溶液作为对比剂可以使肠道内容显得很黑,气体也可以在直肠中被用作有效的负性对比剂。盆腔成像时,使扩张的直肠呈空虚的低信号可以帮助更加清晰地显示男性的前列腺和女性的子宫。

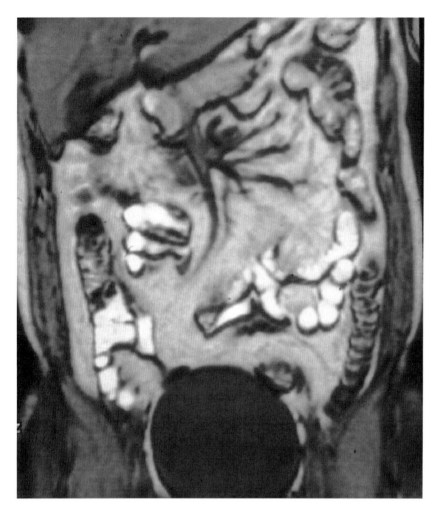

图 11.8　小肠强化后的腹部冠状位图像。

钆对比剂的应用现状

钆对比剂在 20 世纪 90 年代初期就开始应用,许多人认为在 MR 成像中应用对比剂不是必要的,因为 MR 图像可以提供很高的软组织分辨率。事实上,对比剂的临床应用日益广泛,目前,钆在脑、脊柱和体部应用的临床适应证包括(但不仅限于):

- 肿瘤的术前和术后
- 放射治疗前后
- 感染
- 梗死
- 炎症
- 创伤后病变
- 腰间盘术后

● 强化的 MRA

头和脊柱

与其他对比剂相同,钆不能通过完整的血脑屏障(BBB)。然而,钆被证实在中枢神经系统(脑和脊髓)成像中的作用无法估量,因为它可以穿过破坏的 BBB。因为病变常会破坏 BBB,病变就会被钆增强。因此,钆常被用来评估 BBB 内外的中枢神经系统病变。

脑

BBB 外的病变称为轴外病变,因为它们在 BBB 以外,表现为正常的强化。这些区域包括大脑镰、脉络丛、松果体腺、垂体腺(垂体)和垂体柄(漏斗部)。其他正常强化的结构还包括血流缓慢的血管、窦黏膜和肌肉结构。血流缓慢的区域,如静脉窦和静脉引流系统也会表现为增强。因此,脂肪和流速缓慢的血液常被误认为是血液制品。这些正常强化的结构应该被技师所认识才不至于被误认为是异常。其他的轴外病变有听神经瘤和脑膜瘤,已经可以通过使用钆增强而被轻松识别(图 11.9)。垂体大腺瘤的强化速度很快。相反,垂体微腺瘤的细胞排列紧密,微腺瘤的强化比正常腺体(富血供)要延迟。因正常垂体腺快速强化,应该在对比剂注入后立刻开始扫描。

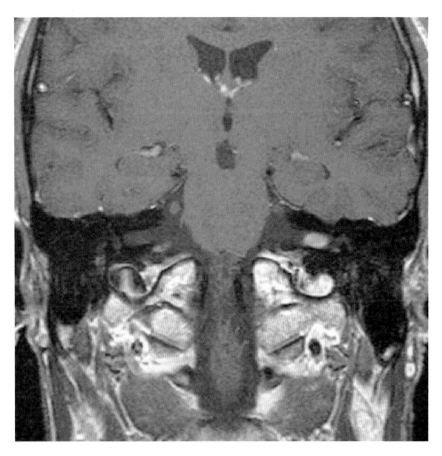

图 11.9　注射对比剂后显示一个小的听神经瘤的冠状位 T1WI 图像。

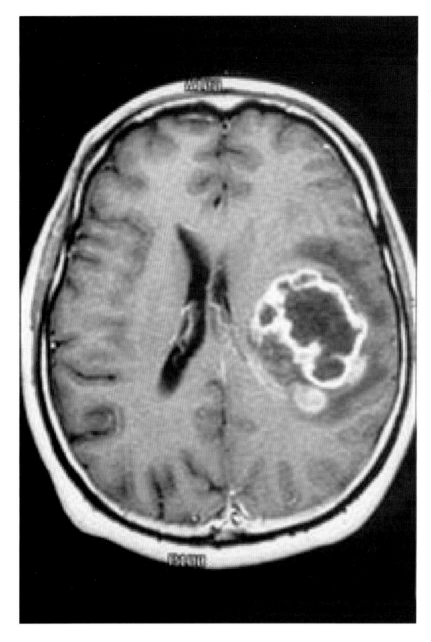

图 11.10　注射钆后脑肿瘤的轴位 T1WI。

　　轴内病变,如梗死和脑肿瘤的强化取决于局部 BBB 的破坏(图 11.10)。一般来说,梗死前的水肿不强化。尽管直到 BBB 破坏之前梗死是不强化的,一些证据表明脑内动脉血管会被强化,因此,可以显示这些血管的任何闭塞或血流变慢。由于脑内有些病变强化速度慢,建议在注射对比剂后至少获取两次图像(在垂直方位上)。

　　转移性病变能通过使用钆对比剂显示。研究表明,使用较高的剂量,钆能使转移灶显示得更加清晰。随着患者的进展(和治疗),颅内转移病灶的数目可能会发生变化,显示这些病灶非常有必要。

　　在图 11.3 中,上面的图像是未强化的,左下图是钆强化后的(单剂量)。较大的转移病变(红色箭头所示,位于患者脑后部)可以在不应用对比剂的情况下相对清晰显示。而较小的转移灶(蓝色箭头所示,位于患者左侧额叶;黄色剪头所示,位于患者的右侧顶叶)在不强化的图像上实际是不显示的。为了显示更小的转移病变需要双倍的剂量(中下图)。为了更好地显示,或许需要三倍剂量(右下图)。

灌注是指微循环或血液运送到组织的过程。灌注成像就是测量这个区域的血流体积。然而这种测量很复杂,因为仅有不到5%的组织质子是在血管内的。在测量灌注时,灌注自旋的信号强度或许会被抑制或升高,可以通过附加额外的脉冲(称为自旋标记灌注)或注射对比剂(见第12章)获得灌注的信号。对比剂如钆可以进入毛细血管床,在毛细血管网产生较大的磁矩,产生的磁场可以延伸至邻近的组织。这导致在脑实质、肝脏实质缺血和心肌梗死的区域会有灌注信号。

脊柱

应用钆可以显示脊髓内的病变(图11.11)。尽管有时不用对比剂也能显示病变,但应用钆对比剂可以使病变的轮廓更加清晰。此外,钆可以显示其他异常,如瘘管。病变如多发性硬化(MS)和其他炎性病变,包括AIDS和(或)脓肿可被钆强化。强化的MS斑块表明其具有活动性。

当进行椎间盘切除术后的患者症状出现反复,建议进行腰椎的强化MRI检查,可以区分瘢痕组织与复发的间盘突出。瘢痕组织可以出现轻度强化,而椎间盘不会强化,但是注射对比剂30min后,间盘组织亦会出现强化,因此在怀疑瘢痕时建议注射对比剂后立即扫描。

使用钆可以使骨的转移性病灶的轮廓显示更清晰,而且脊柱骨的病变也可以更好地显示(图11.12和图11.13)。强化可以使骨病变信号增加到正常骨髓的信号,因此使病变与正常骨信号相等。如果要使骨病变强化后T1WI信号升高可使用脂肪抑制技术。由于钆使病变信号增强而脂肪也是高信号,病变很难被识别。因此使用脂肪抑制消除骨髓中脂肪的信号可以清晰呈现骨内病变。

体部

体部的很多病变不需要强化也能在T1WI和T2WI图像上显示。然而,腹部内脏器官的动态强化图像可以帮助完成诊断。体部成像中对比剂的应用正在增加。即使对比剂不能强化体部的所有病变,钆对比剂也能显示出一些有价值的作用。

腹部 MR 成像

在腹部MR成像中,钆已被用于肾脏、肝脏、脾、胰腺、肾上腺、血管和盆腔结构的灌注研究。由于肝脏、脾和肾脏是富血供的器官,几乎在注射对比剂后会立刻强化(图11.14)。因此,建议进行快速成像。动态增强和快速成像可被用于评估腹部内脏和富血供的结构。

当应用MR成像评估肝脏病变时,计时非常重要(图11.15)。由于大部分肝脏病变是动脉供

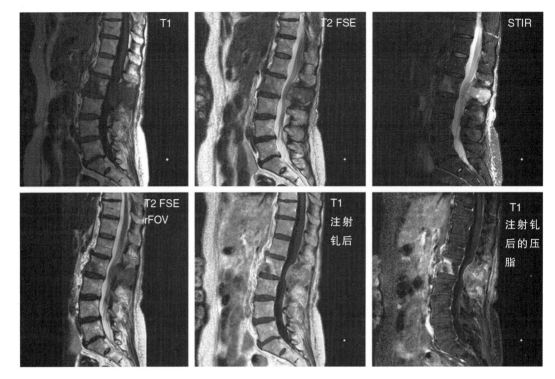

图 11.11　腰椎骨转移的矢状位图像,T1WI(左上),T2WI(中上),STIR(右上),矩形 FOV 的 T2WI(左下),注射钆后的 T1WI(中下)和注射钆后的压脂 T1WI(右下)。

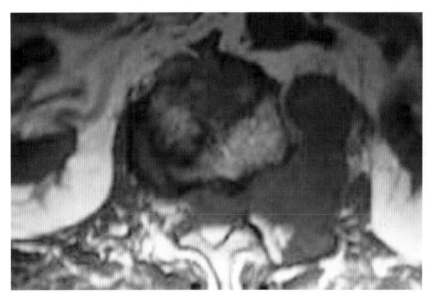

图 11.12　未强化的腰椎轴位 T1WI,可以看到骨转移瘤。

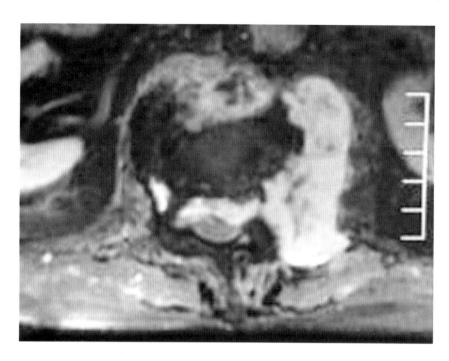

图 11.13　与图 11.12 同一患者的强化后图像,病灶明显强化。

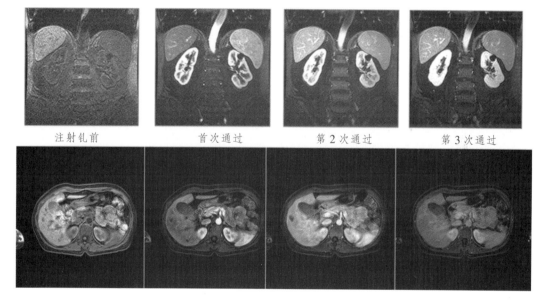

图 11.14　计时对腹部成像来说非常重要。最佳强化特点会在首次成像时显现,此时的脾信号高于肝脏,脾表现为斑点样的强化且仅有肾皮质的强化,在对比剂第 2 次通过时,肝脏和脾为等信号(同样的灰度)且肾脏完全灌注,第 3 次通过时内脏器官开始廓清。

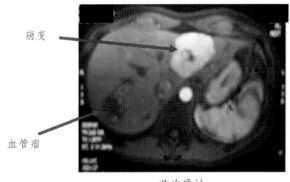

病变

血管瘤

首次通过

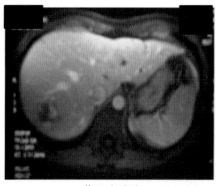

第 2 次通过

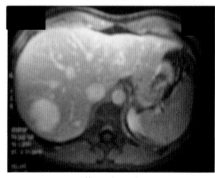

第 3 次通过

图 11.15 注射对比剂后的三期腹部 MR 成像(肝脏)。注意第 1 期(首次通过)肝脏病变强化,这表明是一种快速强化的肝癌。在第 2 期(第 2 次通过),肝脏和病变呈等信号。第 3 期(第 3 次通过)是另一个病变强化。这个病变表现为延迟强化,是良性的血管瘤。

血,因此,对比剂首次通过时会显示强化的肝脏病变。因此,恶性病变会在注射对比剂后第一次通过时显现。由于肝脏 85% 的血供来自门静脉,对比剂第二次通过时会强化肝实质,因此会掩盖肝脏的病变。对比剂第二次通过时正常肝脏和病变均会强化,因此在 MR 图像上呈等信号。

体部 MRA

注射对比剂后行强化的 MRA(CE-MRA) 3D T1 梯度回波屏息成像可以显示腹部血管的动脉血流信号(图 11.16 至图 11.18)。在注射对比剂短时间内就会有增强峰的差异,且在注射后 2min 病变开始强化,所以会和正常的器官实质信号相等。因此,为获得腹部最大的强化效应应使用快速成像。血管病变有必要行 3D 快速成像。

在心脏成像中,心肌梗死(MI)也会强化。可以通过心脏灌注序列得到最好的图像,这些序列通过钆动态增强在静息状态下和运动状态下或药物诱导的压力状态下来评估心肌梗死(见第 8 章)。

在乳腺成像中,已证实注射钆后进行重复快速扫描[脂肪抑制和(或)减影技术]对确定乳腺组织内可疑病变的性质有帮助(图 11.19)。乳腺成像要求病变的高分辨率成像(评价内部结构)和快速成像(评价血流动力学)。具有毛刺征的病变可能是恶性的。病变"进药"(强化)快"退药"

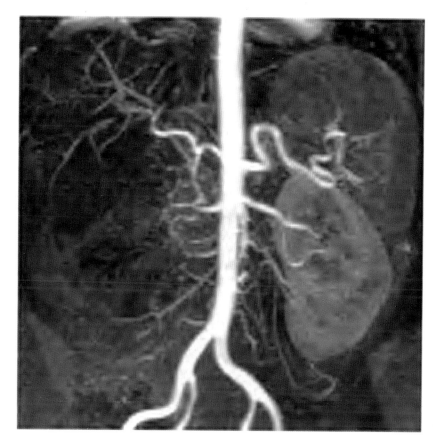

图 11.16　钆注射后的腹部血管图像:动脉期。

快也被认为是恶性的。因此,很多快速强化和(或)强化后有毛刺的肿块性病变被认为是恶性的。此外,这种技术可以显示多灶性病变,而在乳腺 X 线平片上则不容易显示。

结论

　　如果使用静脉内对比剂强化则 MRI 检查的总体时间会延长,因为需要扫描额外的序列(强化后)。在注射对比剂前,多数患者需要进行常规 T1 和 T2 加权序列扫描,然后注射对比剂再扫描一个或更多 T1 加权序列。多个 T1 强化序列可用于乳腺、腹部和胸腔的动态强化扫描,在不同方位评估脑病变时扫描多个序列也大有帮助。钆在很多病例中可以提高病变的显示率,且能在 T1WI 上显示更精确的病变边界。

　　对比剂的使用使机器操作者承担更大的责任。操作员应注意对比剂的剂量、计时和潜在的与对比剂相关的图像伪影。技师或照相师应该了解哪些病变(还有正常组织,如血流缓慢的血管和其他结构)可以被对比剂强化。当使用钆时会增加血流运动伪影,因此操作员应该预期到这种情况并加以补救,这一现象尤其容易发生在人体成像的血管区域。此外,在强化后,信号升高的可疑区域与周围脂肪呈等信号时,应该联合应用脂肪抑制技术。最后,不同浓度的钆也会影响图像的对比,并会在膀胱中产生分层效应。

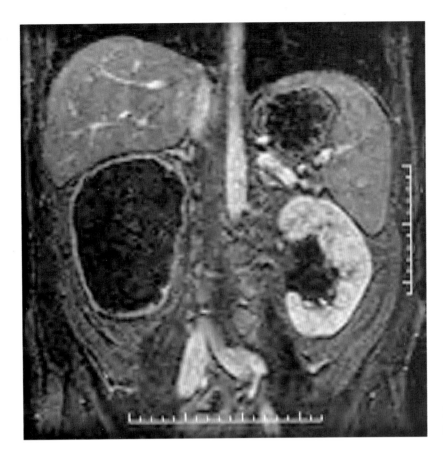

图 11.17 钆注射后的腹部血管图像：中期。

 有关本章内容的问题和答案，请访问本书配套网站：www.wiley.com/go/mriinpractice

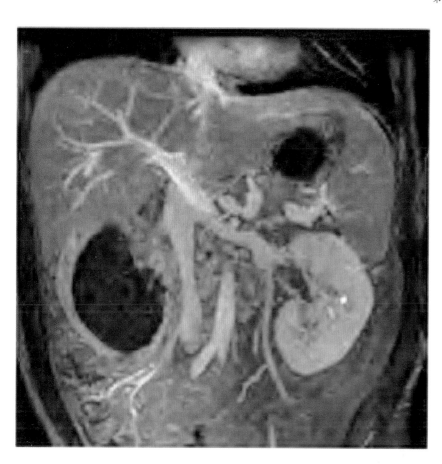

图 11.18　钆注射后的腹部血管图像:静脉期。

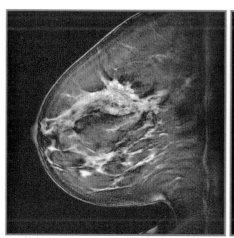

矢状位 T1

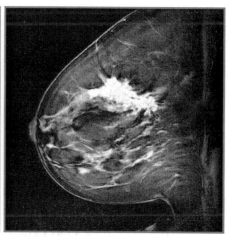

钆强化后的矢状位 T1

图 11.19　乳腺钆(未强化,左)和(强化,右)矢状位 T1 加权图像。注意注射钆后病变强化(右)。

(郭小琴　译)

第 12 章　功能成像技术

引言

前面的章节通过描述基础脉冲序列和图像形成来介绍 MRI 基础。系统硬件和软件的发展已经可以实现毫秒级的超快速成像序列。超快速成像序列实现了传统成像不能实现的几乎无限制应用特点。这些序列主要用于评价功能和生理，而不是传统的结构成像，称为功能成像技术，这些应用主要包括：

- 扩散加权成像（DWI）
- 灌注成像
- 脑功能成像（fMRI）
- 心脏运动和灌注实时成像（在第 8 章中讨论）
- MR 波谱成像（MRS）
- 全身成像
- MR 显微成像（MRM）

本章将讨论功能成像技术及其应用。

扩散加权成像

扩散的定义是指细胞外间隙内分子的随机热运动，这种运动会受到各种限制，如韧带、膜和大分子等（图 12.1）。有时扩散的这种限制是有方向性的，依赖于组织结构且扩散在病理状态下也会受到限制。分子每秒钟通过一定组织的净位移称为表观扩散系数。在扩散受

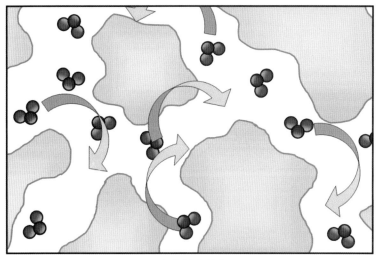

自由扩散的水

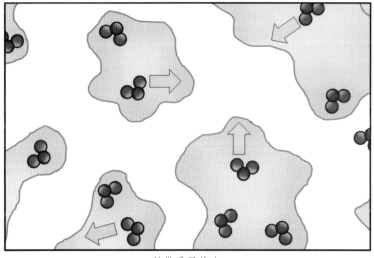

扩散受限的水

图 12.1 自由扩散的水和扩散受限的水。

限制区域,ADC 值较低,相反,自由扩散的部位 ADC 值较高。一个序列通过在 180°脉冲的任一侧施加两个梯度可对运动敏感,这与相位对比 MRA 的成像方式相似(见第 8 章),即在施加梯度场后,静态组织质子将不发生相位改变。而对于运动的质子,相位发生改变且信号丢失。

 见视频 12.1:www.wiley.com/go/mriinpractice

知识点：扩散是另一种加权类型

信号的改变依赖于组织的 ADC 及施加梯度场的强度、持续时间和施加间隔(总结起来就是 b 值，与相位对比 MRA 的 VENC 值类似，见第 8 章)。在第 2 章，我们讨论了外源性对比参数，如 TR、TE 是如何控制内源性参数，如 T1、T2 的，以及 PD 值对图像对比的影响，如 TE 控制 T2 在图像显示中的作用是多少。在扩散加权成像中，外源性因子 b 值控制组织 ADC 对加权成像的作用比重。如果 TE 和 TR 非常长且 b=0，那么所成图像为 T2 加权成像。

如果我们增加 b 值的影响，那么图像的权重就从 T2 转变为扩散加权。通过这个原理我们了解到，区域的高信号不是因为 T2 时间长，而是因为 ADC 值低。这就是为什么这种技术称为扩散加权成像，实际是另一种加权类型。b 值单位为 s/mm^2，典型的 b 值为 500~1500s/mm^2。

DWI 和方向效应

前面提到的扩散梯度可以单独或联合应用到三个轴向。不同的梯度对限制在某个轴向的扩散序列敏感，这可以应用于有扩散方向性差别的成像区域。这方面应用最典型的就是白质纤维，因为白质纤维有从脑到脊髓的特殊走向，应用有特殊梯度的 DWI 可以对白质纤维单独成像。具有这种特性的组织称为各向异性，不具有这种特性的组织称为各向同性，如灰质。

扩散加权成像及序列

DWI 成像通常应用自旋回波序列，在 180°射频脉冲的任意一边应用梯度场使序列对扩散变化较敏感。通常采用超快速自旋回波，如单次激发自旋回波平面成像(见第 5 章)。之所以这样并不是由于扩散发生太快，而是为了单独测定扩散运动，需要把其他的运动类型减小到最小，如流动。典型的单次或多次激发自旋回波平面成像需要几秒的时间。但是，传统的自旋回波可以应用到有少量运动伪影的区域。

扩散加权成像有两种类型。

●扩散图像是扩散受限的异常组织(低 ADC)，比扩散自由的正常组织要亮(高 ADC)，这是由于受限组织内的自旋质子在施加两个梯度时被限制在固定的位置从而被重聚。而在扩散随机的正常组织，重聚是不完全的，从而没有信号。如果运动变化很快，发生扩散衰减，那个区域的信号会丢失。因此异常组织的信号高于正常组织。

●ADC 图是通过后处理得到的，即计算组织每个像素的 ADC 值，并通过这个值进行信号强度定位。因此，在受限组织，ADC 值低，其亮度较低，而自由扩散组织的 ADC 值较高，信号较亮。这种对比与 DWI 图像相反。这在发生 T2 透过效应问题时有价值。

当病变或组织有很长的 T2 时间发生 T2 透过效应，在弛豫时 DWI 图像上依然为高信号。因此很难判断高亮区域是不是代表扩散受限。通过建出 ADC 图可以区分低 ADC 值还是长 T2 弛像时间,见图 12.2 和图 12.3。在示踪图像上,梗死组织是亮的,但在 ADC 图上是暗的。ADC 图可以把这些组织与其他 ADC 图上高信号强度的组织区分开。这些区域代表长 T2 弛豫时间,并不具有低 ADC 值。

DWI 的应用

DWI 最常应用于梗死后的脑组织。在早期卒中,缺血发生后但还没有发生梗死或永久的组织损伤的很短时间内,细胞发生水肿,并从细胞外间隙吸收水分。由于细胞内有很多大分子物质和膜成分,扩散受限,组织的 ADC 值降低。与用传统 MRI 在几小时或几天后的成像相比,这种梗死后几分钟内的变化可以在扩散图像上以高信号显示。DWI 可以显示可逆和不可逆的缺血性病变,因此在治疗干预前,可以将可挽救组织与不可逆组织区分开来。然而,进行扩散成像的时间非常重要——因为卒中发生几天后水分子扩散降低,因此 DWI 只可以显示新鲜的病变。

DWI 也可以用来区分良性与恶性病变,以及肿瘤、水肿和梗死。这是因为这些疾病有不同的 ADC 值。此外,DWI 在新生儿脑成像方面是一种不断改进的非常有用的工具,因为在新生儿脑内往往很难区分梗死和髓鞘性疾病。DWI 也可以显示新生儿出生前脑内髓鞘的形成状态,从而帮助我们了解这个过程以及缺氧是如何引起某些类型的脑损伤的。很强的多方向梯度扩散张

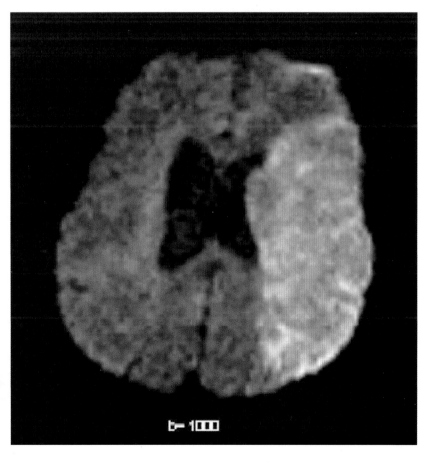

图 12.2　轴位图像。

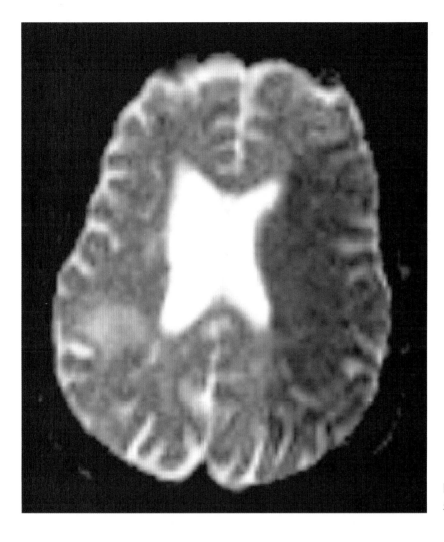

图 12.3　ADC 图。异常区域 ADC 值低,信号也低。

量成像可以显示白质纤维束的解剖(图 12.4),这已经使体内白质成像成为可能,并使得应用 DWI 显示某些特定的脑白质病变成为可能。

一些研究在探索 DWI 在其他领域和病理方面的应用。目前为止,这些研究包括:

- 鉴别肝脏病变,如肝细胞癌、转移瘤和血管网状细胞瘤
- 区分胰腺黏液性肿瘤和其他肿瘤
- 显示乳腺和前列腺肿瘤
- 骨骼肌肉损伤成像
- 心肌梗死后左心室损伤成像
- 区分病理性和组织性骨折
- DWI 和 T1WI 图像重叠,把结构和功能数据联合在一起
- 评价骨挫伤

显然,DWI 在身体其他领域多有应用,且未来这种应用会更多。

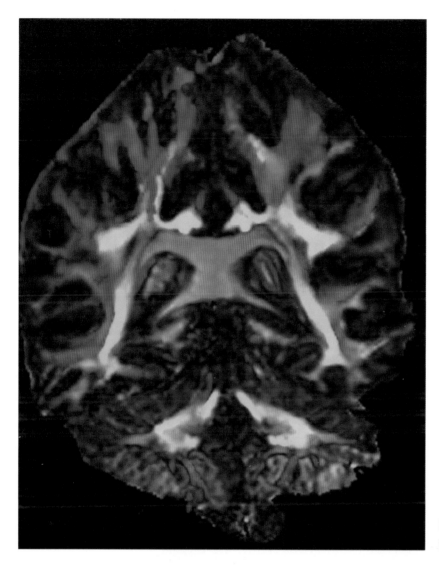

图 12.4 显示白质束的扩散张量成像。

灌注成像

临床可以用放射性示踪剂进行灌注成像，但 MRI 作为非离子型技术，有很高的时间和空间分辨率，可以与解剖信息联合显示，所以有大量对灌注 MRI 成像的研究。灌注是指组织的区域性血流量，定义为流入单位组织内的血容量。灌注是血管对组织血供的评价指标，此外由于血供通常与代谢相关，灌注也可以用来衡量组织活性。

MRI 灌注成像是通过在成像时标记动脉血中的水，标记既可以通过团注外源性对比剂如钆，也可以通过射频翻转和饱和脉冲对动脉血中质子进行饱和来实现。由于标记和未标记图像之间的差别很小，可应用超快速成像方法来减少伪影。最简单的方式是在静脉团注对比剂之前、过程中以及之后进行快速扫描获取灌注图像。在这种情况下，相同的扫描层面，屏住呼吸时，可获得一些超快速扰相梯度回波。因为钆 T1 恢复时间较短,高灌注内脏结构在 T1 加权快速回波信号中表现为高信号。这项技术对评估肾脏、肝脏和脾脏等内脏结构非常有用。

另一种评价灌注的技术是在超快速 T2 或 T2* 图像获取过程中静脉团注钆对比剂。在这种情况下,钆引起对比剂灌注的微血管区或周围 T2 和 T2* 衰减一过性降低。由于其能够产生衡量这种一过性改变需要的时间分辨率(图 12.5),通常应用单次激发–梯度回波–回波平面成像序列。梯度回波 EPI,特别是应用回波位移时(TE 长于 TR)有很大的磁敏感效应。获取数据后,用信号衰减曲线来确定血容量、通过时间并评价灌注,这种曲线就是时间–信号曲线。联合注射前后的多幅图像的时间–信号曲线来产生脑血容量图。

动脉自旋标记灌注成像是另一种灌注技术。连续性动脉自旋标记,FOV 以外的动脉血质子通过翻转或饱和脉冲进行屏蔽。不标记的图像作为对照图像。这项技术是用对照图像减去标记图像。自旋标记是一种具有潜在量化功能的外源性对比剂的非侵入性替代方法。

灌注成像的应用

这些技术可以用来评估缺血性疾病和静息态或运动态的代谢变化。此外,恶性肿瘤可以反映为组织代谢和灌注的增加。在脑血容量图中,低灌注区表现为低信号(如脑卒中),高灌注区表现为高信号(如恶性病变)。这些技术在评估组织及血管性器官,如心脏、内脏结构和脑的代谢变

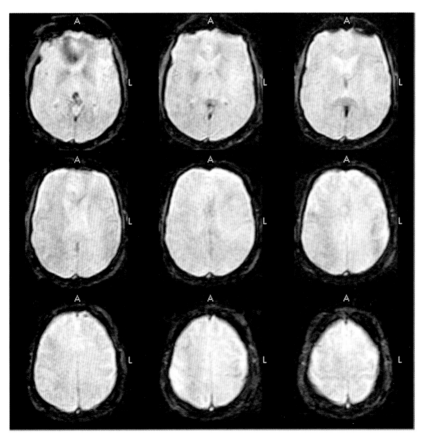

图 12.5　灌注成像。

化情况时有很大潜力。肝细胞癌、转移瘤和血管网状细胞瘤有特殊的灌注形式。在肾脏成像,应用灌注技术可以显示肾动脉狭窄导致的局灶性病变。

磁敏感加权成像

磁敏感加权成像(SWI)是利用组织之间的磁敏感差异产生的对比进行成像。应用长 TE 的梯度回波序列和不同组织的磁敏感信号差别产生相位,用这种相位效应来产生图像对比。

磁敏感加权成像的应用

SWI 可以对血管和铁沉积组织进行小体素成像,这在临床最常用于梗死和窒息。

功能成像

功能性磁共振成像(fMRI)是一种快速成像技术,需要在活动或刺激和在静息态时进行脑成像。这两组图像相减,皮质功能区的脑血流量增加表明脑功能活性。早期这项技术通过对比剂对血流进行观察,最近,应用血液作为内源性对比剂。

血液的磁化特性对了解这项技术非常重要。血红蛋白是一种含有铁离子的分子,并且通过铁离子携带氧在血管系统进行转运。当氧被结合(含氧血红蛋白),铁离子的磁化特性被抑制,但当氧不被结合时(脱氧血红蛋白),分子具有磁性。因此,含氧血红蛋白是逆磁性的,而脱氧血红蛋白是顺磁性的。顺磁性脱氧血红蛋白在它附近产生同源磁场,同源磁场加速了 T2* 衰减并且有脱氧血红蛋白的区域信号减低。

静息状态下,组织大部分血液流入毛细血管,因此,静脉血内几乎包含脱氧和含氧血红蛋白。运动时,代谢增加,需氧量增加,因此需要从毛细血管调运更多的氧。肌肉组织静脉系统的含氧血红蛋白的量可以非常低。然而,脑组织对低氧非常敏感,因此,活动区的脑血管系统脑血流增加。脑活动时血液产氧增加,并且执行特殊任务时,脑皮质特定区域会激活。例如,视觉激活视皮质,听觉激活听皮质,手指活动激活运动皮质等。更多其他任务,包括迷宫表格和思想激惹任务能够刺激其他脑皮质区。

能够产生激活和静息态之间 MR 信号轻度改变的最重要生理学效应是血氧水平依赖(BOLD)。BOLD 是由激活时血流量增加和少量或几乎没有局部氧耗而产生的含氧和脱氧血红蛋白比例的变化而产生的。由于脱氧血红蛋白是顺磁性的,血管中含有大量的这种分子引起局部磁场异质性,从而引起去相位和信号的丢失。激活态,皮质血供增加,脱氧血红蛋白降低,引起失相位的减少和相应信号强度的增加。这些效应存在时间非常短,因此需要超快速序列完成,如回波平面成像或快速梯度回波。要利用 T2* 效应,当执行任务开放或关闭时,BOLD 通常需要长 TE(40~70ms)。“关闭”状态的图像减去“开放”状态图像,然后执行更为复杂的统计学分析。一定阈值水平以上的激活区域可覆盖到解剖图像上(图 12.6),这些区域可反映脑组织活性。应

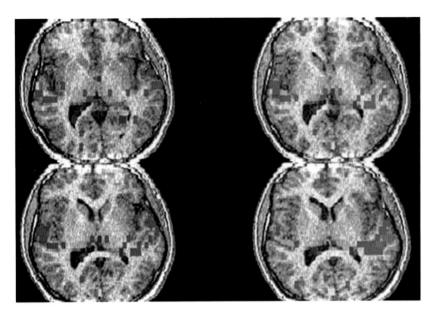

图 12.6 大脑的 BOLD 图像。功能区域用红色表示。

用回波平面技术可以在非常短的时间内成像,因此,原则上可以实现高时间分辨率。但时间分辨率受混乱的内源性血流动态反应和固定信噪比的限制。

虽然有很多局限性,但毫无疑问,这项复杂的技术加深了我们对脑功能的理解并且有很多临床应用,包括梗死、癫痫和疼痛的评价以及行为问题。这一技术在腹部成像方面也很有潜力,特别的是,BOLD 已经用来预测肾脏的结节性硬化和肠系膜缺血。

介入性 MRI

在有些医疗中心,MRI 被用来进行介入手术。MRI 固有的安全性和多平面可操作性使其成为手术的一种理想手段。然而,这项技术的发展依赖于现有硬件和软件的调整。

由于传统半传导系统的限制,患者手术过程的介入需要更开放的磁体设计。基于这一点,低场强永磁体符合要求,但成像质量和成像时间限制了其在介入中的应用。采用形状像两个圆圈的半传导 0.5T 介入系统,可以很容易地对患者进行操作,并且可以实时成像(图 12.7)。这个系统可以进行以下操作:

- 不用移动患者进行术中 MR 成像
- 不用术前成像,可术中成像立体导航
- 手术野 MR 成像实时追踪手术器械
- 检查过程中准确定位(通过三个角度获得)
- 在三个方向进行连续监测(用磁体洞内监测仪)

然而,这项技术花费很高。目前已经设计了灵活的发射和接收线圈来适应介入手术过程中的手术区域。研制的血管内线圈可以实时进行血管内追踪。此外,所有手术步骤必须都是无磁性的且尽量减小磁敏感伪影,从而不会干扰手术视野。麻醉和监护设备同样必须是对 MR 安全的。

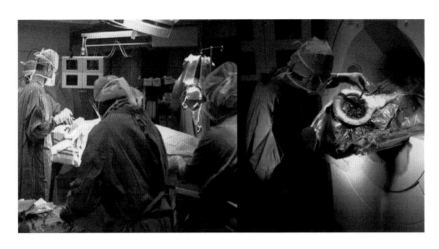

图 12.7　介入性磁共振系统。

介入性 MRI 的应用

虽然有这些设计和安全的问题,但介入 MR 已经应用于很多手术中,包括:

- 肝脏成像和肿瘤消融
- 乳腺成像和良性肿瘤的切除
- 整形和运动学研究
- 先天性髋关节脱位的控制和矫正
- 活检
- 功能性内镜窦腔手术

最重要的应用是肿瘤消融术,采用激光疗法(用热量来消融肿瘤)或冰冻疗法(用极低温度来消融肿瘤)。MRI 是唯一可以区分不同温度组织的成像技术。由于 T1 弛豫和 T2 衰减是依赖温度的,所以温度能够改变图像的对比度。基于这一原因,激光或冰冻可以用 MRI 来监控。

组织间激光疗法(ILT)是一种有前景的治疗技术,激光可以透过皮肤到达组织的不同深度。以前激光热度分布的程度很难测量。回波平面成像实现了对激光治疗的实时监控,提供了一种非侵入性地评估 ILT 术中热量分布的方法。同样的,介入性 MRI 在评估冰冻疗法中也有很大潜力。这一令人激动的技术可能对介入放射产生深远的影响。介入血管系统在未来极有可能被介入 MR 系统所取代,并且很多外科和介入操作将用 MR 技术来进行。

MR 波谱成像

磁共振波谱成像(MRS)相比普通 MR 能够产生波谱。波谱是一系列信号强度和频率的图,表示不同组织成分化学位移和频率的差别。化学位移是由特殊原子的电子屏蔽形成的,可以产生场强和频率的差别。化学位移以每百万频率来衡量(ppm)。场强越大,化学位移离散程度越大。氟、碳和硫可以用 MRS 来测量,但是氢在临床中应用最广泛。表 12.1 显示了可获得的典型的人体组织氢质子波谱。

波谱通过以下两种方法中的一种来定位,两种方法都是用图像做指导。

● 单体素技术通过用三个横切面来进行单体素定位后测量波谱。当前,有两种类型的单体素技术:

　　–激励回波采集模式(STEAM)

　　–点解析波谱自旋回波(PRESS)

● 都采用单采集模式定位,但是有 SNR 和化学位移伪影的问题。当应用多 TR 周期时,运动有时也是问题。

● 多体素技术时间效率更高,因为它通过像传统成像那样采用 K 空间编码来获得多体素。

通过单体素或多体素的方式来观察波谱,可以比较成分的相对含量来评价疾病的进展(图 12.8 和图 12.9)。例如,以下改变是肿瘤的指标:

● N- 乙酰天冬氨酸下降表明肿瘤细胞浸润

● 胆碱增加表明肿瘤增长

● 乳酸改变表明无氧状态

● 脂类增加表明肿瘤坏死

MR 波谱的应用

MR 波谱应用在以下方面:

● 与 MRI 联合诊断

● 治疗计划的制定(图 12.10)

● 指导活检

● 帮助预后

● 治疗监测

MRS 在梗死和肿瘤分级中非常有用,特别是在脑、乳腺和前列腺中。MRS 也可应用于抑郁症、癫痫和精神分裂症的诊断和了解中。

表 12.1　人体组织内可获得的典型的氢或质子波谱

波谱	缩写	作用	共振
N- 乙酰门冬氨酸	NAA	神经元标志	2.0ppm
乳酸	Lac	无氧糖酵解产物	1.3ppm
胆碱	Cho	存在于细胞膜中	3.2ppm
肌酸	Cr-PCr		3.0ppm
脂质	Lip	细胞老化产物	0.9ppm,1.3ppm
肌 - 肌醇	Ins	胶质细胞标志	3.5ppm,3.6ppm
谷氨酰胺/谷氨酸盐	Glx	神经递质	2.1ppm,3.8ppm

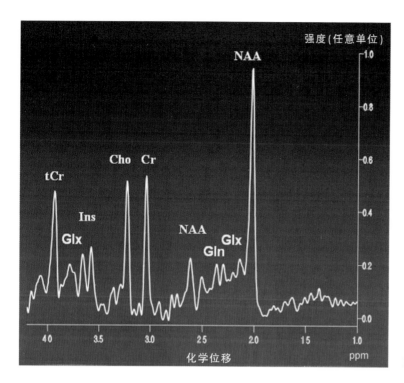

图 12.8　脑磁共振波谱。

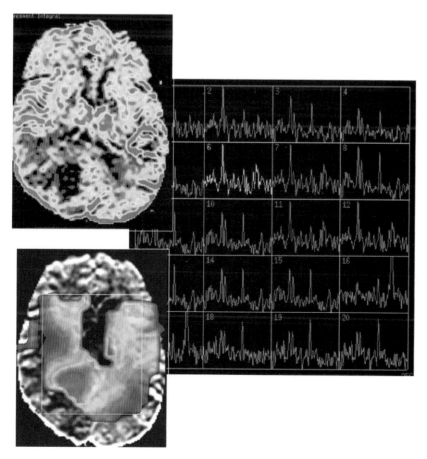

图 12.9　多体素磁共振
波谱技术。

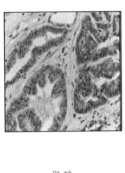

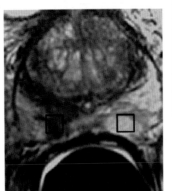

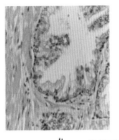

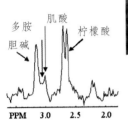

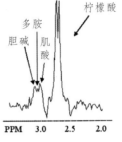

图 12.10　前列腺 MRS 成像。

全身成像

应用 MRI 一次性检查进行全身成像,这种方法适用于常见疾病,如癌症、脑血管疾病以及骨播散性疾病的骨骼检查。大多数中心已经设计出用快成像序列,如回波平面成像和快速梯度成像进行单独部位成像的扫描协议。

有特殊疾病风险的患者需要实施额外的检查。例如,将乳腺成像列入有特殊乳腺病理患者的常规扫描协议。生产商正在研发能够单次扫描快速全身成像的硬件和软件(像 CT 扫描)。这包括多通道线圈和能够实现 FOV>200cm 的独立接收线圈。

MR 显微成像

磁共振显微成像(MRM)用高分辨率数据对结构进行成像,分辨率与病理切片相同。因此,这是一种理想的研究工具,可以研究非常小的组织结构的细节。病理学家可以不用传统的切片而用 MRM 来进行组织样本检查。研究者可以用 MRM 进行疾病模式、毒理和药物疗效的研究。由于 SNR 低与体素较小有关(见第 4 章),这种成像需要很高的场强和特定的超小线圈。MRM 可以应用于很多方面,但临床主要应用于骨关节成像,尤其是透明软骨方面（图12.11）。

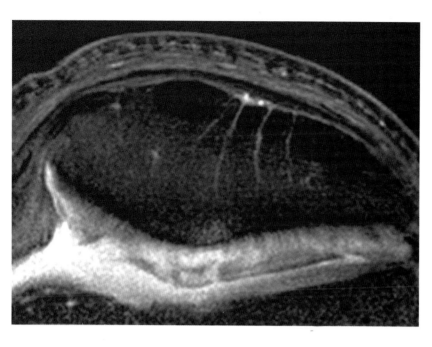

图 12.11　髌骨软骨的磁共振显微成像。

 有关本章内容的问题和答案，请访问本书配套网站：www.wiley.com/go/mriinpractice

（杨双　译）

相关术语

B

半傅里叶	见"部分平均"
饱和	发生在净磁化矢量翻转 180°时
饱和重复时间 （SAT TR）	相邻预饱和脉冲之间的时间
被动屏蔽	使用钢板包围磁体进行屏蔽
被动匀场	在装置上使用金属片或金属盘来调整场强均匀性的较大变化
边缘场	位于磁场空洞外的散射场
编码	当某一层面被选择时,图像内的信号被沿坐标轴定位或编码
表观扩散系数	细胞外间隙分子扩散形成的净位移
并行采集	一种使用多个线圈填充 K 空间片段的技术
病理加权	在反转回复脉冲序列使用长 TE 获得,即使图像是 T1 加权病理组织也表现为高信号
不均匀性	磁场强度和主磁场不完全一致的区域——磁场不均匀
部分饱和	当 NMV 被反转 90°以上(91°~179°)时发生
部分采集	仅部分 K 空间被数据填充,剩余的部分由零填充
部分回波	见"部分回波"
部分回波成像	仅部分回波采样,K 空间其余部分进行相同填充
部分平均	见"部分平均"
部分容积	使用大体素会损失空间分辨率

C

采集窗	见"采样时间"
采样间隔	在读出时两次采样的时间间隔
采样率/频率	在读出时被采样的比率
采样时间	读出梯度开启后的持续时间
残留横向磁化	在稳定状态下,前一次射频脉冲遗留的横向磁化
层间干扰	相邻层面由于自旋–晶格弛豫导致的原子能量给予

层面编码	在容积采集时,通过相位分离出单独的一个层面
层面选择	用梯度选择一个层面
超导磁体	使用了超低温线圈的螺线管电磁体,其系统中没有电阻存在,因此磁场产生时并没有激励电压
弛豫	净磁化矢量损失能量的过程
重叠薄层血管成像术(MOTSA)	结合采用许多高分辨率 3D 采集以产生高分辨率、大覆盖面积图像的血管成像技术
重复时间(TR)	两次激发脉冲之间的时间间隔
重绕	相位重聚梯度
触发窗口	在心电门控中,两个 R 波之间的等待间隙
触发延迟	每个 R 波之后的等待时间,即监测到 R 波到数据开始采集的这段时间
传输带宽	射频脉冲中发射频率的范围
窗位及设置	调节磁共振图像亮度和对比度的设置
磁场等中心点	磁体孔在所有平面的中心
磁场梯度(梯度场)	由通过梯度线圈的电流而产生的磁场
磁共振活性核	奇数质量数的细胞核
磁共振信号	接收线圈中被诱导的电压
磁共振血管造影术(MRA)	通过流动和静止的原子核产生的对比来显示包含流动原子核的血管的成像方法
磁化传递对比/一致技术(MTC)	抑制背景组织、提高信噪比的技术
磁化空间调制(SPAMM)	通过饱和效应在图像上产生十字交叉的网格带;通过静止和移动解剖结构的成像比较来决定它的功能
磁矩	表示磁场幅度和磁体南/北轴的方向
磁敏感性	物质被磁化的能力
磁性	所有物质依赖于原子磁敏感性的特性
磁-血流动力学效应	由于血液的传导性,当患者在磁场中时心电图的 T 波升高,这种效应是由血液的导电性所致
粗矩阵	由少量频率编码和(或)相位编码形成的矩阵,导致 FOV 内像素低

D

带宽	频率的范围
单次激发快速梯度	一种快速梯度回波序列,K 空间中的所有行在一个 TR 内采集完毕

回波(SS-FSE)	
单体素	在 MRS 中,用三个相交平面定位单一体素的技术
到达回波时间(TE)	见"回波时间"
点解辨波谱自旋回波	磁共振波谱的单体素技术
技术(PRESS)	
电子	围绕原子核旋转的微粒
读出梯度	即频率编码梯度
对比噪声比(CNR)	两点间信噪比的比值
多次激发	K 空间被分为多个节段,每个 TR 获得一个节段
多体素	通过 K 空间编码磁共振信号而获得多个体素的技术

F

翻转角	净磁化矢量(NMV)和主磁场(B_0)之间的角度
反转时间(TI)	在反转恢复序列中,180°反向脉冲和 90°的激励脉冲之间的时间间隔
非相干	见"失相位"
分子	两个或以上的原子排列在一起
幅度图	结合流动敏感性数据的未减影图像

G

高流速信号缺失	由于流速的增加所致的时间飞跃增加
隔层扫描	一种从交替层面获取数据和将序列分为两部分的方法——不需要层间距
各向同性	在所有的三个平面上具有相同径线的体素
各向异性	体素在三个平面内径线不同
功能成像技术	允许 MRI 应用于评估功能和生理的技术
共轭对称	K 空间内数据对称性
共振	一个物体暴露于与之震动频率相同或相近的物体的震动中时,该物体震动的频率会达到最大的现象
鬼影	相位轴的运动伪影

H

核	原子核中的微粒
黑血成像	所得图像的血管呈黑色
横轴平面	垂直于主磁场 B_0 方向的层面
呼吸补偿	通过风箱中空气的机械运动来安排 K 空间的填充,以此来降低呼吸运动造成的伪影

呼吸导航回波	监测感兴趣区的信号强度,只有在设定的范围内时才会采集数据
呼吸门控/触发	序列采集时监测胸壁的运动,以此来降低呼吸运动的伪影
化学位移	由于水和脂肪频率不同导致的伪影
化学位移伪影	(又称失相位伪影)由脂肪和水相位差异导致的伪影
恢复	纵向磁化的增长
回波链	在一个快速自旋回波脉冲序列中一系列 180°重复脉冲及回波
回波链长度	在一个快速自旋回波脉冲序列中每一个 TR 内 180°重复脉冲、回波或相位编码的数量
回波时间(TE)	从发射射频脉冲到回波峰值的时间,单位是毫秒。TE 决定横向磁化矢量可以衰减多少
毁损器	使失相位的梯度
混合序列	梯度回波和自旋回波:180°射频脉冲序列定期地应用于 EPI 序列,进而降低磁敏感性伪影

J

激励	采用射频脉冲来产生共振
激励回波	在稳态序列中使用任意两个射频脉冲所产生的回波
激励回波采集模式 (STEAM)	一种单体素 MRS 的技术
级联	见"隔行扫描"
极	梯度的方向,如由通过线圈的电流的方向决定其终点比 B_0 大还是比 B_0 小
加速因子	用于并行采集技术中,以减少扫描时间
交叉激励	相邻层面射频脉冲导致的原子能量给予
角动量	依靠原子核内质子和中子数量平衡形成的 MR 活性原子核的旋转
接收带宽	读出信号时采样频率的范围
截断伪影	采样不足造成的伪影——高低信号的分界不能正确地匹配到图像中
进动(拉姆)频率	进动的速率
进动路径	磁矩环绕 B_0 进行进动的路径
进入现象	流入层面现象的另一个表述
净磁化矢量 (NMV)	沿 B_0 方向排列的过量氢核产生的磁化矢量
矩形 FOV	也称作非对称 FOV——在图像中使用相位编码方向和频率编码方向不一致的 FOV

卷褶	扫描野外的解剖结构重叠到扫描野内形成的伪影
卷褶抑制	抗相位混叠软件
均匀性	磁场的均匀性

K

抗卷褶	又叫去相位卷褶,通过增加相位编码的数量在相位编码方向上过采样
空间编码	容积成像时,在三维空间编码和定位信号
空间分辨率	鉴别相邻且独立的两个点的能力
快速傅里叶转换 （FFT）	频率/频率主导的时间/幅度的数字转换
扩散	由随机热运动导致的分子运动
扩散加权成像(DWI)	由于不同组织 ADC 差异对比而成像的技术
扩散张量成像(DTI)	采用强、多方位梯度对白质及肌肉纤维束成像

L

拉莫尔频率	见"进动频率"
离子	含有过多或不足电子的原子
亮血序列	所得图像的血管是亮的
零点	反转回复序列中,组织中纵向磁化为零的点
流动编码轴	在相位对比 MRA 中沿着梯度运动方向的轴线,以提高轴线方向上流动敏感性
流动现象	由流动的原子核导致的伪影
流动相关增强	由于流速减低导致的流空效应减低
流入效应	流动的原子核由于运动而表现出的相对静止原子核的信号对比差异,因为它们是新鲜的
铝镍钴合金	用于制作永磁体的合金
螺线管电磁体	以电流经过线圈产生磁场为特征的磁体

M

脉冲控制器	在脉冲序列中适当的时间打开或关闭梯度和射频发射线圈
脉冲序列	一系列具有时间间隔的射频脉冲、梯度应用
敏感度编码	见"并行采集"
模糊	一个长回波链中 T2* 衰减导致的结果

N

奈奎斯特定律	采集频率应至少是信号最高频率的 2 倍

奈奎斯特频率	能被采集的最高频率
内源性对比参数	机体组织内固有的不能改变的参数
逆流	与层面激励方向相反的流动

O

欧姆定律	基本的电流定律:电压(V)=电流(I)×电阻(R)
偶数回波复相位	采用两个回波以减少流动伪影的技术

P

氕	在 MRI 中使用的氢的同位素,其原子核中有一个质子
频率	物体旋转的速度或每秒相位的改变率
频率编码	根据一个信号的频率来定位
频率卷褶	沿着频率编码方向的卷褶
平面回波成像(EPI)	采用梯度回波填充 K 空间,经过单次或多次激发获取

Q

切换率	梯度切换的强度
氢	体内含量最丰富的原子
驱动平衡傅里叶变换	DRIVE 的通用术语

R

热平衡	在磁共振检查时,如果患者的体温是一定的,就不会在 MR 检查过程中影响氢质子的热能
容积线圈	一种用来发射和接收信号的线圈,覆盖面积比一般线圈大

S

上升时间	梯度从开启到达到需要的梯度坡度再到梯度关闭所需要的时间
射频	低能、低频的电磁辐射,用来激发 MRI 中的氢质子
射频发射线圈	通过发射与氢质子共振频率相同的射频使氢质子达到一个高能量状态的线圈
射频放大器	为射频发射器提供功率
射频脉冲	用来使原子核进入高能量状态的射频短暂暴发
射频损毁	使用数字化脉冲在特定的相位发送和接收信号
失超	由于电磁线圈的超导性突然丧失而导致磁体产生阻抗
失相位	磁矩不在与进动路径相同的方位
失相位伪影	见化学位移伪影
时间飞跃	在一定时间内的流速——导致流动的原子核只接收一次射频脉冲,因此

产生流空信号

时间飞跃法磁共振血管造影术（TOF-MRA）	通过流入增强效应产生血管对比的成像技术
时间–信号曲线	灌注成像时用来反映组织灌注血流动力学的曲线
实际 TE	SSFP 序列中回波到下次射频脉冲间的时间
示踪图像	DWI 图像中，异常组织比正常组织更亮
视野（FOV）	一个图像覆盖的解剖区域
收发器	可以同时发射射频脉冲和接收 MR 信号的线圈
数据点	K 空间中包含用于编码的数字化信息的点
衰减	横向磁化的丢失
双反转恢复预备	在黑血成像中采用两个 180°脉冲饱和血液的序列
水饱和	在层面激励之前，通过施加与水分子频率相同的射频脉冲来去除水分子的信号的技术
顺流	与层面激励方向相同的流动
顺序采集	当一个层面的数据采集完毕后再收集下一层面的数据
缩减因子	采用并行采集时，反应扫描时间缩减程度的因数，与使用线圈的数量一致

T

梯度	当电流通过时可以在线性方向上改变磁场强度的线圈
梯度磁矩归零（相位重聚）	能够补偿体素内失相位的梯度系统
梯度放大器	为梯度线圈提供能量
梯度回波	梯度重聚产生回波
梯度回波–EPI（GE-EPI）	含有 EPI 读出的梯度回波序列
梯度回波脉冲序列	使用梯度产生回波的序列
梯度扰相	应用梯度使磁矩失相位——与重绕相反
体素内失相位	在一个体素内流动核与静止核之间的相位差
体素容积	病变组织的容积
同位素	具有相同质子数，不同中子数的同一元素的不同核素
同相位	在任意时间围绕 B_0 进动路径上位于同一位置的磁矩

W

外部线	K 空间内填充的相位编码斜率最大的区域
外源性对比参数	可以被操作员更改的参数
完全饱和	当 NMV 被完全翻转 180°时
伪频率	间接从相位变化中得到的频率
稳态	重复时间小于组织 T1 和 T2 弛豫时间的情况
无相位卷褶	去除相位反褶伪影软件

X

细矩阵	由大量频率编码和(或)相位编码形成的矩阵,FOV 内像素高
相干	见"同相位"
相位编码	根据相位决定信号的位置
相位成像	结合流动敏感数据的减影图像
相位对比磁共振血管造影术(PC-MRA)	利用静止和流动的质子之间自旋相位不同而产生血管对比的成像技术
相位	在进动路径上任意时间磁矩的位置
相位过采样	去除相位反褶软件
相位卷褶	相位编码轴上的反褶
斜坡采集	当梯度上升时间快结束时,数据点也采集完毕——采集发生在梯度达到最大幅度时,之后梯度的幅度开始下降
新鲜自旋	没有被重复射频脉冲完全偏转的原子旋转
信号电压	在接收线圈中产生的电压
信噪比(SNR)	信号相对于噪声的比值
旋磁比	在 1.0T 场强下的进动频率
血氧水平依赖(BOLD)	通过含氧血红蛋白和脱氧血红蛋白磁敏感差异对大脑皮层活动区域进行成像的 MR 功能成像技术

Y

一阶运动补偿	梯度磁矩清除
永磁体	能永久保留磁性的磁体
有效 TE	SSFP 序列中回波与射频脉冲之间的时间,FSE 序列中的 TE 也可称之为此
原子	构成所有物质的基本单元
原子序数	原子核内质子的总数——这个数目决定一个原子的化学性质

匀场	使磁场均匀性最佳化的过程
匀场线圈	使磁场尽可能均匀的额外线圈

Z

噪声	在时间和空间随机存在的频率
肢体线圈	用于上下肢成像的鞍形线圈
脂肪饱和	在层面激励前采用一个脂肪频率的射频脉冲去除脂肪信号的技术
制冷剂	在超导磁场中用于致冷线圈的物质
质量数	原子核中质子和中子的数目之和
质子	单位体积组织中运动氢质子的数目
质子密度加权图像	显示组织中质子密度不同的图像
中央线	K 空间内填充的相位编码斜率最小的区域
中子	在原子核中呈电中性的成分
主动屏蔽	在主磁体低温恒定器内添加额外的超导线圈以屏蔽系统
主动匀场	添加额外电磁铁以调整磁场均匀性
转换	用于 EPI 序列相位编码步骤中上下翻转梯度
自旋回波	由一个 180°重相位脉冲产生的回波
自旋回波–EPI (SE-EPI)	读出梯度采用 EPI 技术的自旋回波序列
自旋回波脉冲序列	使用 180°相位重聚脉冲产生回波的序列
自旋–晶格弛豫	能量分配给周围晶格的过程
自旋向上	与主磁场 B_0 方向相同的低能态氢质子数量
自旋向下	主磁场 B_0 方向相反的高能态氢质子
自旋–自旋弛豫	邻近原子核的磁场相互作用而引起失相位的过程
自由感应衰减(FID)	由于弛豫导致的信号丢失
纵向平面	平行于 B_0 的轴线
阻抗型磁体	即螺线管型磁体
最大密度投影 (MIP)	对沿视角投影轨迹上的容积数据中的最大信号进行编码得到的图像

其他

2D 容积采集	在重复 TR 时间之前,每个层面都采集少量数据
3D 容积采集	图像采集时整个图像容积内的氢质子都被激励,这样图像可以从任意方位重建观察

ADC 图	DWI 后处理所得图像,异常组织暗于正常组织
B_0	主磁场强度,单位特斯拉
b 因子	DWI 和 DTI 中磁场的强度、间隔及持续时间
CASL	连续动脉自旋标记——通过在扫描野之外反转或饱和脉冲来衰减动脉自旋
CBV	脑血容量
DRIVE	驱动平衡——当采用短 TR 时,水仍然可以获得很高信号强度的脉冲序列
DS-MRA	数字减影 MR 血管成像——两次采集中运动的自旋原子被选择性产生对比。通过减影去除静止原子的信号,只留下运动原子信号而成像
DTPA	二乙烯三氨基戊酸,一种小的螯合物
Gd-BOPTA	钆贝葡胺
Gd-DOTA	钆特酸葡甲胺
Gd-DTPA	钆喷酸葡胺
Gd-DTPA-BMA	钆双胺
Gd-HP-DO3A	钆特醇
Gibbs 伪影	由于截断导致颈髓内低信号线
GRASE	梯度回波和自旋回波
Hahn 回波	在稳态序列中应用的任意两个 90° RF 脉冲组成的回波
IMRSER	磁共振安全、教育和研究学会
ISMRM	国际医学磁共振学会
J 耦合	当多次射频脉冲应用于快速自旋回波中引起脂肪 T2 衰减时间的增加
K 空间	在阵列处理器中有关空间频率的数据储存的区域
NEX(也叫信号平均次数或信号采集次数,取决于制造商)	激励次数,每个相同斜率的相位编码梯度中信号编码的次数
R-R 间期	心电门控中相邻两个 R 波之间的时间间隔
SAR	即特殊吸收率——一种测量是否达到美国 FDA 设定的射频暴露上限的方法
T1 弛豫时间	纵向磁化恢复 63% 时所需要的时间
T1 恢复	由于自旋-晶格弛豫的原因,纵向磁化增大的过程
T1 加权图像	显示组织间不同 T1 时间的图像
T1 强化对比剂	组织摄取该对比剂后会缩短其 T1 弛豫时间

T2*	由于磁场不均匀性引起的失相位
T2 弛豫时间	横向磁化衰减 63% 所需要的时间
T2 穿透效应	有些病灶在 DWI 和 ADC 图像上都是高信号
T2 对比剂	组织摄取该对比剂后会缩短其 T2 弛豫时间
T2 加权图像	显示组织 T2 时间差异的图像
T2 衰减	由于自旋–自旋弛豫的原因,横向磁化损失的过程
TAU	激发脉冲和 180° 重聚相位脉冲之间的时间,以及其与回波之间的时间。有时在 STIR 序列代替 TI
TR	见"重复时间"

（王宝　王海鹏　彭洪娟　译）

索 引